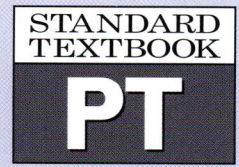

標準理学療法学
専門分野

■シリーズ監修
奈良　勲　広島大学・名誉教授

臨床動作分析

■編集
高橋正明　群馬パース大学リハビリテーション学部理学療法学科・教授

■執筆
関屋　昇　昭和大学保健医療学部理学療法学科・客員教授
内山　靖　名古屋大学大学院医学系研究科総合保健学専攻・教授
臼田　滋　群馬大学大学院保健学研究科・教授
吉田　剛　高崎健康福祉大学保健医療学部理学療法学科・教授
渡邉昌英　東京都立小児総合医療センター
高杉　栄　医療法人徳明会小室クリニック
黒澤美奈子　医療法人恒信会こやぎ内科
山路雄彦　群馬大学大学院保健学研究科・准教授
久保　晃　国際医療福祉大学保健医療学部理学療法学科・教授
潮見泰藏　帝京科学大学大学院医療科学研究科・教授
冨田昌夫　藤田医科大学保健衛生学部リハビリテーション学科・客員教授
吉村茂和　元東京都リハビリテーション病院理学療法科・科長
永井　聡　広瀬整形外科リウマチ科・部長
外山治人　医療法人瑞頌会尾張温泉かにえ病院リハビリテーション部・部長
古田晴朗　サンハロー・代表
小神　博　ツクイ札幌屯田
古名丈人　元札幌医科大学保健医療学部理学療法第一講座・教授

医学書院

標準理学療法学　専門分野		
臨床動作分析		
発　　　　行	2001年 1 月 1 日	第 1 版第 1 刷Ⓒ
	2022年11月15日	第 1 版第26刷
シリーズ監修	奈良　勲（なら いさお）	
編　　　者	高橋　正明（たかはし まさあき）	
発　行　者	株式会社　医学書院	
	代表取締役　金原　俊	
	〒113-8719　東京都文京区本郷 1-28-23	
	電話　03-3817-5600（社内案内）	
組　　　版	ウルス	
印刷・製本	大日本法令印刷	

本書の複製権・翻訳権・上映権・譲渡権・貸与権・公衆送信権（送信可能化権を含む）は株式会社医学書院が保有します.

ISBN978-4-260-26666-6

本書を無断で複製する行為（複写，スキャン，デジタルデータ化など）は，「私的使用のための複製」など著作権法上の限られた例外を除き禁じられています．大学，病院，診療所，企業などにおいて，業務上使用する目的（診療，研究活動を含む）で上記の行為を行うことは，その使用範囲が内部的であっても，私的使用には該当せず，違法です．また私的使用に該当する場合であっても，代行業者等の第三者に依頼して上記の行為を行うことは違法となります．

JCOPY　〈出版者著作権管理機構　委託出版物〉
本書の無断複製は著作権法上での例外を除き禁じられています．複製される場合は，そのつど事前に，出版者著作権管理機構（電話 03-5244-5088，FAX 03-5244-5089，info@jcopy.or.jp）の許諾を得てください．

＊「標準理学療法学」は株式会社医学書院の登録商標です．

刊行のことば

　わが国において正規の理学療法教育が始まってから40年近くになる．当初は，欧米の教員により，欧米の文献，著書などが教材として利用されていた．その後，欧米の著書が翻訳されたり，主にリハビリテーション医学を専門とするわが国の医師によって執筆された書籍などが教科書，参考書として使われる時期が続いた．

　十数年前より，わが国の理学療法士によって執筆された書籍が刊行されるようになり，現在ではその数も増え，かつ理学療法士の教育にも利用されている．これは，理学療法の専門領域の確立という視点から考えてもたいへん喜ばしい傾向であり，わが国の理学療法士の教育・研究・臨床という3つの軸がバランスよく噛み合い，"科学としての理学療法学"への道程を歩み始めたことの証ではないかと考える．

　当然のことながら，学問にかかわる情報交換も世界規模で行われる必要があり，また学際領域での交流も重要であることはいうまでもない．さらに，情報を受けるだけではなく，自ら発信する立場にもなることが，真に成熟した専門家の条件ではないかと思われる．

　1999年5月に横浜で開催された第13回世界理学療法連盟学会では，わが国の数多くの理学療法士によって演題が報告され，上記の事項が再確認されると同時に，わが国の理学療法学が新たな出発点に立ったことを示す機会ともなった．

　一方で，医療・保健・福祉のあり方が大きな転換点にさしかかっている現在，理学療法士には高い専門性が求められ，その領域も拡大している．これらの点から，教育・研究・臨床の専門性を構築していくためには，理学療法学の各領域における現段階でのスタンダードを提示し，卒前教育の水準を確保することが急務である．

　このような時期に，「標準理学療法学・作業療法学 専門基礎分野」シリーズ全12巻と並行して，「標準理学療法学 専門分野」シリーズ全8巻が刊行の運びとなった．

　20世紀を締めくくり，21世紀の幕開けを記念すべく，現在，全国の教育・研究・臨床の分野で活躍されている理学療法士の方々に執筆をお願いして，卒前教育における必修項目を網羅することに加え，最新の情報も盛り込んでいただいた．

　本シリーズが理学療法教育はもとより，研究・臨床においても活用されることを祈念してやまない．

2000年12月

シリーズ監修者

昭和40年（1965年）に「理学療法士及び作業療法士法」が制定され，わが国に理学療法士が誕生した．しかし，それ以前から理学療法従事者によって理学療法が行われていた経緯がある．その過程で，いつしか"訓練"という言葉が，"理学療法"，"運動療法"，"ADL"などに代わる用語として頻繁に用いられるようになってきた．その契機の1つは，かつて肢体不自由児（者）に対して"克服訓練"が提唱された名残であるともいわれている．しかし，"訓練"という概念は，上位の者や指揮官が特定の行為・行動などを訓示しながら習得させるという意味合いが強い．軍事訓練，消火訓練などはその例である．また，動物に対して，ある芸や行為，行動などを習得させるときにも用いられる．

　理学療法士は対象者と同等の目線で対応することや，インフォームドコンセント（informed consent）が重要視されている時代であることからも，「標準理学療法学 専門分野」シリーズでは，行政用語としての"機能訓練事業"および引用文献中のものを除き，"訓練"という用語を用いていないことをお断りしておきたい．

シリーズ監修者

序

　臨床動作分析は理学療法士にとって最も重要かつ基本的な技能でありながら，養成教育においてはその修得が最も困難なものの1つである．学生も大変であるが教師も何をいかに教えるかで難渋する．それにもかかわらず授業用にまとめられた教科書はない．

　一口に臨床動作分析といってもその内容は多彩である．動作パターンで分析するのか（kinematic analysis），力学モデルで分析するのか（kinetic analysis），あるいは動作をその人の内的・外的状況に呼応して出現するものとして分析するのか（ecological approach），視点の違いにより分析結果は著しく異なる．動作遂行能力の診断，動作の異常要素の原因追究，治療プログラムへの情報提供，安全性のチェック，精査のための検査項目選択など，分析目的もまさに多種多様で，分析方法も異なったものになる．学生時代にこれらすべてを修得することはとてもできない．また多くの内容は日々の臨床のなかで学ぶほうがずっと効率的である．

　本書は動作分析を初めて学ぶ学生を対象とした教科書である．第1章では動作が力学的に説明できるものであることを学ぶ．基本動作が自分の随意運動や反射運動で行われているという思い込みから離れ，筋力で肢節を合目的的に動かすことにより，重力という鉛直方向の力を，身体を横方向に動かす力へと変換していることを確認する．第2章では，動作分析の思考過程を明らかにしながら学生にとって動作分析がなぜ困難であるかを分析し，いかにしてその技能を修得するかを示した．さらには臨床でよくみられる種々の条件を設定して動作分析を事例で示している．第3章は，第一線で活躍中の理学療法士がそれぞれ専門とする疾患，あるいは症状の動作の特徴についてまとめており，きわめてバラエティに富んだものとなった．多くの直接的な示唆が得られるはずである．

　臨床動作分析の結果は臨床効果と直接的に結びつく．高いレベルにまで達するのは容易ではない．本書は内容を動作分析の基本に絞った．基本といえるもののほうが修得には困難を伴うことが多い．知識だけではないからである．しかし基本から着実に修得していけば動作分析の技能は確実に向上する．本書が動作分析を学び始める学生諸君の最初の導きとなれば幸甚である．

　2000年12月1日

高橋正明

目次

第1章 正常動作の観察と分析
関屋 昇

- A 正常動作観察の意義と力学的視点 …… 2
  - 1 無意識的動作の意識化 …………… 2
  - 2 正常動作パターンの多様性 ……… 2
  - 3 力学的な観察の視点 ……………… 3
  - 4 観察の熟練 ………………………… 3
- B 力学的基礎 ……………………………… 4
  - 1 姿勢・動作と力の釣り合い（静力学）… 4
  - 2 動作と力（動力学）……………… 13
- C 動作を力学的に理解するための要点 … 22
  - 1 関与する力 ………………………… 22
  - 2 単純化 ……………………………… 22
  - 3 支持基底面と重心線の関係 ……… 23
  - 4 全身の重心と分節構造："ひとかたまり"対"分節構造" ……………… 24
  - 5 静力学と動力学 …………………… 25
  - 6 重心移動のしかた ………………… 26
  - 7 働いている筋を確認する ………… 27
  - 8 正常動作を理解するための3つの段階 … 27
- D 基本的動作の観察と分析 ……………… 28
  - 1 いすからの立ち上がり動作 ……… 28
  - 2 起き上がり動作 …………………… 30
  - 3 寝返り動作 ………………………… 34
  - 4 バランス反応 ……………………… 40

第2章 臨床における動作分析の進め方

I. 臨床における動作分析の進め方
内山 靖 46

- A 動作分析の現状 ………………………… 46
  - 1 理学療法士と動作分析 …………… 46
  - 2 臨床で行われている動作分析の特徴 … 46
- B 動作の構造と分析 ……………………… 47
  - 1 随意運動の階層性からみた動作 … 47
  - 2 動作の分解 ………………………… 48
  - 3 動作分析の要素 …………………… 49
  - 4 動作分析の流れ …………………… 50
- C 動作分析の実際 ………………………… 50
  - 1 改めて問う動作分析の目的 ……… 50
  - 2 初学者が行う動作分析のポイント … 50
  - 3 臨床における動作分析実践のコツ … 51
  - 4 科学的な動作分析への歩み ……… 52
- D 展望 ……………………………………… 52

II. 動作分析の展開
臼田 滋 54

- A 動作観察と動作分析 …………………… 54
- B 問題解決と意思決定 …………………… 54
  - 1 問題の認識 ………………………… 54
  - 2 意思決定とは ……………………… 55
- C 推論過程 ………………………………… 55
  - 1 パターン認識 ……………………… 55
  - 2 スキーマ …………………………… 55
- D 因果関係と推論 ………………………… 56
- E 臨床の推論過程と動作分析 …………… 56
  - 1 最初の情報 ………………………… 56
  - 2 仮説の形成 ………………………… 57
  - 3 追加情報の収集 …………………… 57
  - 4 知識，認知，メタ認知 …………… 57
  - 5 動作分析の活用 …………………… 57
- F 障害過程モデル ………………………… 58

- 1 functional limitation と disability ……… 58
- 2 理学療法における障害過程モデル ……… 59
- G 課題指向型アプローチ ……………………… 60
  - 1 評価の3つのレベル …………………… 60
  - 2 解釈の視点 ……………………………… 61
- H 動作分析の目的,対象,方法,解釈 ……… 62
  - 1 目的 ……………………………………… 62
  - 2 対象 ……………………………………… 62
  - 3 方法 ……………………………………… 63
  - 4 解釈 ……………………………………… 63
- I 実際の流れ …………………………………… 64
  - 1 動作分析施行前の情報 ………………… 64
  - 2 観察と面接 ……………………………… 64
  - 3 動作の観察 ……………………………… 64
  - 4 impairment に対する評価 …………… 65
  - 5 解釈と治療プログラムの作成 ………… 65

III. 動作分析の実際 … 66

- 1 急性期脳卒中片麻痺患者の適応活動の分析から考えるアプローチ ……〔吉田　剛〕66
  - 1 情報 ……………………………………… 66
  - 2 予測 ……………………………………… 66
  - 3 展開 ……………………………………… 66
  - 4 問題点および治療方針 ………………… 68
  - 5 まとめ …………………………………… 68
- 2 セラピストの徒手的誘導で動作しやすい条件を分析し問題解決できたケース ……
  ………………………………〔吉田　剛〕69
  - 1 本症例の動作分析のポイント ………… 69
  - 2 情報 ……………………………………… 69
  - 3 予測 ……………………………………… 69
  - 4 展開 ……………………………………… 70
  - 5 問題点および治療方針 ………………… 72
  - 6 帰結 ……………………………………… 73
- 3 動作練習から動作を阻害する原因の治療へと切り換え,動作の安定化がはかられたケース ……………………〔吉田　剛〕74
  - 1 情報 ……………………………………… 74
  - 2 予測 ……………………………………… 75
  - 3 展開 ……………………………………… 75
  - 4 問題点および治療方針 ………………… 79
  - 5 帰結 ……………………………………… 80
- 4 移乗動作時の転倒既往を有する左片麻痺患者の移乗動作に対する動作分析の展開 ……
  ………………………………〔臼田　滋〕81
  - 1 本症例の動作分析のポイント ………… 81
  - 2 情報 ……………………………………… 81
  - 3 情報から得られた予測と動作分析の関連性 ……………………………………… 81
  - 4 展開 ……………………………………… 81
  - 5 問題点および治療方針 ………………… 84
- 5 成人脳性麻痺者の感覚情報の利用と姿勢制御の関連に対する動作分析の展開 ……
  ………………………………〔臼田　滋〕85
  - 1 本症例の動作分析のポイント ………… 85
  - 2 情報 ……………………………………… 85
  - 3 情報から得られた予測と動作分析の関連性 ……………………………………… 86
  - 4 展開 ……………………………………… 86
  - 5 問題点および治療方針 ………………… 90
- 6 枠を利用することで空間での体重移動の改善がみられたケース ……〔渡邉昌英〕91
  - 1 本症例の動作分析のポイント ………… 91
  - 2 情報 ……………………………………… 91
  - 3 予測 ……………………………………… 92
  - 4 展開 ……………………………………… 92
  - 5 必要性および治療方針 ………………… 94
  - 6 帰結 ……………………………………… 94
- 7 簡便な指標を用いた動作分析により問題点を検討したケース ………〔高杉　栄〕95
  - 1 本症例の動作分析のポイント ………… 95
  - 2 情報 ……………………………………… 96
  - 3 予測 ……………………………………… 96
  - 4 展開 ……………………………………… 96
  - 5 帰結 ……………………………………… 98
- 8 呼吸パターンの異常と動作時の筋活動を力学的観点から観察することにより,呼吸困難の改善が得られた肺気腫の症例

　　　　　　………………〔黒澤美奈子〕99
　1 本症例の動作分析のポイント ………… 99
　2 情報 ………………………………… 100
　3 予測 ………………………………… 101
　4 展開 ………………………………… 103
　5 問題点および治療方針 …………… 104
　6 帰結 ………………………………… 104
9 高齢大腿切断者に対するADL改善を目的
　とした動作分析 ………〔山路雄彦〕105
　1 本症例の動作分析のポイント ……… 105
　2 情報 ………………………………… 105
　3 予測 ………………………………… 105
　4 展開 ………………………………… 106
　5 問題点および治療方針 …………… 107
　6 治療の結果 ………………………… 108
10 効率的に起き上がり動作と下肢支持性向上
　に働きかけができた高齢脳卒中片麻痺症例
　　　　　　…………………〔久保　晃〕109
　1 本症例の動作分析のポイント ……… 109
　2 情報 ………………………………… 109
　3 予測 ………………………………… 110
　4 展開 ………………………………… 110
　5 問題点および治療方針 …………… 111
11 動作分析と検査バッテリー…〔潮見泰藏〕112
　1 身体運動の分析レベルと方法 …… 112
　2 臨床動作分析の方法とその問題点 …… 113
　3 臨床動作分析に用いられる主な手法 … 113
　4 臨床動作分析に利用可能な
　　検査バッテリー …………………… 114
　5 症例検討 …………………………… 116

第3章　疾患・症状別異常動作の特徴

I. 脳血管障害片麻痺の動作　　冨田昌夫　120
A 動作の特徴 ……………………………… 120
B 動作分析の実際 ………………………… 120
　1 背臥位 ……………………………… 120
　2 座位 ………………………………… 121
　3 立位 ………………………………… 122
　4 寝返り ……………………………… 123
　5 起き上がり ………………………… 125
　6 立ち上がり ………………………… 126
　7 歩行 ………………………………… 127
　8 目的行為における動作 …………… 129
C セラピストの役割 ……………………… 130

II. 対麻痺の動作　　冨田昌夫　132
A 急性期および一般的特徴 …………… 132
B 動作分析の実際 ………………………… 133
　1 臥位 ………………………………… 133
　2 座位 ………………………………… 134
　3 寝返り ……………………………… 136
　4 起き上がり ………………………… 137
　5 プッシュアップ …………………… 137
　6 段差乗り越え ……………………… 139
　7 立位，歩行 ………………………… 139
C 対麻痺者の治療 ………………………… 140

III. 完全四肢麻痺の動作　　冨田昌夫　141
A 基本概念 ………………………………… 141
B 動作分析の実際 ………………………… 143
　1 車いす駆動 ………………………… 143
　2 車いすからベッドへの移乗 ……… 144
　3 ズボンの脱衣 ……………………… 144
C ケースAの動作にみられる傾向性 …… 145
D 頸損者に対するアプローチ …………… 146

IV. 不全四肢麻痺の動作　　吉村茂和　148
A 基本概念 ………………………………… 148
B 動作分析の実際 ………………………… 149
　1 背臥位からの寝返り ……………… 149
　2 背臥位からの起き上がり ………… 150
　3 端座位からの立ち上がり ………… 152
　4 歩行 ………………………………… 154

V. 下肢荷重関節の障害と動作　　永井　聡　156
A 脊柱の弯曲形成とその変性 …………… 156
　1 矢状面での弯曲異常 ……………… 156

2 前額面での弯曲異常 ………………… 157
　　3 分析のポイント ……………………… 157
　B 股関節の障害と動作 …………………… 158
　　1 股関節周囲筋の筋力低下が姿勢・歩行
　　　に及ぼす影響 ………………………… 158
　　2 股関節の可動域制限が姿勢・歩行に及
　　　ぼす影響 ……………………………… 159
　　3 脚長差が姿勢に及ぼす影響 ………… 161
　　4 股関節可動域がADLに及ぼす影響 … 162
　C 膝関節の障害と動作 …………………… 162
　　1 変形性膝関節症(内側型) …………… 163
　　2 変形性膝関節症(外側型) …………… 166
　　3 前十字靱帯損傷(ACL損傷) ……… 166
　　4 膝関節術後の伸展制限による
　　　動作障害 ……………………………… 167
　D 足関節の障害と動作 …………………… 167
　　1 足関節拘縮——背屈制限 …………… 167
　　2 外反母指 ……………………………… 168
　　3 腓骨神経麻痺 ………………………… 168

VI. Parkinson症状の動作　　外山治人　171
　A 動作の特徴 ……………………………… 171
　B 動作分析の実際 ………………………… 171
　　1 寝返り ………………………………… 171
　　2 起き上がり …………………………… 171
　　3 立ち上がり …………………………… 171
　　4 歩行 …………………………………… 172

VII. 筋ジストロフィー症の動作
　　　　　　　　　　　　　　　古田晴朗　176
　A 各病型の機能的特徴 …………………… 176
　B 動作分析の実際 ………………………… 177
　　1 基本動作 ……………………………… 177
　　2 移動動作 ……………………………… 180

　　3 歩行 …………………………………… 185
　　4 階段昇降 ……………………………… 188
　　5 移乗動作 ……………………………… 189
　　6 車いす走行 …………………………… 191

VIII. 脳性麻痺の動作　　　　小神 博　193
　A 動作の特徴 ……………………………… 193
　B 動作分析の実際 ………………………… 193
　　1 背臥位 ………………………………… 193
　　2 腹臥位 ………………………………… 194
　　3 寝返り ………………………………… 196
　　4 四つ這い ……………………………… 197
　　5 座位 …………………………………… 198
　　6 立位・歩行 …………………………… 200

IX. 多関節障害(リウマチ)の動作
　　　　　　　　　　　　　　　吉村茂和　204
　A 基本概念 ………………………………… 204
　B 動作分析の実際 ………………………… 204
　　1 背臥位からの寝返り ………………… 205
　　2 背臥位からの起き上がり …………… 206
　　3 端座位からの立ち上がり …………… 208
　　4 立位・歩行 …………………………… 212

X. 高齢者の運動・動作　　　古名丈人　213
　A 運動(機能)の量的加齢変化 …………… 213
　B 動作の遅れ ……………………………… 213
　C 変動性(個人間・個人内) ……………… 214
　D 運動(機能)の質的加齢変化 …………… 215
　E 心理的な影響 …………………………… 216
　F 今後の展望 ……………………………… 216

索引　　　　　　　　　　　　　　　　217

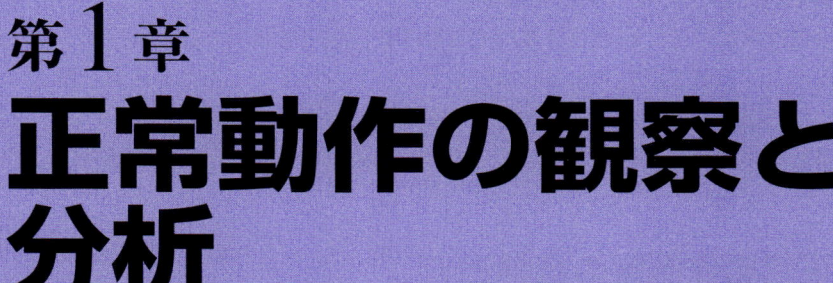

第1章
正常動作の観察と分析

■学習目標
- 動作理解のために必要な基本的力学原理を説明できる．
- 健常者が行う可能性のある基本的動作パターンのすべてを自分の体で意図的に行い，動作中の運動の系列と各運動要素を力学的に説明できる．
- 健常者の動作パターンを記述し，動作中の運動の系列と各運動要素を力学的に説明できる．

A 正常動作観察の意義と力学的視点

正常状態を理解することが異常を理解するために役立つこともあるし，異常を理解することが正常を理解することに役立つこともある．理学療法で対象となるのは動作異常（障害）であるので，ここでは動作障害を理解しやすくするために正常動作を考えるという観点で話を進める．また，理学療法では基本動作や移動動作の改善が主な目的となるが，ここでは主として寝返り，起き上がり，立ち上がりなどの姿勢変換動作を扱い，走行や歩行などの移動動作については他書に譲る．

1 無意識的動作の意識化

寝返り，起き上がり，立ち上がり，歩行などの動作は毎日繰り返される動作であるが，私たちはこれをほとんど無意識に行っており，自分がどのように行っているかを言葉で表現しようとすると，戸惑うことが多い．毎日行っているがゆえに無意識化，自動化されているためである．動作障害を理解するためには，まずこの無意識化された動作を意識下におき，なぜそのようになるかを考えることが役に立つ．

2 正常動作パターンの多様性

健常者が無意識的に行う動作は，そのときの状況に応じて多様に変化するという特徴がある．正常動作の1つのポイントは，状況のなかで出現するパターンの多様性なのである．背臥位から腹臥位になるという単純な動作をする場合にも，自分の体を動かしてみるといくつかのパターンで可能であり，そのときの状況に応じて変化する．急いでいる，何かを見つめている，疲れている，などの条件でパターンが変わってしまう．逆に，動作障害をもつ場合には，1つの目的動作を行うときに，ある特定のパターンでしかできないことが多い．この特定のパターンが健常者の行うパターンとよく似ている場合もあるし，一見して異常性が明確であることもある．また，その異常性が目的動作を妨げることもあるし，奇妙に見えても目的は果たせることもある．いずれにしても正常パターンというのは特定の単一の型というものではなく，状況に照らして判断をする必要がありそうである．

健常者が多様な運動パターンのなかから適切なパターンをどのように選択しているかは十分にわかっているわけではない．いくつかの合理性の基準に照らしてパターンが決定されているものと思われる．障害によりこれらの合理性の基準が変化することも考えられよう．現在考えられている基準（評価関数という）としては，エネルギー効率最大，速度最大，注意の需要最小（努力最小），変動性最小，加速度変化率最小，トルク変化最小などがある．しかし，このテキストで主に用いる肉眼や手による観察からこれらを客観的に明らかにすることは困難である．ここでは質的記述の範囲にとどめざるをえないが，どんな合理性の基準に基づいているのかを把握しようとすることが動作の理解を深める．

●動作を可能とする条件

動作が"なぜできないか"を考えることが理学療法を進めるうえで不可欠であるが，これと背中

合わせに"どうしてできるのか"という条件が存在している．できるための条件がそろわなかったときに"できない"のであるから，"できない理由"を把握するためには，健常者がなぜできるかを知ることが必要条件であるように思われる．また，このときに力学的な考え方を用いずに"できる条件"を考えることは，理解の度合いを限定的なものにしてしまう．

3 力学的な観察の視点

a. 動作の力源

物体が動くときに力が必要であるように，私たちが動作をする場合にも力が必要である．人（動物）が動くときの主要な力源の1つは，体の内部にある筋の張力である．これは，自動車が動くときに自動車に積まれているエンジンが動力源であることに似ている．このことは，外力が作用して物が動く場合よりも，力学的解釈を難しくしている．

もう1つの重要な力源は重力である．"抗重力"という言葉が頻繁に使われ，重力が動作を妨げるものと決めつけられる危険性があるが，私たちの日常の動作の多くは"重力を利用"して行われている．

b. 動作の力学的解釈

動作では，重力をうまく利用しながら非常に多くの筋が協調して全身を動かすのであるから，一瞬一瞬に，1つ1つの関節に働く力や筋の張力を正確に知ることは今のところ困難である．しかし，力学の基礎的知識を用いるだけでも，力学的直観を働かせることにより，肉眼による観察においても動作の理解が深まることも多い．また，私たちが動作をするときに，力学法則に一致した動作以外は行うことができないということは明らかである．力学的な制約の範囲内での運動しかできないのである．この制約条件の認識は，動作障害を誤って理解しないために必須である．

理学療法の臨床では，いくつかの観点から動作の観察と解釈が行われている．骨・関節疾患では観察された動作パターンを関節可動域，筋力，痛みなどと関連づけて解釈することがよく行われる．一方，中枢神経疾患の場合には，神経学的な異常パターン，姿勢反射，正常発達過程，筋緊張，協調性などと関連づけた解釈がよく行われる．これらの方法で動作の理解が可能なことも多いが，このような直接的な関連づけには時に無理があり，短絡的な誤った解釈をしてしまう危険性がある．

最近，工学的手法を用いて動作（特に歩行）を力学的な観点から理解しようとすることが頻繁に行われるようになってきているが，特殊な装置を用いるときにのみ力学的な概念が必要なわけではない．理学療法の日常の臨床のなかで"力学的直観"を働かせることが動作理解のために役立つであろう．一見複雑な動きが，力学的解釈を加えることで単純に理解できることもある．人体をひとまず物体と考え，目的動作（力学的課題）を達成させるためにいかにして筋収縮を調節し，力学の原理に合わせているかという視点が必要である．

4 観察の熟練

一般に動作分析は，観察・測定 → 記述 → 解釈というプロセスで行われる．しかし，どのように解釈するかという視点をもたずに，生じた運動を単に記述するだけでは，動作の解釈や記述の方向づけが困難である．あらかじめ解釈のしかたを決めておき，それに基づいた観察のポイント，記述方法を決定しておくことが必要である．正確・迅速に動作を認知することが観察者の課題であるので，認知あるいは知覚の問題として考えることができる．

a. "予測"の重要性

認知心理学が示しているように，われわれが何かを知覚しようとする場合にはただ知覚刺激を受け入れるのではなく，なんらかの予期をして対象

に向かう．このような予期が正確であるほど，迅速で正確な観察を可能にするといわれている．

b．力学と動作パターンの関係

正常動作パターンは多様であると述べたが，力学的に考えるといくつかのパターンに分類が可能である．このため全身を刻一刻，くまなく見る必要があるわけではなく，いくつかのポイントを重点的に見ることで観察が可能である．すなわち，おこりうる動作パターンのレパートリーを評価者が基準として記憶し，動作を予測することが観察の要点である．この動作パターンのレパートリーのほとんどは，健常者の動作パターンのなかに見出される．一見，形が異なるようであっても，同じ力学的メカニズムとして同定できることも多い．障害をもつとこの多様性が障害されてステレオタイプなパターンに制限されるので，観察している動作を可能性のある動作パターンのレパートリーのなかから探し出すことにより，動作パターンの認識が容易になる．

c．記述

記述も同様である．そもそも時間的，空間的に連続的に行われる動作を紙面に記述することには大きな限界があり，完全な記述は不可能である．

本項では力学モデルに基づいて観察，記述，解釈を試みる．また，単に紙面に記述したり，写真やビデオに記録するだけでなく，自分の体を動かしてみることが動作を直観的に理解するのに役立つ．力や動きを体験することが重要である．本項では代表的な動作の具体例を示しているが，これらの動作を実際に自分の体で体験しながら学ぶことを前提としている．

B 力学的基礎

ここでは人の姿勢と動作を力学的に理解（説明）するために最低限必要な力学的事項を取り上げて，できるだけ直観的理解がしやすいように説明を加える．最初に次のセクション（C，D）を読み，必要に応じてここに戻ってもよい．

1 姿勢・動作と力の釣り合い（静力学）

a．力とは

力とは物体の速度を変えるもの，つまり加速度を生じさせる原因となるものである．止まっている物を動かすにも，動いている物を止めるにも力が必要であるが，これは人間の場合にも同様である．ここでは，人の動作を力という概念を用いて考えていくが，このとき，人の体を剛体（力を加えても変形しない物体）と仮定して話を進める．実際には人体は剛体ではなく，塑性（力を加えると変形したままの形となる）と弾性（力を加えると変形するが，力を除くともとに戻る）の混合物であるが，理解の簡便さのためには剛体と仮定するのがよい．

1）力とベクトル量

物体に力が働くとき，その力の大きさ，位置，向きのどれが変わっても動き方が異なったものとなる．大きさと向きをもつ量をベクトル量というが，力もベクトル量であり，矢印で大きさ，向き，および位置を表すことができる．**図1**のように指で本を押すことを考えてみよう．指と本が接する点を着力点（あるいは作用点）という．同じ大きさの4つの力（A，B，C，D）がベクトルの尖端を着力点として示されているが，そのうちのどの力が働いても動き方が違う．着力点が同じでも向きが異なると本の動き方が異なるし（AとB，あるいはCとD），力の向きが同じ（平行）でも着力点が違うと運動が異なる（AとC，あるいはBとD）．もちろん力が小さすぎると動かないこともあるし，大きい力ほど動きが速くなる．また，力のベクトルを通る直線を作用線といい，力学的には作用線上であれば着力点をどこにとってもよいという性質がある．たとえば**図1**では，A′はAと

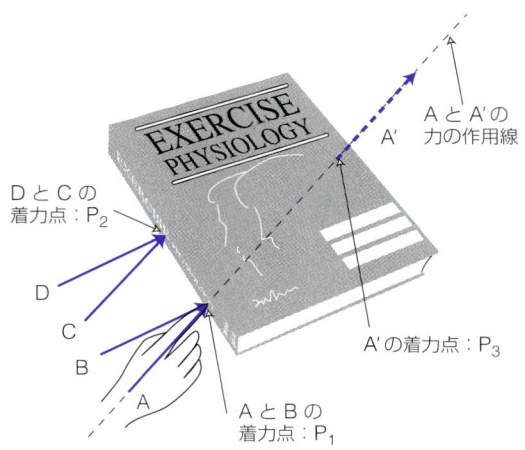

図1 着力点と力の作用線
P_1, P_2, P_3 は着力点を示す．A′はAと同じ作用線上にある"Aと同じ大きさの力"

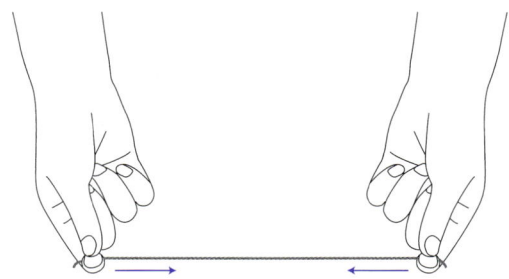

図2 張力：ゴムひもを両手で左右に引き伸ばしたところ
矢印は，ゴムがおのおのの手をどの向きに引っ張っているかを示している．

同じ大きさで同じ作用線上にある力であり，Aの力で本を押してもA′の力で引っ張っても同じ運動が生じる．このように，力は大きさ，作用線の位置，向き（右か左か，前向きか後ろ向きか，など）がわかればよい．

2）力の単位

力の単位は，質量1［kg］の物体に働く地球重力を1［kg重］として表される．通常，体重や力を示すときに，＿［kg］と表現することが多いが，物理学では＿［kg重］とするのが正しい．また，力の単位として［N］（ニュートン）を用いることがあるが，［kg重］の単位で測定したものに9.8［m/sec²］を掛けたものと考えておけばよい．たとえば体重計で50［kg］の表示が出たとき，その人の質量は50［kg］，その人が体重計を押す力が50［kg重］あるいは50×9.8［N］である．この関係は後述の"運動法則"の項で詳述する．

3）作用と反作用

図1では指が本をA方向に押しているが，指に働く力を考えた場合には本が指を逆方向に押していると考える．これを反作用と呼ぶ．作用と反作用は大きさが同じで向きが反対であり，直接的に力を及ぼし合う物体の間には必ず成立する．どちらの物体に働く力を考えるかで力の向きが逆になるので注意が必要である．

4）張力

人間の動作は筋の張力をコントロールすることによって行われている．張力を直感的に理解するために，図2のようにゴムひもを両手で引き伸ばすことを考えてみよう．両手の間の距離を大きくするほど引っ張る力が大きくなることが体験できる．ゴムの張られた方向が力の作用線となる．ゴムひもに働く力の向きを考えると右手はゴムを右に（引っ張っている人から見て）引いているが（作用），反作用としてゴムは右手を左に引くと考えるのである．左手とゴムの関係を考えると向きが逆になる．ゴムひもは細いので力の作用線を特定しやすいが，筋張力の作用線は筋断面の中央とすることが多い．

5）重力

地球上の物体は万有引力によって地球の中心に向かって引っ張られている．つまり地球上の物体には地球の中心に向かう力がいつも働いている．しかし，地球は人の体に対して十分に大きいので，重力を鉛直下方に向かう平行な力として考えて差し支えない．

6）摩擦力

図3に示すように，水平な板の上に質量10［kg］の物体を置き，側方から3［kg重］の力で押しても物体が動かないときの力について考えてみよう．ここでは板ではなく"物体"に働く力を考える．ま

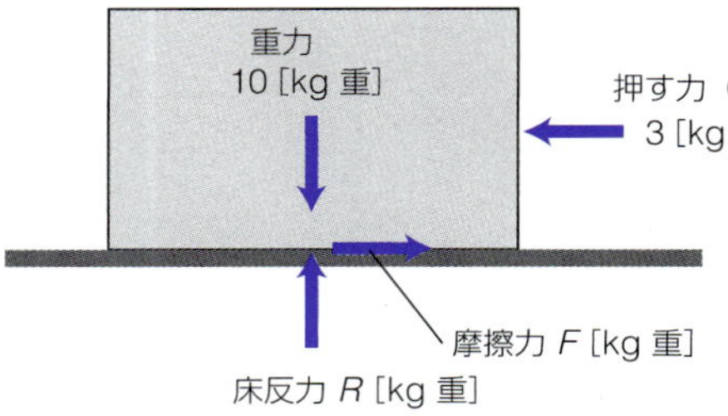

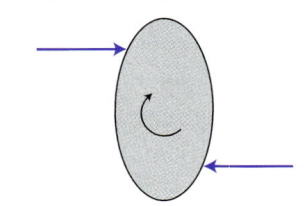

図3 床に置いてある物を押しても物が動かないときに，物に働いている力

ず上下方向の力を考えると，物体には重力が10 [kg 重] の力を及ぼしているはずである．この物体は静止を続けているのであるから，上下方向の力の総和が0になるはずである（力の釣り合い：後述）．床がこの物体を押す以外に力は働いていないのでこれを R とし，垂直上方向きをプラスの向きにすると，

$$-10 + R = 0 \quad R = 10 \,[\text{kg 重}]$$

となる．このときに，"物体が床を押す力"を考えたくなることがあるが，ここでは物体に働く力を考えているのであるから，物体が床を押す力を考えてはいけない．

次に左右方向の力は外力3 [kg 重] だけしか働いていないように見えるが，左右方向にも動かずに静止しているのであるから，左右方向の力の総和も0になるはずである．この力（抵抗力）は物体が床と接している面に作用しているはずであり（ここ以外に着力点をとれない），これを静摩擦力という．図3に摩擦力を F として示した．右向きをプラスの向きにとれば，

$$-3 + F = 0 \quad F = 3 \,[\text{kg 重}]$$

となり，押す力と逆向きであることがわかる．また，もっと大きな力を出して物が動き始めると，摩擦（動摩擦）が小さくなるという性質がある．

b. 力の合成と分解

1）力の合成

物体に2つ以上の力が働いているとき，"これら

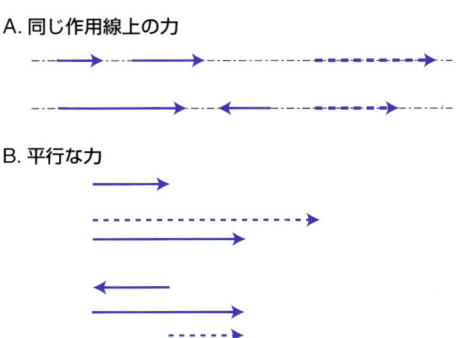

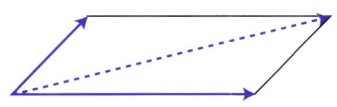

図4 力の合成
点線のベクトル（- - - ▶）がおのおのの2力の合力を示している．

の力を総合したものと同じ効果をもつ1つの力"を求めることを力の合成という．しかし，力はベクトル量であるので，複数の力をいつでも単純に加算，減算できるわけではない．2力の合成の例で考えてみよう．図4Aのように同じ作用線上にある力は単純な加算あるいは減算が可能である．2力が同一作用線上でなくても，平行であるときには加算ができる（図4B）．しかし，同一作用線上にないときには回転の力が生じるため，直線方向の力以外に力のモーメント（後述）を考える必要がある（図4B，C）．図4Cのように，互いに向きの異なる平行な同じ大きさの2力が働くときには，直線方向の力の合力は0となり，回転の力（力のモーメント）だけが生じる．

方向の異なる力の合成には力の平行四辺形の法則を用いる（図4D）．2つの力を平行四辺形の2辺としてベクトルで表したとき，その対角線が合力

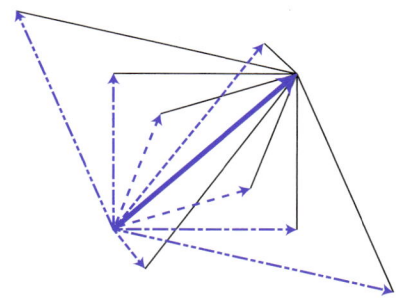

図5 力の分解
太い実線のベクトルがもとの力を，点線のベクトルが分力を示す．力の分解の向きは無限に可能

のベクトルとなる．正方形や長方形も平行四辺形の特別な形であるので当然当てはまる．

2） 力の分解

1つの力を"その力の効果と等しい効果をもつ複数の力"（分力）に分けることを力の分解という．力の合成とは逆に，その力のベクトルを対角線とする平行四辺形をつくれば，その2隣辺が分力となる．図5に示すように，分力の向きには無限の可能性がある．しかし，実際に分力を考える場合には，現実の問題を扱いやすい方向に求めればよい．互いに直角な3次元座標（垂直軸Z，左右軸X，前後軸Y）に分解して考えるのも扱いやすくするためである．力と運動を考える場合には，この3軸方向を独立なものとして扱うことができるという便利な性質がある．（たとえば，複雑な3次元運動をしている場合にも，Z軸方向の力と動きだけを取り出して，X軸およびY軸とは別に考えることができる．）

力の合成と分解のときに注意すべきことは，①合力を用いて力を考えているときにはもとの分力は存在しないものと考えること，②分力を用いて考えているときには合力は存在しないものと考えることである．

c. 力のモーメント

1つの軸のまわりに物体を回そうとする能力を力のモーメント（あるいはトルク）という．図6のように天秤が釣り合って静止しているとき，次

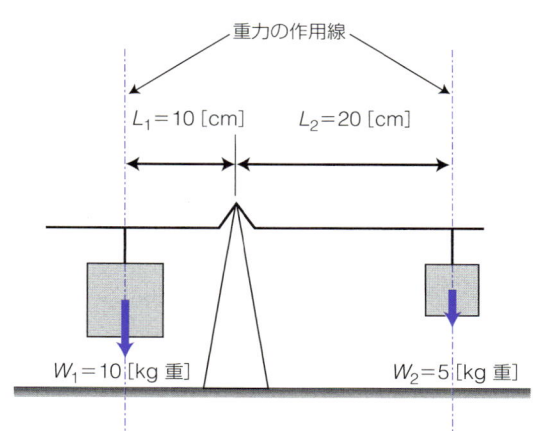

図6 力のモーメントの釣り合い
天秤が釣り合って止まっている場合には $W_1 \times L_1 = W_2 \times L_2$ という関係が成り立つ．

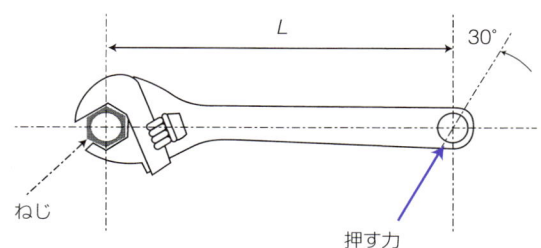

図7 スパナでねじを締める
斜め30°の方向に押すところを示す．

のような関係があることがわかっている．

$$10 \times 10 = 5 \times 20 \quad \text{つまり} \quad W_1 \times L_1 = W_2 \times L_2$$

この左辺，右辺が力のモーメントであり，次のように力のモーメントが定義される．

力のモーメント
　＝力の大きさ × 回転軸から力の作用線に
　　　　　　　　引いた垂線の長さ

スパナでねじを締めようとするとき，長いスパナを用いるほうがきつく締めつけられるし，自転車のハンドルは長いほうが力が少なくて済むのは，力のモーメントが"回転軸から力の作用線までの距離"に比例した量だからである．

図7のようにスパナに斜めに力を加える場合には力のモーメントはどのように計算されるであろ

うか．図8に3つの方法が示してある．Aでは，回転軸（ねじの中心）から力の作用線に引いた垂線の長さを求め，これに力を掛けて求めている．Bでは，スパナの長軸方向（回転軸を通る）と，その方向と直角方向に分力を求め，後者とスパナの長さを掛けて求めている（回転軸を通る力は，作用線と回転軸の距離が0なので，その力のモーメントも0になる）．Cでは，着力点を作用線上の任意の点にとり（力は，力の作用線上のどこで作用していると考えてもよいので），力を横軸，縦軸方向に分解し，2つの分力について回転軸回りの力のモーメントを求めて合計している．どの方法でも同じ結果が得られるので，計算の容易な方法を選べばよい．

人体が動くときに生じる関節運動のほとんどは回転運動であり，また，全身的な移動運動や転倒などを考えるときにも回転の要素が多いため，回転を引きおこす"力のモーメント"の理解は必須である．

d. 力の釣り合い

止まっている物体にいくつかの力が働いても，それらの力が釣り合っているとその物体は静止を続ける．つまり力が働かないのと同じである．力の釣り合いとは同じ大きさで向きが反対の力が作用していることであり，力の向きに正負をつければ力の合力が0ということである．

実際の身体運動では体は3次元空間内で動くが，前に述べたように力と運動は x, y, z の各方向に分けて独立に扱うことができる．力の釣り合いを考える場合にも同様である．図9は2次元平面内での力の釣り合いを示している．この物体にいくつかの力が働いているにもかかわらず，x軸方向にも，y軸方向にも動かないとすると，

x軸上の合力 $= F_{1x} - F_{2x} + F_{3x} - F_{4x} - F_{5x} = 0$
y軸上の合力 $= -F_{1y} - F_{2y} + F_{3y} + F_{4y} + F_{5y} = 0$
（式のなかの各力は絶対値を表している）

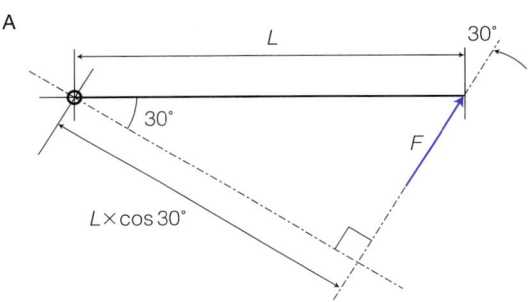

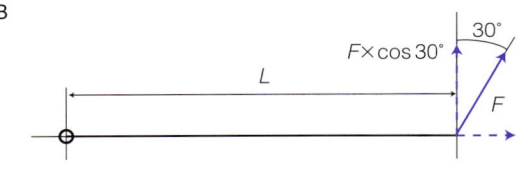

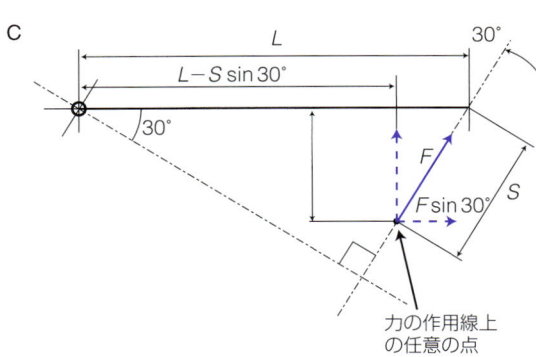

図8　力のモーメントの求め方
どの求め方でも，$F \times L \times \cos 30°$ となる．

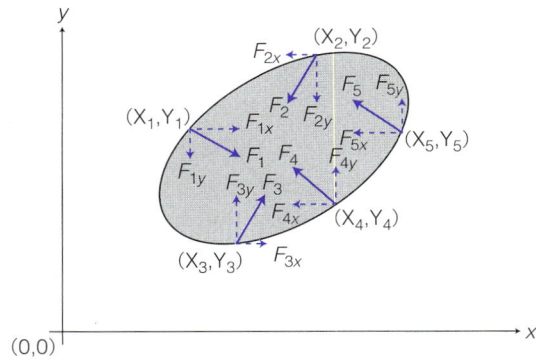

図9　力の釣り合い
点線のベクトルは座標と平行な分力を示す．F_{ix}, F_{iy} は絶対値を示すものとする．左右あるいは上下に動いていないときには各方向の分力の総和が0となる．回転が生じていないときには，力のモーメントの総和が0になる．

Advanced Studies

❶ 回転の釣り合い

力のモーメントの項で簡単な回転の釣り合いを天秤を用いて説明した．回転の釣り合いを考えるときには回転の中心は任意に決めてよい．図9では座標の原点を回転の中心とすると計算が容易である．力のモーメントの向きは反時計回りを＋，時計回りを－とすることが多いので，ここでもこれに従う．回転がおこっていない場合には力のモーメントの総和が 0 になるはずである．着力点の座標がわかっているので，図8Cの方法を用いると容易である．

$$-(F_{1X} \times Y_1) - (F_{1Y} \times X_1) + (F_{2X} \times Y_2) - (F_{2Y} \times X_2) - (F_{3X} \times Y_3) + (F_{3Y} \times X_3) + (F_{4X} \times Y_4) + (F_{4Y} \times X_4) + (F_{5X} \times Y_5) + (F_{5Y} \times X_5) = 0$$

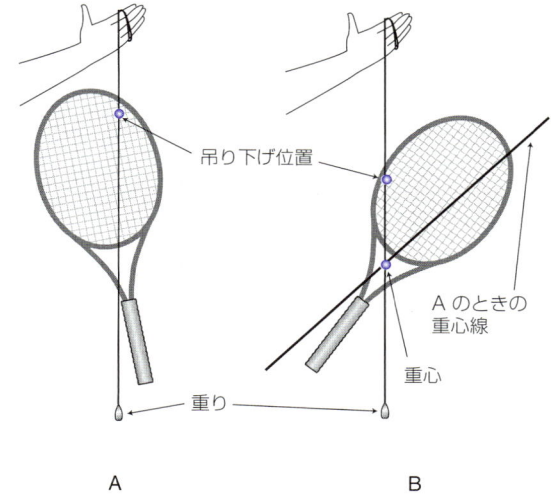

図10 重心の求め方
異なる2点から吊り下げて重心線を求めると，その交点が重心となる．

となっているはずである．合力が 0 ではないときには，釣り合いがくずれて合力の向きに運動が生じる．

x, y, z 方向の釣り合い以外に，回転の釣り合いを考えておく必要もある（→ Advanced Studies ①）．

e. 人の重心とその求め方

人体は非常に多くの体節から構成されている．また，1つ1つの体節も多数の小片の集合である．重力はこれらの1つ1つの小片に加わるのであるが，これらの力を1つの合力として合成できれば，力を単純化して考えることができる．1つ1つの小片に加わる重力は全部互いに平行と考えることができるので，合力は単純加算で求められる（図4B）．全身について求めると，その合力は体重であり，その向きはもちろん鉛直下方である．

力を考えるときにもう1つの重要な要素は着力点（あるいは力の作用線）であったが，重力の着力点を重心という．重心で支えると，重力の作用線と支える力の作用線がいつも一致するので，回転がおこらない．この性質を利用して2次元平面内の重心を求めてみよう．図10のように，重りをつけた糸の張力方向が重心線と一致するため，2方向から吊して得られた2つの重心線の交点が重心となる．物体の重心が求められると，その物体をどの向きにおいても"重力の作用線"が重心を通る鉛直線としてただちに見出されるという利点がある．

実際にこのようにして人体の重心を求めるのは特別な場合である．人体の各体節の平均的な重心位置や重量は死体標本などを用いて測定されており，この値を用いて身体重心の合成（推定）を行うことが可能である．図11は各体節の重さと重心位置がわかっているときの3つの体節の重心の合成の例（平面，2次元）である．重心の x 座標を求めるためには y 軸を鉛直方向と一致させ，そのとき各体節に働く原点回りの力のモーメントの総和（次の式の右辺）が，全体重による原点回りの力のモーメント（左辺）に等しいと考えればよい．原点から各部分の重力の作用線までの距離は x 座標を用いればよいので，

$$W \times X = (X_1 \times W_1) + (X_2 \times W_2) + (X_3 \times W_3)$$

X：重心の x 座標
$W = w_1 + w_2 + w_3$：体重

X について整理すると，

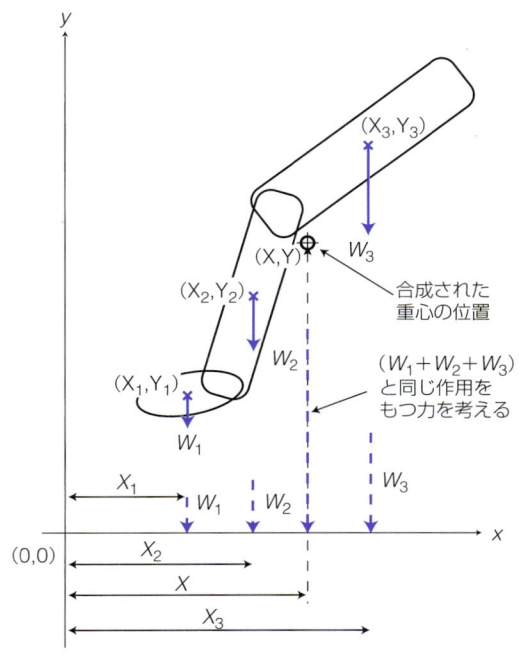

図11　重心の合成

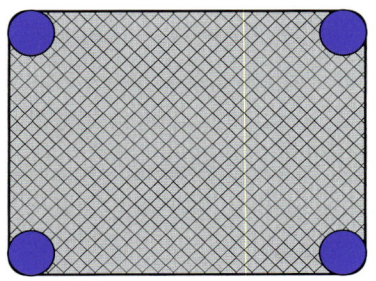

図12　4点いすの支持基底面

$$X = \frac{(X_1 \times W_1) + (X_2 \times W_2) + (X_3 \times W_3)}{W_1 + W_2 + W_3}$$

となる．一般式で次のようにも書ける．

$$\frac{\sum(X_i \times W_i)}{\sum W_i}$$

同様に，重心の y 座標を求めるには x 軸を鉛直方向に合わせて考えて，次のように求められる．

$$Y = \frac{(Y_1 \times W_1) + (Y_2 \times W_2) + (Y_3 \times W_3)}{W_1 + W_2 + W_3}$$
$$= \frac{\sum(Y_i \times W_i)}{\sum W_i}$$

f. 重心線，支持基底面，安定性

　重心線とは重力の作用線であり，重心を通る鉛直線として求められる．支持基底面を**図12**の4本足のいすで考えてみよう．図では4つの足が床と接する面（支持面）が円として描かれている．隣り合う支持面の外側に突出した2点を直線で結んだとき，4本の直線と支持面でつくられる閉じた領域（円と斜線部分）が支持基底面である．

　重心線が支持基底面をはずれると物体は静止を続けず，重心線がはずれた向きに回転（転倒）し始める．人や物が倒れるときには，必ず回転運動が含まれているのはそのためである．人体を剛体と仮定すれば回転運動の中心（瞬間中心）は常に支持基底面の端にある．いすの例（**図12**）を実際に確かめてみるとよい．支持面ではなく支持基底面という概念が必要な所以である．

　姿勢の安定性を保つためには，力学的には支持基底面の中に重心線を入れるという条件を満たす必要がある．この条件を満たしたうえで，さらに安定性を規定する要因として，支持基底面の広さ，重さ，重心の高さ，および重心線と支持基底面の位置関係がある．これらの要因を力学的に考えてみよう．

1）重さと安定性

　図13の左上の枠内には，立方体を側方から押して倒そうとする場面が示されている．摩擦が十分に大きいと支持基底面の左端を中心に回転運動がおこるはずである．回転運動が生じる条件は，力のモーメントの大きさを比較すればよいので，

$$F \times 2 \times h > W \times s$$
〔もちろん $(F \times 2 \times h) - (W \times s) > 0$
と考えてもよい〕

となる．ところが**A**に示すように，形が同じで重さが2倍の場合には，

$$F_a \times 2 \times h > 2 \times W \times s$$

となり，重さが2倍に増えると，倒す力も2倍必

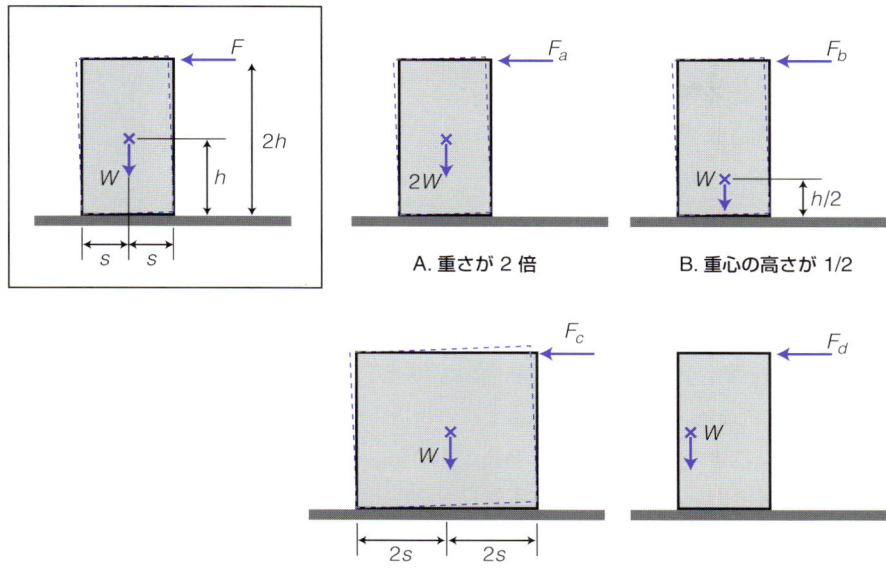

図13 力学的安定性を規定する条件
左上の枠の中の物体とA〜Dを比較する.

2) 重心の高さと安定性

図13Bは，枠内の物と同じ形，同じ重さ，同じ重心線位置であるが，重心の高さだけが異なる物体を示している．この物体が回転を開始するために必要な力の条件を求めてみると，

$$F_b \times 2 \times h > W \times s$$

となり，2つの物体に差はない．つまり，倒すための力の大きさという意味では，重心の高さは安定性と関係がないことになる．ところが，物体が押されて回転を始めても，回転角度が小さければ力を除くと重力によりもとに戻ってくる．図13Bと同じ物体を，戻れなくなる限界角度まで倒したところを図14に示した．図から，倒されてももとに戻れる角度は重心が低いほど大きいことが明らかである．

3) 支持基底面の広さと安定性

図13Cは，枠内の物体と同じ重さ，同じ重心の高さであるが，幅（支持基底面の広さ）だけが2

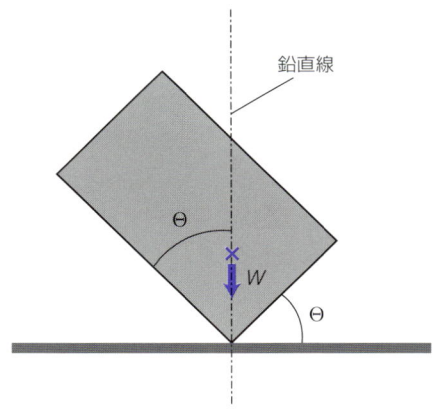

図14 直方体の重心の高さと力学的安定性
立方体が倒れる限界角度を示している．倒される角度がΘを超えると，重力で転倒する．重心位置が低いほどこの角度が大きくなる．

倍の物体を示している．上述の2つのことを当てはめると，回転を始めるのに必要な力は支持基底面が広いほど大きく，また，転倒を始める角度も支持基底面が広いほど大きいことがわかる．

4）重心線と支持基底面の位置関係と安定性

上述のことを考えれば，図13Dの場合，倒すのに必要な力および倒れ始める角度のいずれの観点においても，左向きに押された場合よりも右向きに押された場合のほうが，安定性が高いことがわかる．重心線が中心に近いほど，どの向きに対しても均等な安定性を得ることになる．

g. 姿勢の調節

前方の目標にリーチ動作をするときの姿勢調節の様子を準静的（quasi static，静的姿勢の連続として近似的）に観察してみよう（図15）．ここで要請される動作課題は，第1に右手を前方にある目標位置に運ぶことと，第2に転倒せずに立位を保つこと（つまり，常に支持基底面の中に重心線を入れておく）である．

手を目標位置まで運ぶためには右肩関節の屈曲と体幹の前傾がどうしても必要であるが，この動作は第2の動作課題を困難にする．このため，他の部位が第2の動作課題を満たすために積極的な働きをする．左肩関節を伸展して左上肢を後方へ挙上し，左骨盤，左大腿，左下腿，左足部をリーチと反対方向に移動させて，全身の重心が前方へ移動しすぎないように調節している（図15-3, 4, 5）．また重心線が右足部の前方部分へ移動するため，右下腿三頭筋の活動が増大し，さらに右足指の屈筋群が収縮して支持基底面としての爪先部分の働きを確実にしている（図15-5）．

人体は高度な分節性を有するため安定性が低いといわれるが，逆に分節性の高い身体が神経系の高度な調節機構により制御されて，機能的な姿勢の安定性を確保しているといえる．さまざまな動作において，身体の分節性を理解することは重要であり，その詳細はC.4項（☞24ページ）で述べる．

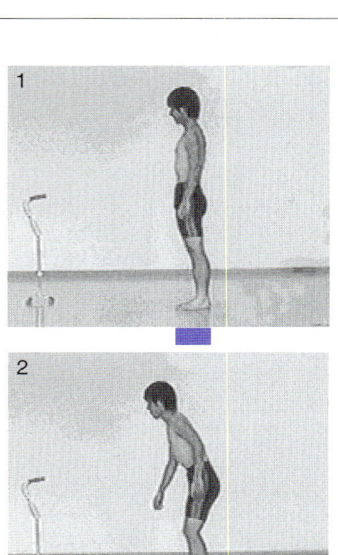
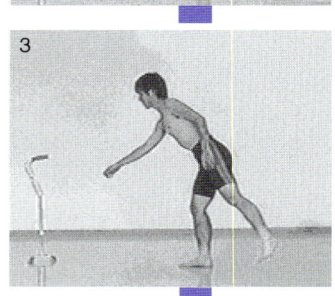
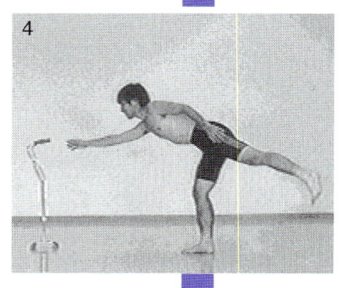
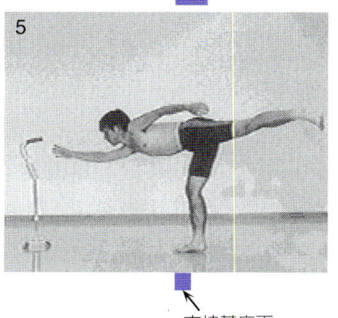

支持基底面

図15 リーチ動作時の姿勢調節
図の番号は動作順序を示す．

2 動作と力（動力学）

a. 変位，速度，加速度

物体や点がある位置から他の位置へ移動することを変位という．**図 16** は立位からしゃがむ動作を行ったときの頭頂点の高さ，速度，加速度を示している．しゃがみ動作時の平均の速度 V は

$$V = \frac{d}{t} = \frac{-0.8}{1.5} = -0.53 \, [\text{m}/秒]$$

d：移動距離 [m]　　t：所要時間 [秒]

である．しかし，これはあくまで平均速度である．**図 16 A** をよくみると，0.1 秒間の変位の大きさは運動のはじめと終わりころには小さいが，運動の中ごろには大きい．この違いをとらえるために 0.1 秒間隔で速度を計算し，**図 16 B** に速度図として示した（➡ Advanced Studies ②）．

次に加速度を求めてみよう．速度と同じように 1.5 秒間の平均加速度を求めると，

$$a = \frac{V_0 - V_{last}}{t} = \frac{0}{1.5} \, [\text{m}/秒/秒]$$

V_0：初速　　V_{last}：終わり（1.5 秒後）の速度

となってしまう．速度図をみると速度は確かに変化している．速度を求めたときと同様に 0.1 秒間隔で加速度を計算してみると**図 16 C** のようにプロットされる．速度の変化量を 0.1 秒で割ることを 0.1 秒ごとに繰り返しただけである．加速度の単位は [m/sec²] であるが，これは $\frac{\text{m}/秒}{秒}$ と同じ

Advanced Studies

❷ 速度の求め方

0.1 秒間の変位量（図の例では，-0.1 [m]，つまり下向きに 0.1 [m]）を 0.1 秒で割り，その値（-1 [m/秒]）を図にプロットしたものである．**図 16 B** は 1.5 秒間の平均速度（点線）と 0.1 秒間隔で求めた速度の両方をプロットしたものであるが，違いは明白である．必要に応じて測定間隔（サンプリングタイム）をさらに短くしていくと（たとえば 1/60 秒，1/100 秒，1/200 秒，1/1000 秒など）誤差を少なくすることができる．

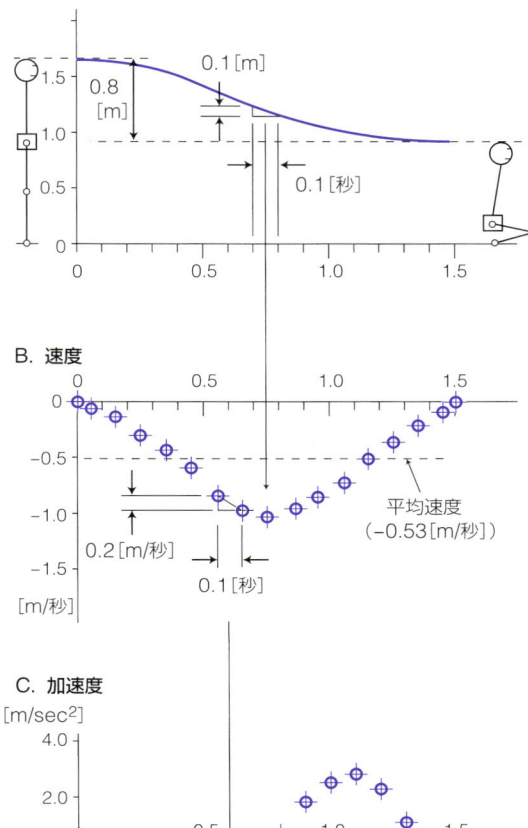

図 16　変位から速度，加速度を求める
しゃがみ動作時の頭頂点の高さの変化を測定し，これを時間で差分（微分）する（短い時間間隔で速度，加速度を求める）．

意味である．つまり単位時間内（ここでは 1 秒）の速度の変化量を意味する．

速度，加速度を計算で求める方法を紹介したが，この方法は差分と呼ばれる．この時間間隔を無限に 0 に近づけて解く方法は微分と呼ばれるが，時間間隔が十分に小さければ実際上両者を同じものと扱えるので，差分のことを微分と呼ぶ場合もある．

一定の時間間隔で測定された変位から，速度，加速度を計算で求めたが，逆に測定された加速度から速度，変位を計算で求めることもできる．ある速度

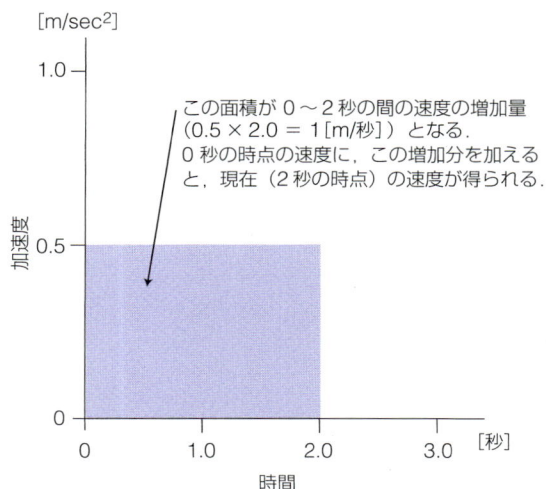

図17 加速度から速度の増加量を求める

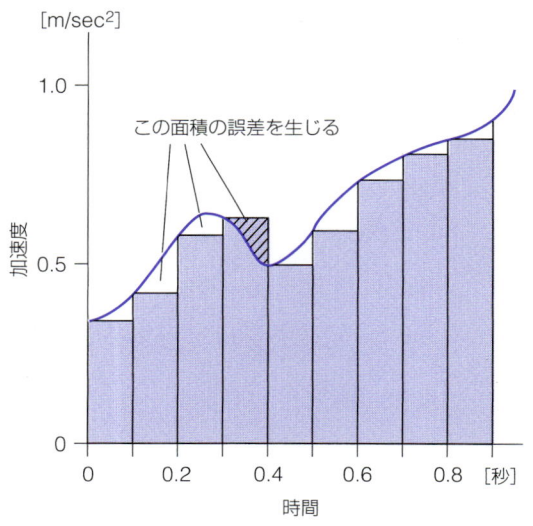

図18 短い時間間隔で，加速度から"速度の増加分"を求める

各短冊の面積がおのおのの時間の速度の増加分の近似値となる．この増加分を直前の速度に加えれば各時点の速度が求められる．短冊の幅（時間の間隔，サンプリング時間）を小さくするほど誤差が小さくなる．

V_0 で動いている物体に t 秒間 a の加速度（等加速度）が生じたとき，その直後の速度は $V = V_0 + a \times t$ で表される．$a = 0.5\,[\mathrm{m/sec^2}]$，$t = 2\,[秒]$ として図示したのが**図17**である．t 秒間の速度の増加量は右辺第2項の $a \times t = 0.5 \times 2 = 1\,[\mathrm{m/秒}]$ と

Advanced Studies

❸ コンピュータによる計算の原理

図18で時間間隔を小さくしていけば，誤差（三角形の部分）も小さくなることが直観的に理解できるであろう．この時間間隔を無限まで小さくするのが積分と呼ばれる方法である．実際にコンピュータを用いて面積の近似値を求める方法（数値積分）のなかで，最も単純なものが下のような台形公式を用いる方法であり，**図18**より誤差が少なくなる．短い時間の加速度の変化を直線的変化とみなして近似する方法である．図のおのおのの斜線部は台形となるので，

$$\begin{aligned}面積（速度の増加量）&=（上底＋下底）\times 高さ/2\\&= (a_1 + a_2) \times \Delta t/2 = (0.3 + 0.4) \times 0.1/2\\&= 0.035\end{aligned}$$

である．

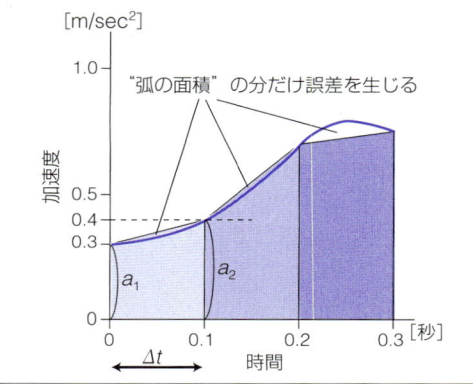

なる．図で考えてみると，速度の増加量は色を付けた部分の長方形の面積であることがわかる．加速度が一定ではなく変化する（つまり等加速度ではない）場合にはどのように速度を求めることができるであろうか．**図18**は加速度が時間とともに変化する例（曲線が加速度を示す）を示している．このような場合には短い時間間隔で（1/60秒，1/100秒，1/1000秒など）短冊のように区切って図中の長方形の面積を求める．各短冊の面積が各時期の速度の増加分を示すことになる（➡ Advanced Studies ③）．

これを各時点で繰り返し求めることにより速度の変化量が連続的に求められる．直前の速度（各短冊の左側の時点）にこの変化量を加えたものがその時点（短冊の右側の時点）の速度となるので，

各時点での速度が求められる．

次に，速度から変位を求めることを考える．ある位置 D_0 にある物体が t 秒間 V の速度（等速度）で動いたとき，その直後の位置は $D = D_0 + V \times t$ で表され，これは加速度と速度の関係とまったく同じである．このため，速度から変位を求めることもまったく同様な手続きで可能である．

b．角変位，角速度，角加速度

ここでは角変位，角速度，角加速度について関節運動を例に説明する．関節運動のほとんどは隣接する骨が関節を中心に相対的に回転する運動である．また，前述のように基本動作のなかには回転の要素が多く含まれているため，回転運動を記述する必要があることが多い．回転運動のことを円運動，角運動ともいう．角運動には，直線運動における変位，速度，加速度に対応して角変位，角速度，角加速度がある（➡ Advanced Studies ④）．

"角変位 ⇌ 角速度 ⇌ 角加速度" の考え方は，直線運動における "変位 ⇌ 速度 ⇌ 加速度" とまったく同じである．例として肘関節を 0° から 90° まで滑らかに屈曲したときの角変位，角速度，角加速度の例を図 19 に示した．角変位を電気角度計で測定し，これを微分（あるいは差分）して角速度，角加速度を求めたものである．逆に角加速度を積分（あるいは数値積分）して角速度，角変位を求めることもできる．

c．力と加速度

物体が静止している条件や，運動が生じる限界条件を知るために，力の釣り合いを考えることをすでに述べた．ここでは運動をしている物体の力学的解法を考えてみよう．力とは物体の速度を変える原因となるもの（つまり加速度を生じさせるもの）である．ニュートンは力を物体の質量 m と生じた加速度 a を用いて次のように定義した．

$$F = m \times a \quad \text{（第 2 法則）}$$

つまり，質量 m の物体に a の加速度を生じさせる

Advanced Studies

❹ 回転運動の表記

角変位，角速度，角加速度の単位はそれぞれラジアン [rad] あるいは [°]（度），[rad/秒] あるいは [°/秒]，[rad/sec²] あるいは [°/sec²] である．角度 1 [rad] は図のように定義される．

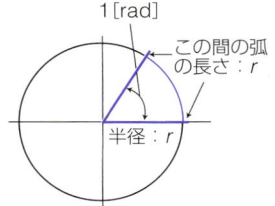

[°]（度）と [rad]（ラジアン）の関係は，

$$\alpha^{[°]} = (\alpha \times 2 \times \pi)/360 \ ^{[rad]} \quad \text{あるいは}$$
$$\Theta^{[rad]} = (\Theta \times 360)/(2 \times \pi)^{[°]}$$

である．角運動では周期（T [秒]）と振動数（あるいは周波数，f [cycle/秒]）という概念も重要である．周期とは 1 回転（360°）するのに必要な時間であり，振動数というのは 1 秒間に何回転するかを示すものである．両者には

$$T = \frac{1}{f}$$

の関係がある．周期や振動数は角運動だけに用いられるのではなく，歩行運動のような周期的運動にも用いられる．歩行では，

歩行周期 ＝ 1/（1 秒間のストライド数）[秒]
歩行率 ＝（1 秒間のストライド数）× 2 × 60
　　　　 [steps/分]

の関係がある．

力を $m \times a$ と定義したのである．1 [kg] の物体に 1 [m/sec²] の加速度を生じさせる力は 1 [kg·m/sec²] であり，これを 1 [N（ニュートン）] ともいう．

地球上では，空気抵抗を除くとどんな物体でも 9.8 [m/sec²] の加速度で落下する．これを第 2 法則に当てはめてみると，質量 1 [kg] の物体を放すと 9.8 [m/sec²] の加速度で落下するのであるから，そこに働いている力は，

$$F = m \times a = 1 \times 9.8 \ [\text{kg} \cdot \text{m/sec}^2]$$
$$= 9.8^{[N]} \quad \text{（これを 1 [kg 重] ともいう）}$$

となる．同様に，2 [kg] では 19.6[N]，3 [kg] で

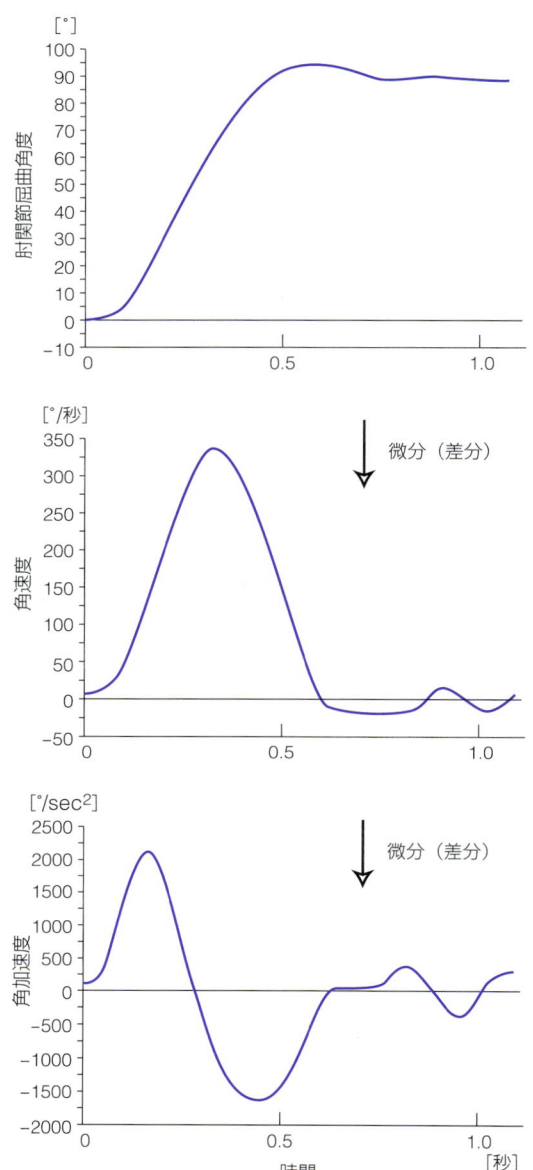

図 19　肘関節屈曲動作時の角度，角速度，角加速度
角度を電気ゴニオメータで測定し，差分（微分）により角速度および角加速度を求めた．

は 29.4[N] となり，質量に比例した力が鉛直下方（地球の中心）に働いていることになる．これが重力である．

今度は人のしゃがむ動作を第 2 法則を用いて考えてみよう．身体各部は非常に複雑な運動をするが，これを重心という 1 点に代表させて，重心に

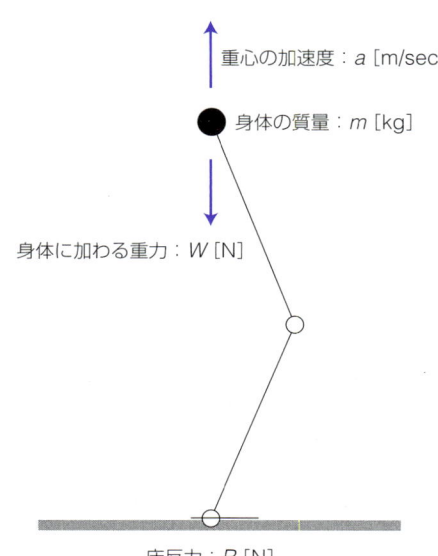

図 20　立ち上がり動作時に身体重心に加わる力と加速度
力の単位 [N] は，[kg·m/sec²] と書いてもよい．

働く力と加速度を考えることにする．図 20 は，この動作の略図であり，重心に働く力と加速度のベクトルを示している（ここでは上下方向だけを取り出してあり，鉛直方向上向きを＋としている）．質量 m [kg] の身体重心が重力 W [N] と床反力 R [N] を受けて，a [m/sec²] の加速度を生じていることを示している．これを第 2 法則に当てはめると，

$$R - W = m \times a$$

となる．左辺は身体重心に加わる力の総和である．$W = m \times g$ であるので，次の形に変換される．

$$R - m \times g = m \times a$$

これを加速度を求める形にすると次のようになる．

$$a = \frac{R}{m} - g$$

m と g は常数であるので，床反力 R がわかれば身体重心の加速度が決まってしまうことがわかる．加速度から変位を計算で求めることができることをすでに述べたが，加速度も力から計算で求めることができるので，最終的には力が決まれば変位

まで決まってしまうことになる．もちろん逆も成り立つわけであり，変位から力を計算することも理論上可能なのである．

上の式の意味を考えてみると，

床反力が体重と等しいとき $(W = R)$ には
$a = 0$
床反力が体重より大きいとき $(W < R)$ には
$a > 0$
床反力が体重より小さいとき $(W > R)$ には
$a < 0$

となることがわかる．

図21に実際のデータを示す．立位からしゃがみ動作を行ったときの床反力（**図21A**）から求めた加速度（**図21B**），速度（**図21C**），変位（**図21D**）の経過をグラフにプロットしたものである．しゃがみ始めには加速度が下向き（ー）であるが，後半には正（＋）に転じていることがわかる．このことは体重計の上で運動しても大まかになら確かめることができる．

上下の動きと力について述べたが，前後方向および左右方向についても互いに独立に（3つの方向を切り離して別々に）扱うことが可能である．

d. 運動量（運動の勢い）とその保存

運動している物体の"運動の勢い"を表す量として運動量がある．運動量は質量と速度の積である．

運動量 ＝ 質量 × 速度

速度の大きい自動車ほど止めにくく，大勢乗せた車ほど止めにくいように，重いほど，速いほど勢いが強い（運動量が大きい）．

図22はひもを重りと中指に固定して，摩擦のない滑らかな面の上で水平に重りを投げている（初速 V_0）ところを示している．ひもがゆるんでいるときには重りは速度 V_0 の等速度運動を続けるが，ひもに張力が生じると速度が小さくなる（V_1）．この間の短い時間を Δt とすると，この間の加速度は次のようになる．

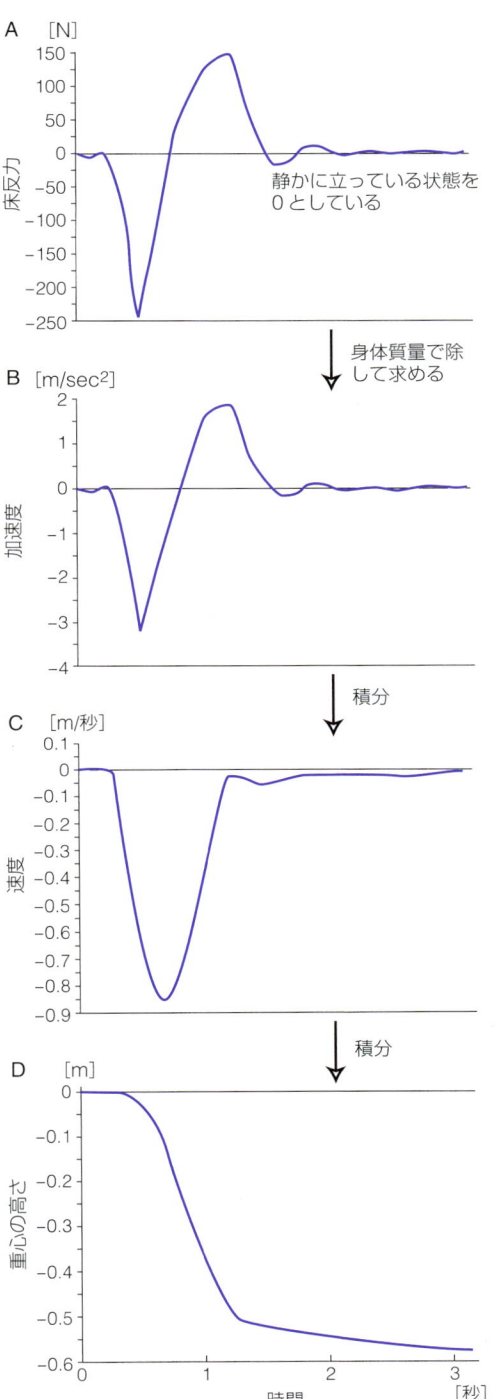

図21 しゃがみ動作時の床反力と身体重心の加速度，速度および変位

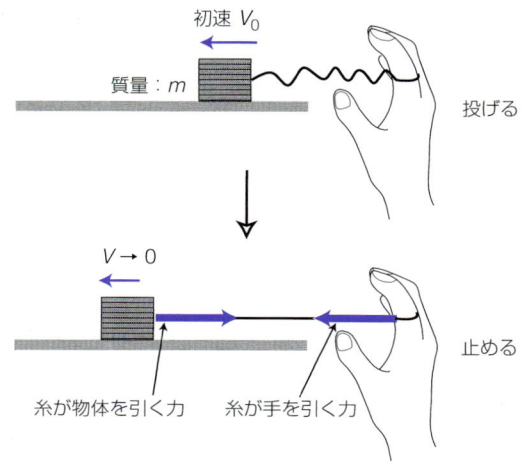

図22　投げられた物体が止まるときに手を引っ張る力

$$加速度：a = (V_1 - V_0)/\Delta t$$

これを第2法則に代入すると次のようになる．

$$F = m \times a = m \times (V_1 - V_0)/\Delta t$$

ここで，右辺の分子 $m \times (V_1 - V_0)$ は運動量の変化を示す．運動量の変化を示す形にすると，

$$F \times \Delta t = m \times (V_1 - V_0) = (m \times V_1) - (m \times V_0)$$

となる．この式は，運動量の変化をおこすためには "$F \times \Delta t$"，つまり力 F とその力が働いた時間を掛けた値（力積：$F \times t$）が問題となることがわかる．同じ速度変化を引きおこすために，大きな力なら短時間，小さな力なら長時間，力が作用する必要がある．弾力性の低い糸（堅い糸）で引くときには力が作用する時間が短いので大きな力が必要だが，弾力性のあるゴムであれば作用する時間が長いので小さな力で済むことになる．このとき，力はひもの張力として現れる．

このときの力の関係を考えてみよう．重りが止まるときには糸は引っ張られて張力を生じる．張力が生じると糸は重りを運動の向きと逆向きに引いて運動を止める．しかし，手に働く力を考えると，糸の張力は手を運動方向に引くことになる．この働きを利用した動作が基本動作のなかに時々見受けられる．この動作は"反動を使う"と表現されることが多い．上肢や下肢や頭部などの体節を一度"投げ"たあと，投げられた体節によって，体幹が引っ張られることを利用するのである．腕を素速く振りながら前方へ起き上がる，頸髄損傷患者の寝返り時の腕振りなどがこの例である．

e. エネルギーとその保存

エネルギーとは仕事をする能力のことをいう．蓄えられている仕事量，引き出すことができる仕事量ともいえる．仕事量とエネルギーは物理学的には同じ単位で示される．熱エネルギー，電気エネルギーなどエネルギーには多くの形があるが，ここでは動作に直接関係する運動エネルギーと位置エネルギーを扱う．力学における仕事とは，ある物体に力 F が働くことにより，ある長さ D だけ動いたとき，$F \times D$ と定義されている．

図23は定滑車を用いて重りを吊り上げているところを示している．地球上では質量 m [kg] の物体にはいつも $m \times g$ [N] の重力が働いており，この状態で h の高さまで持ち上げたときには，その仕事は，

$$F \times D = m \times g \times h$$

となる．別の言い方をすると，持ち上げられた物体は，地面の高さに対して $m \times g \times h$ だけのエネルギー（これを位置エネルギーという）をもつことになる．この物体を地面に落とすことによって，位置エネルギーを利用して杭を打ったり，地面を固めたりすることができる．

エネルギーにはさまざまな形に変わることができるという性質がある．水の位置エネルギーを利用した水力発電，電気エネルギーを利用した光のエネルギーや音のエネルギーなど，例はいくらでもある．このとき，エネルギーが形を変えたとしても，そのエネルギーの総量は変わらないという性質がある（エネルギー保存則）．

エネルギー保存則を用いて，位置エネルギーと運動エネルギーの関係を考えてみよう．**図24**は

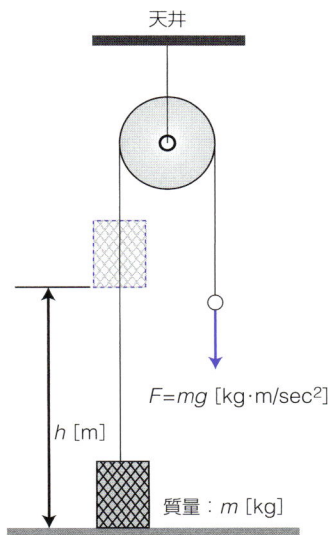

図23 滑車を用いて重りを h の高さに持ち上げたときの仕事（あるいは h の高さの物体が地面に対してもつ位置エネルギー）：mgh [N・m]

単位 [N・m] は [kg・m^2/sec^2] としてもよい．

物体を静止状態から自然落下させて h [m] の高さだけ落としたことを示している．位置エネルギーのすべてが運動エネルギーに変換されるとしたら，h_0 の高さにおける運動エネルギーは位置エネルギー（$m \times g \times h$）と等しいはずである．h の高さだけ落下するために t 秒を要したとすると，h だけ落下した直後の速度は，

$$速度：V = g \times t$$

また，加速度 g の等加速度運動となるので，落下距離 h は，

$$h = \frac{1}{2} \times g \times t^2$$

となる．両式から t を消去すると，次のようになる．

$$h = \frac{V^2}{2 \times g}$$

これを位置エネルギーの式に代入すると，

$$E = m \times g \times h = m \times g \times \frac{V^2}{2 \times g}$$
$$= \frac{1}{2} \times m \times V^2$$

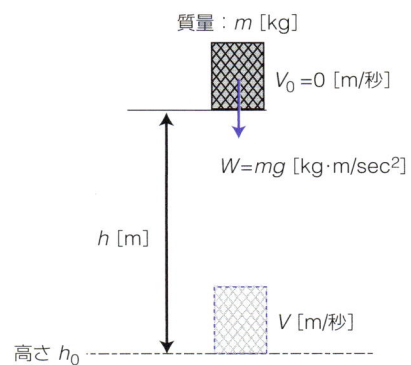

図24 エネルギーの保存（位置エネルギーと運動エネルギー）

物体が高さ h_0 に対してもつエネルギー：mgh
$= \frac{1}{2}mV^2$ [kg・m^2/sec^2]

となり，この式は運動エネルギーと速度の関係を示している．

人の動作のなかにも，体節の一部を挙上したあと落下させ，そのときの位置エネルギーを利用した動作が時々観察される．足を振り上げたあと落下させて起き上がることは，健常者にも障害者にも時々見受けられる．歩行の立脚中期に蓄えられた位置エネルギーを利用して前方への移動が生じるのもこの例である．

f. 回転の力

1）運動法則の角運動への拡張：力のモーメント，角加速度，慣性モーメント

回転の力に関して，静的な場面での力のモーメント（力のモーメントは動的な状況ではトルクと呼ばれることが多いが，物理量としては両者は同じである）についてはすでに述べた．ここでは，力のモーメントと角運動（回転運動）の関係について考える．B.2.c 項（☞ 15 ページ）で空間内の重心点の運動について述べたが，現実の物体や身体には大きさがあるので，重心の運動とは別に回転運動を考える必要がある．都合がよいことに，回転運動は線運動（x, y, z 方向）とは独立に扱える（別々に考えてよい）という性質がある．

図25 は，摩擦のない滑らかな水平面上に置か

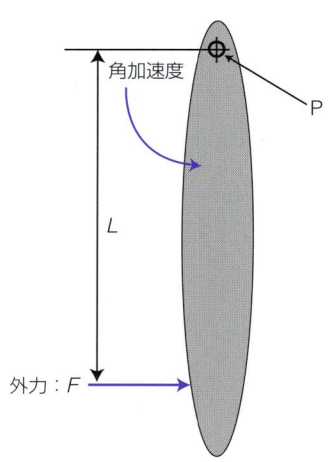

図25　回転の力（力のモーメント）と角加速度
P点回りの慣性モーメント：I
力のモーメント：$T = F \times L = I \times \alpha$

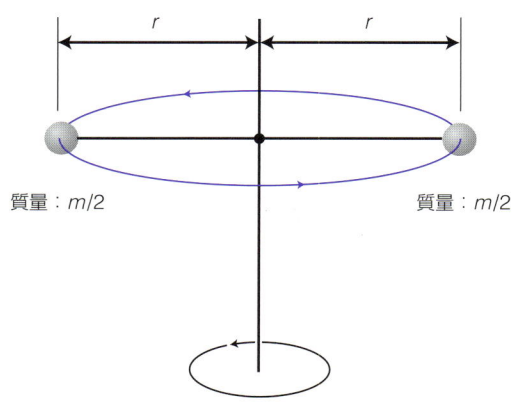

図26　慣性モーメント
$I = mr^2$

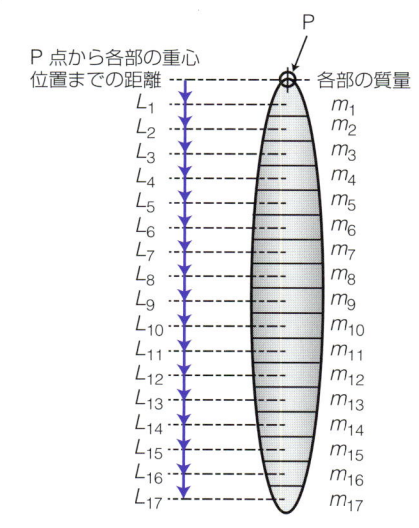

図27　慣性モーメントの求め方
小さな小片に分割し，個々の部分の慣性モーメントを求めて合計する．P点回りの慣性モーメント $I = m_1L_1^2 + m_2L_2^2 + \cdots + m_{17}L_{17}^2 = \sum_{i=1}^{17} m_iL_i^2$

れた物体に，水平な力 F によって垂直軸Pのまわりに角加速度 α の回転運動が生じていることを示している．力 F がつくり出すP点回りの力のモーメントは，

$$力のモーメント：T = F \times L$$

である．この物体の回転させづらさを表す"慣性モーメント"（後述）を I とすると，

$$T = I \times \alpha$$

となることがわかっている．この式は生じる加速度が力のモーメントに比例して大きく，慣性モーメントに反比例して小さくなることを示している．

慣性モーメントとはどんな量であろうか．図26は，重さを無視できる軽い棒の両端に小さな重りが取り付けられ，棒の中点を中心に回転するところを示している．このときの慣性モーメントは，

$$I = m \times r^2$$

（棒の長さ：$2 \times r$，おのおのの重りの質量：$m/2$）

となる．この式は，回転のしづらさが質量に比例し，回転中心から重りまでの距離の二乗に比例して大きくなることを示している．

形のある物体の慣性モーメントは，物体を多くの小片に分割して計算したものを合計して求めることができる．図27の物体がP点回りに回転するときの慣性モーメントを求めるには，まず多くの小片に分割しておのおのの質量を求め（$m_1, m_2, m_3, \cdots, m_n$），次におのおのの重心から回転中心までの距離を測定する（$L_1, L_2, L_3, \cdots, L_n$）．慣性モーメントはおのおのの小片の慣性モーメントの合計である．

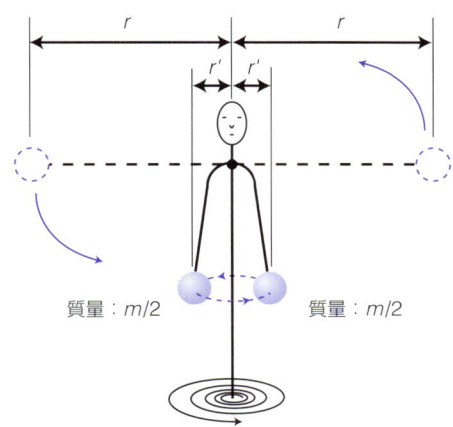

図 28 フィギアスケートのスピン
腕を体幹に近づけると急に回転速度（角速度）が増大する．

$$I \fallingdotseq m_1L_1^2 + m_2L_2^2 + m_3L_3^2 + \cdots + m_nL_n^2$$
$$= \sum_{i=1}^{n} m_i L_i^2$$

細かく分割するほど誤差が小さくなり，真の慣性モーメントに近くなる．

2） 角運動量（回転運動の勢い）：回転いすの例，フィギアスケートのスピンの例

フィギアスケートのスピンという演技を考えてみよう（図28）．スケーターが上肢を90°外転位で垂直軸回りに回転しているとき，上肢を内転させると同時に回転速度（角速度）が急に大きくなる．これは両腕を回転軸に近づけて慣性モーメントを小さくした結果である．慣性モーメントは回転中心から重りまでの距離の二乗に比例するので，上肢の動きだけでも大きく変化するのである．

では，慣性モーメントを小さくするとなぜ回転が速くなるのであろうか．回転している物体の角速度を ω とすると，$I \times \omega$ を角運動量といい，これは回転運動の勢いを示す量であり，直線運動における運動量（質量×速度）と対応した量である．直線運動をする物体は，外部から力が作用しない限り運動量は変化しないという性質（運動量保存則）があったが，角運動量にも同じ性質があり，外部から力のモーメントが加わらない限り

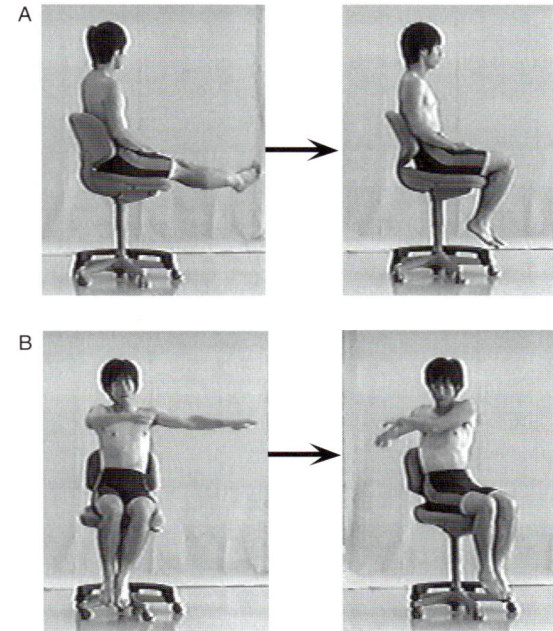

図 29 角運動量保存の例
A：回転しているとき，膝を曲げると回転速度が大きくなる．
B：静止した状態で上半身を右に回転すると，下半身は逆向き（左）に回転する．

$$I \times \omega = 一定$$

となる（スケートのスピンのときには，スケートと氷の摩擦が無視できるほど小さいので，回転運動を止める力は働かないと仮定している）．上式のように ω が I に反比例するので，腕を縮めて慣性モーメントを小さくするほど角速度 ω が大きくなり，回転が速くなるわけである．

このことは回転いすで簡単に体験できる．被検者がいすに座り回転しているときに膝の屈伸をすると，回転速度が下肢の状態に応じて変化することが確認できる（図29 A）．

回転いすでのもう1つの例を示す（図29 B）．被検者は回転いすに座り，両上肢を片側に（図では左に）挙上したまま一度静止し，次に上肢を素速く反対側（図では右）に振る．このとき，体幹の回旋がおこって下半身は反対側（図では左）に回転するはずである．止まっているときの角運動量は当然0であるが，その後外力が加わっていない

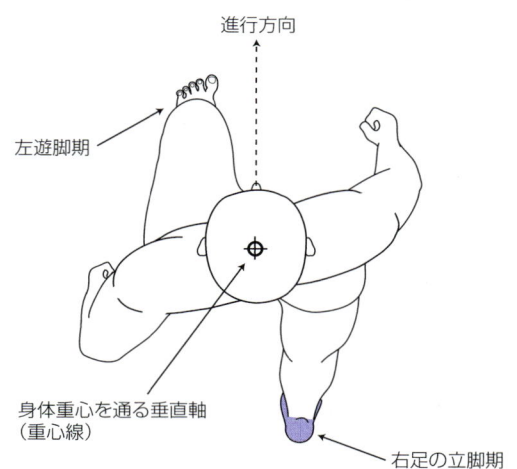

図 30　歩行運動における上半身の角運動量と下半身の角運動量の相殺
歩行運動を上方から見ているところ

ので，上記の運動中にも全身の角運動量は 0 のはずである（いすの重さを無視している）．外力が加わらないまま上半身の片側への回転運動を生じるためには，角運動量を 0 とするために逆向きの回転が他の部位におこる必要がある．これが下半身の回転の動きとして生じたわけである．

これと同じ事態が歩行運動のなかに観察される．図 30 のように歩行を上方から眺めて垂直軸回りの角運動量を考えると，下半身は右回りに，上半身は左回りに回転運動をして，互いに逆の角運動量をつくり出している．これにより全身の角運動量を 0 に近づけているものと考えられる．もし，このような上半身による逆向きの角運動量をつくらないとすると，1 歩ごとに全身の角運動量の向きが逆転することになる．この場合には，下肢の回旋筋群の過剰な収縮が生じることになる．このように，上肢の振りや体幹の回旋により，不適当な力の発生を軽減しているものと考えられる．

C 動作を力学的に理解するための要点

これまでに述べた力学的原理を用いて動作を解釈していくが，具体的な動作を考える前に動作観察の要点を整理しておく．

1　関与する力

動作をするときの原動力は，筋張力と重力であると前に述べた．動作時に考慮すべき力として，これ以外に摩擦力および外力（介助力，床反力など）がある．身体内部の摩擦力は十分に小さいので無視して考えることが多いが，床面と身体の摩擦は考慮する必要があることが多い．滑りやすい路面では歩き方が変わるし，寒冷地での転倒の原因の 1 つに路面凍結による足底との摩擦力の低下がある．氷上で歩くことを考えると摩擦の必要性を直観的に理解できるかもしれない．逆に，野球やサッカーでスライディングをする場合などには，摩擦が大きすぎても危険である．

日常基本動作を行う場合には，床などから受ける力と介助などによる外力をいつも考えておく必要がある．たとえば，ひもにつかまって起き上がるときには，人がひもを引っ張っていると意識することが多いが，人に働く力を考えた場合には，ひもが人を引っ張るのである．また，手で床を押すことについて考えるとき，人に働く力に関心がある場合には，床が人を押している（床反力）と考える必要がある．また，歩行の立脚期では，いつも床反力が足に作用している．身体が適切な力を受けるように，筋張力や関節運動の調節が行われていると考えてもよい．

2　単純化

人体は非常に複雑な分節構造であるので，そのままとらえようとすると理解しづらいことがある．できるだけ簡略化して，また形を単純化することによって考えやすくすることができる．人体は力によって変形するので剛体ではないが，剛体として扱うほうが理解が容易である．複数の身体部位を 1 つの重心で置き換えてかまわないときには置

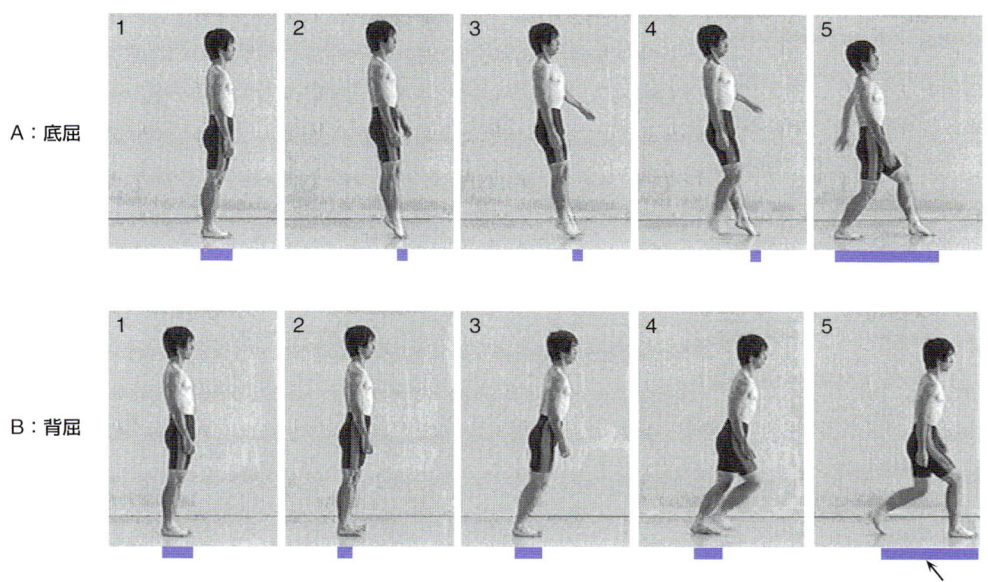

図 31 立位での急速な底屈/背屈により生じる全身の回転運動

き換えて考えると簡単になることが多い．脊柱などのように多くの関節からなる場合でも，簡略化して1つあるいは数個の関節に簡略化してしまうとわかりやすいこともある．

3 支持基底面と重心線の関係

　支持基底面の中に重心線が落ちていれば全身が安定していて動かないが，そうでない場合には重力により全身の回転運動がおこってしまう．このときには，重心線がはずれる側の支持基底面の端を中心とした全身的な回転運動となる．**図 31 A** は，立位で素速く足関節の底屈を行っているところを示している．**図 31 A-2** では重心線が支持基底面から後方にはずれていることは明らかであり，このため**図 31 A-3, 4** では重力に引かれて後方へ倒れて（回転して）いる．人体を剛体と仮定すれば，このときの回転運動の中心（瞬間中心）は各瞬間の支持基底面の後端である．**図 31 B** は背屈の場合であり，底屈と同様に考えることができる．

　起き上がり動作中の姿勢（**図 32**）で考えてみよう．実線のような姿勢が保てるときには，全身の重心線が支持基底面を通過しているはずである．このことは力のモーメントを用いても説明可能である．点線のように全身が回転（後方へ倒れる）しない条件は，力のモーメントの関係から，

$$W_1 \times L_1 \geqq W_2 \times L_2 \quad (1)$$
〔もちろん $(W_1 \times L_1) - (W_2 \times L_2) \geqq 0$ でもよい〕

となる．また，S を全身の重心位置とすると次のような関係がある．

$$(L_1 - S) \times W_1 - [W_2 \times (L_2 + S)] = 0 \quad (2)$$

(1), (2) 式より，$S(W_1 + W_2) \geqq 0$ が得られ，W_1 と W_2 は負の値をとらないので，$S \geqq 0$ となる．S が正の値をとるということは，支持基底面の中に重心線があることを示している．このように，2つの説明は同じ現象を説明しているにすぎない．

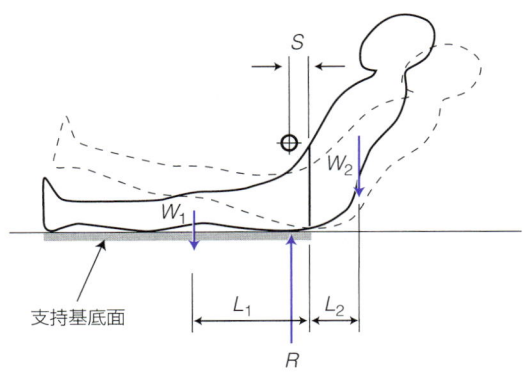

図32 "支持基底面と重心線の関係"と"力のモーメントの釣り合い"
W_1：支持基底面の頭側端より左にある身体の重さ
W_2：支持基底面の頭側端より右にある身体の重さ
L_1：支持基底面の頭側端から W_1 の重心線までの長さ
L_2：支持基底面の頭側端から W_2 の重心線までの長さ
S：全身の重心線位置
R：床反力

4 全身の重心と分節構造：
"ひとかたまり"対"分節構造"

a. "全身の重心"を考えることが不適切な場合

人体は多くの骨が関節で結びつけられた分節構造からなる．一般に，姿勢や動作を考えるときに"全身の重心"という概念を用いる場合には，各分節が筋肉や靱帯により結びつけられて，人体全体が1つの剛体と考えてよい場合に限られる．筋肉の働きが不十分である場合には，全身の重心を考えることが適切でないことがある．

図33のような座位姿勢を保持する場合を考えてみよう．全身の重心がT点，頸・体幹の重心がU点，下肢の重心がL点にあるとする．頸，体幹，大腿が筋により十分固定されているとき，膝伸筋の働きの有無により，支持基底面と重心線の関係をどのように考えるべきであろうか．図33Aのように，膝関節伸筋によって大腿と下腿が十分に固定されるなら全身を1つの剛体と考えることができ，全身の重心Tと支持基底面の関係から全身の

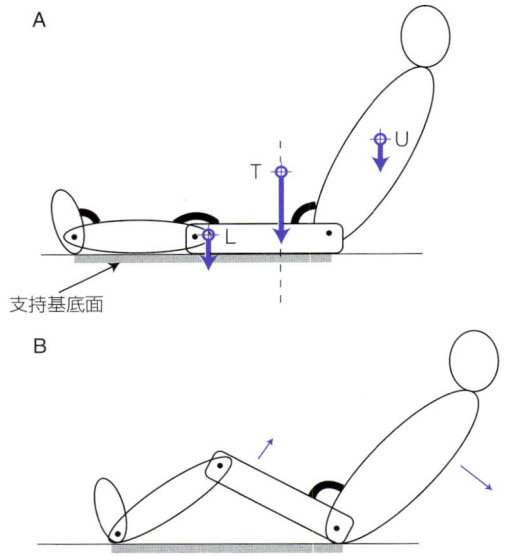

図33 "全身の重心線"と肢節の結合
A：股関節，膝関節，足関節が筋の作用により固定されている．
B：膝関節と足関節が筋により固定されていない．

回転運動が生じず，座位姿勢が維持されるはずである．一方，図33Bのように膝関節伸筋が働かなければ，膝関節屈曲を伴って，大腿よりも近位の部分がひとかたまりになって後方に回転（体幹が後方に倒れる）するかもしれない．下腿が大腿によって固定されていないので，全身の重心線と支持基底面の関係で考えることができなくなる．この場合には大腿四頭筋の等尺性収縮が重要な働きをしている．

b. 機能しない支持基底面

支持基底面であっても，力学的にみると支持基底面として機能していない場合がある．立位姿勢で考えてみよう．図34は足部の矢状面上の動きを，足指部と近位部からなる1関節構造に簡略化したものである．通常，健常者が自然な立位姿勢をとるときには足指屈筋群はほとんど働かないため，足指が近位部と固定されない（図34A）．このため矢印のように容易に他動的に動かすことができ，足指の部位（N）は支持基底面として機能しているとはいえない．支持基底面として機能して

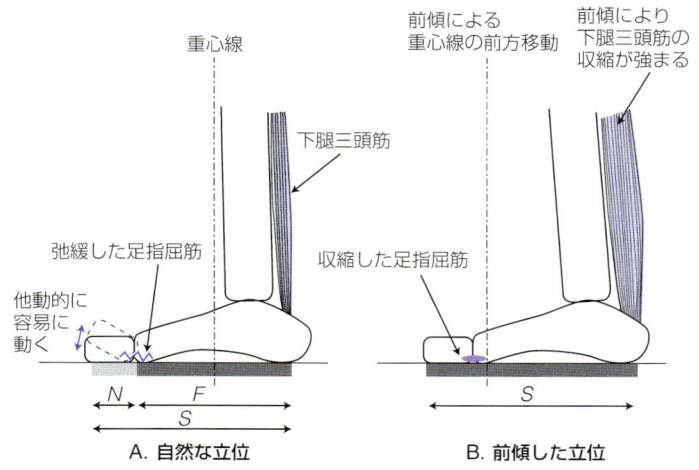

図34　機能しない支持基底面
S：支持基底面，*N*：機能しない支持基底面，*F*：機能している支持基底面

いるのは F の範囲と考えるのが妥当である．

図34Bは，前傾することにより重心線が前方に移動した状態を示している．このときには足指屈筋群が働いて足指が近位部と固定され，S の範囲全体が支持基底面としての機能を果たすようになる．このように，支持基底面としての機能が筋群の働きにより左右されることに注意する必要がある．

c. "関節に働く力"と重心線

抗重力姿勢において関節に作用している力を考えるには，当該関節の位置と"その関節より上位にある身体の重心線位置"を考える必要がある．片脚立ちにおける立脚側股関節に加わる力を考えてみよう．図35は左片足立ちを示し，簡略化のために股関節外転筋の張力方向を鉛直方向に仮定している．上下方向の力の釣り合いは，上向きを＋方向にとれば，

$$P - F - W = 0$$

股関節を中心とした力のモーメントの釣り合いは，反時計回りを＋にとれば，

$$-(D \times F) + (L \times W) = 0$$

と表される．これらの式から

$$P = W + (L/D)W$$
$$F = (L/D)W$$

が導かれる．この式から，左下肢を除く身体の重心線（W の位置）が左股関節に近いほど（L が小さいほど）外転筋張力 F と股関節圧迫力 P が小さくなることがわかる．また，その重心線が左股関節の中心を通過するとき，$F = 0$，$P = W$ となり負荷が最小となる．これは立脚側に体幹を傾けることにより可能となる．

図34では，AよりBのほうが下腿三頭筋の張力が大きくなっている．全身の重心線がより前方にあるためと説明されることがあるが，厳密にいえば，"足部を除く身体の重心線"がより前方に位置しているためである．"全身の重心"を用いるのは，全身をひとかたまりと考える場合だけである．全身を重心として考えているときに，その重心を用いて身体内部の力（筋張力など）を考えることはできない．

5　静力学と動力学

障害者の日常基本動作では比較的ゆっくりした

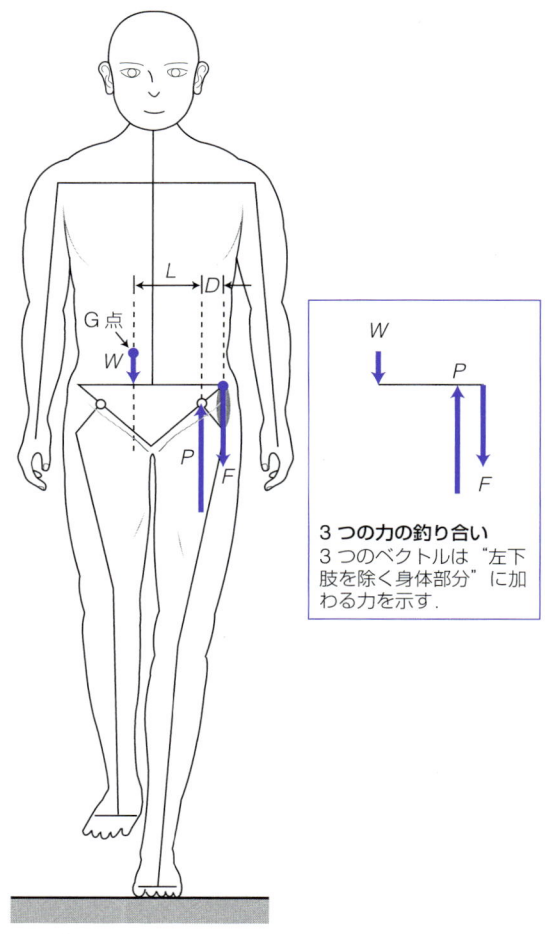

図 35 静止片足立ちにおいて，立脚股関節に働く力と重心線の関係
G 点：左下肢を除く身体部分の重心位置
W：左下肢（左股関節以下）を除く身体部分に働く重力
F：左股関節外転筋張力（骨盤を下方に引く力）．鉛直方向と仮定（簡略化）している．
D：股関節から外転筋張力作用線までの距離
L：股関節から W の重心線までの距離
P：股関節圧迫力

いているものを静止しているとみなした場合，"各時点で重心線は支持基底面の中になければならない"という制約条件が生じる．これは動作を行うための力学的に重大な制約条件となる．理学療法の臨床においては，正確な力の測定が必要というよりも，このような力学的な制約条件を考えることが必要な場合が多い．

しかし，速い動作ほど準静的な説明では不適切となり，動力学的な説明が必要となる．たとえば，正常歩行では重心線が支持基底面からはずれる時期があるが，転倒せずに滑らかな移動が可能である．また，前述のように，速い腕の振りや体節の落下運動などでは動力学的なとらえ方がどうしても必要である．ここでは可能なかぎり静力学的に考え，静力学的解釈に無理があるときに動力学的解釈を行う．

6 重心移動のしかた

日常基本動作は"姿勢の変換"や"移動"のために必要である．"移動"を重心の移動と考えてもよい．立ち上がりのように重心を垂直方向に移動することが目的のこともあるし，歩行のように水平方向に移動することが目的のこともある．また，寝返りのように重心の移動そのものは目的ではないが，結果的にあるいはその過程で重心の移動が生じることもある．ここでは日常動作のなかでみられる重心移動のメカニズムを分類して述べる．

a. 水平方向の重心移動

① C.3 項（☞ 23 ページ）で述べたように，重心線が支持基底面からはずれて全身的な回転運動が生じる場合である．重力によって倒れるとき，倒れる向きに重心線が移動することとなる．この場合には必ず下方への重心移動を伴う．

② 全身が転がるのではなく，体の一部分（体節）を空間内に固定しておき，他の部分を空間内で横方向（水平方向）に移動させることによって全身の重心が移動する場合である．下垂位にある

動きが多く，特に，理学療法プログラムのはじめの段階ではゆっくりとした動作から始めることが多い．そこで，ゆっくりとした動作を静的なものとして近似的に扱い（準静的；quasi static），静的な姿勢の連続として静力学的に考えることにする．このようにすると厳密さには欠けるが，力学的には動作を簡単に扱うことができる．ゆっくりと動

上肢を水平位に挙上したりするのはこの例である．このときには，全身の回転運動が生じないように重心線が支持基底面を通過するという関係が維持されている．
③ ②の重心移動の結果，重心線が支持基底面をはずれてしまうと，①の理由により重心移動がおこる．
④ 手で床などを押して，押している上肢以外の体節を床の上で転がすことにより水平方向に重心を移すことができる．図48, 49（☞36ページ）の寝返りがこの例である．
⑤ ひもやベッドにつかまって引くことによっても可能である〔図43（☞33ページ）〕．この場合には，体がひもに引かれているので（外力が加わっているので），重心線と支持基底面の関係で考えることはできない．

b. 垂直方向の重心移動

ここでは重心の高さの変化を問題にしている．抗重力筋を求心性に収縮させれば重心位置が高くなり，遠心性に収縮させれば低くなる．また，重力に抗するという考え方だけではなく，重力を利用するという観点が動作理解のためには必要である．重心が高くなるほど多くの位置エネルギーをもつことになり，これを利用したいくつかの動作がみられる．歩行では立脚中期に重心位置が最も高くなり，これを利用して前方への回転運動がおこる．背臥位から下肢を振り上げて行う起き上がり〔図42（☞33ページ）〕や，重症児（者）があらかじめ重心位置を高くしてから寝返る動作〔図51, 52（☞38ページ）〕なども例としてあげられる．

c. 重心移動の意義

重心の移動は，必ずしも目的とする移動方向へのみおこるわけではない．目的動作を行う準備として小さな重心移動が必要なことがある．たとえば，立位からゆっくりと一歩踏み出すためには，あらかじめ踏み出す足と反対側の足の上に重心を移動する必要がある．

7 働いている筋を確認する

身体に働く重力のほかに，もう1つの動力源である身体内部の"筋張力"をとらえる必要がある．臨床的には，視診，触診，他動運動（筋を伸長するときの抵抗感）などがこのための手段となるため，定量的な把握は困難であり，定性的なものにならざるをえない．前述のように，視診のなかで重要なことは，当該関節よりも上にある身体部分の重心線とその関節の位置関係によって，その関節に働く筋の働きを推測することである（ただし，これは準静的に考える場合にのみ有効である）．全身や各体節が重力との関係でどう動くのか，そのために筋が体内で何をしているのかを考えることが，動作を理解するために重要である．また，等尺性収縮をしている筋の働きにも注意を要する．

8 正常動作を理解するための3つの段階

① 健常者が可能なすべてのパターンを行ってみる．
前にも述べたように，視覚的に運動パターンをとらえるだけでなく，自分で動くことにより重力，筋収縮，慣性，運動量などを感じとることができ，直観的理解を得やすい．
② 各時期の姿勢と動きを記述する．
連続的な動作を記述するためには適当な時期に分けてとらえることが必要となる．連続写真や略図で記録するが，時期を決めるポイントとして，以下の点を考慮する．
- 詳しい関節運動や筋活動をとらえる前に，一連の運動をいくつかに分け，大まかに動作の流れを把握する（背臥位 → 側臥位 → 肘立て位 → 腕立て位 → 長座位など）．
- 支持基底面の変化を必要に応じてさらに細かくとらえる．
- 関節運動や体節の移動方向（あるいは向き）が変わる時点をとらえる．
- 筋収縮の変化をとらえる．

できるかぎり運動学用語を用いるのがよいが，これにも限界がある．関節の運動よりも一般的な言葉のほうが逆にわかりやすい場合もある．関節運動のほかに，空間内での全身および身体各部位の位置の変化をとらえていくことも必要である．各時期ごとに線画で姿勢を示し，姿勢と運動を言葉で補足するのがよい．ここでは最初の例を写真と略図（線画）で示し，必要な説明を付け加える．ほかは写真に説明を加える．

③力学的メカニズムを考える．

最終的に運動の系列や要素がどんな意味をもつのか，その動作がなぜ可能であるのかを力学的に解釈する．

D 基本的動作の観察と分析

寝返り，起き上がり，立ち上がりを中心に代表的な動作について記述する．各写真に付した番号は動作の順序（相）を示し，下部の帯は支持基底面を示す．

1 いすからの立ち上がり動作

a. ゆっくり立ち上がる

前述したように，ゆっくりした動作を静的な姿勢の連続とみなして（準静的）力学的解釈を行う（図36A）．

1→2：体幹をやや前傾した姿勢から，股関節を伸展して体幹を垂直位まで戻す．これにより重心線を後方に移動する〔C.6項（☞ 26ページ）参照〕．

2→4：下肢を挙上して足の位置を後方に移動する．1→2で重心線を後方に移動しているため，3では大腿と殿部でなす支持基底面内に重心線が入っており，全身が回転することなく安定した状態で下肢の挙上が可能である．

4→5：4で足尖接地したあと，体幹，股関節，膝関節屈曲および足関節を背屈しながら足底全面を接地し，重心を前方に移動させる．5の一点鎖線は，支持基底面の後端に立てた鉛直線である．

5→6：重心線が支持基底面内（両側の足底による）に入れば，全身を伸展して立位になることができる．

このように，あらかじめ次の相の支持基底面に重心線を移動させたあとに支持基底面を変えることにより，支持基底面内を重心線が通過するという条件を維持していると考えられる．図36Bは，頭部が前方に動けないように人差し指で額を止めてしまうと，立ち上がれなくなることを示している．この状態から強引に立ち上がると重心線が支持基底面よりも後方になるために，支持基底面の後端を中心に後方へ回転（後方へ転倒）してしまう．健常者ではこのことが予測できるため立ち上がらないものと考えられる．

b. 速く立ち上がる

速い動作を静力学的な力の釣り合いで考えることが適切でないことを以下に示す．図37はできるだけ速く立ち上がったときの動作を1/15秒間隔で撮影したものである．

2→4：下肢は挙上され足底が床から離れると，重心線が支持基底面（大腿および殿部からなる）の前方にはずれることになり，全身が重力に引かれて前方回転する．体幹と大腿の構えはほとんど変化していない．この間に膝関節を軽度屈曲して足の位置を後方に移している．

5→7：5で足尖が再び接地した直後に足底接地となり，全身の前方への回転運動を続けながら股関節と膝関節の伸展を始める．

8：座面から大腿が離れている．これを前述の"ゆっくり立ち上がる"の5と比べると，重心線がかなり後方にあることが目測で確認できる．静的に考えれば，支持基底面の後方に重心線がはずれると後方への転倒を引きおこすはずである．しかし，2〜4のときに生じた回転の勢い（角運動量）のために後方への転倒はおこらない．"重力による力のモーメント"は体を後方に倒そうとするが，回転の勢いがあるため体は前方への回転を続ける．

A：立ち上がり動作

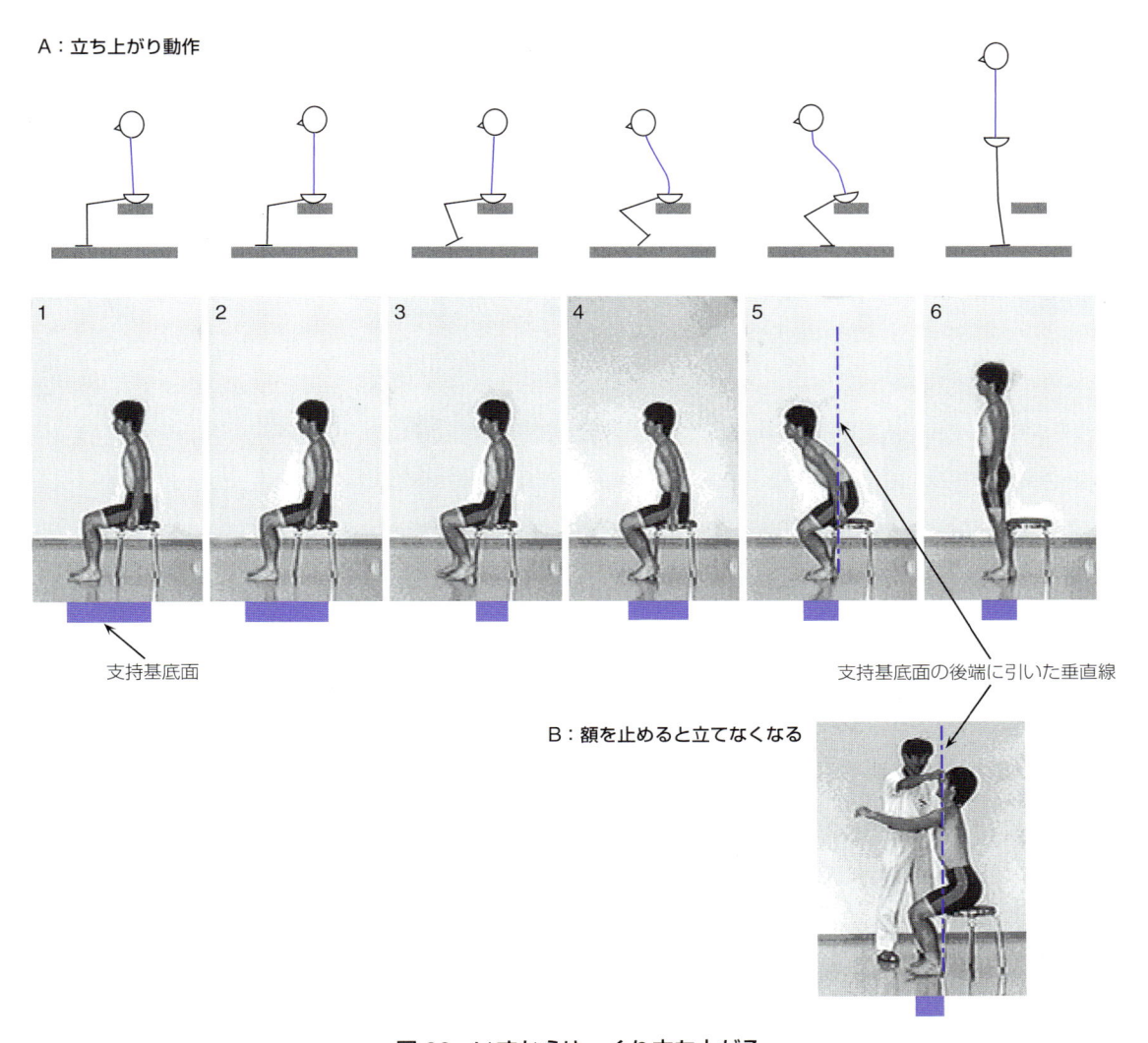

図36 いすからゆっくり立ち上がる

支持基底面

支持基底面の後端に引いた垂直線

B：額を止めると立てなくなる

　これをわかりやすくするために**図38**のような重心の運動として考えてみよう．大腿が座面から離れて支持基底面が足部だけになったとき，身体はある回転速度（角速度 ω）で動いているはずであるので，角運動量 $I\omega$ をもつことになる（I はそのときの身体の慣性モーメント）．これに対して重力が逆向きの力のモーメント（$m \times g \times L$）を加えて角運動量を減少させるのである（厳密には力のモーメントが作用する時間も問題なので，力のモーメントに時間を掛けた"角力積"が正しい）．このため徐々に角運動量が小さくなり，立位ではちょうど0になって回転が止まるものと考えることができる（実際には股関節や膝関節が伸展して重心の高さや慣性モーメントが変化するし，足部の運動により支持基底面も変化するのでもっと複雑であるが，直観的理解のためにはこの程度で十分であろう）．

　9 → 13：股関節，膝関節伸展および足関節の底屈により立位となる．

　ゆっくり動くときには支持基底面の中に重心線を通過させる必要があるが，このように速い動作は逆に重心線をはずすことによって行われている．

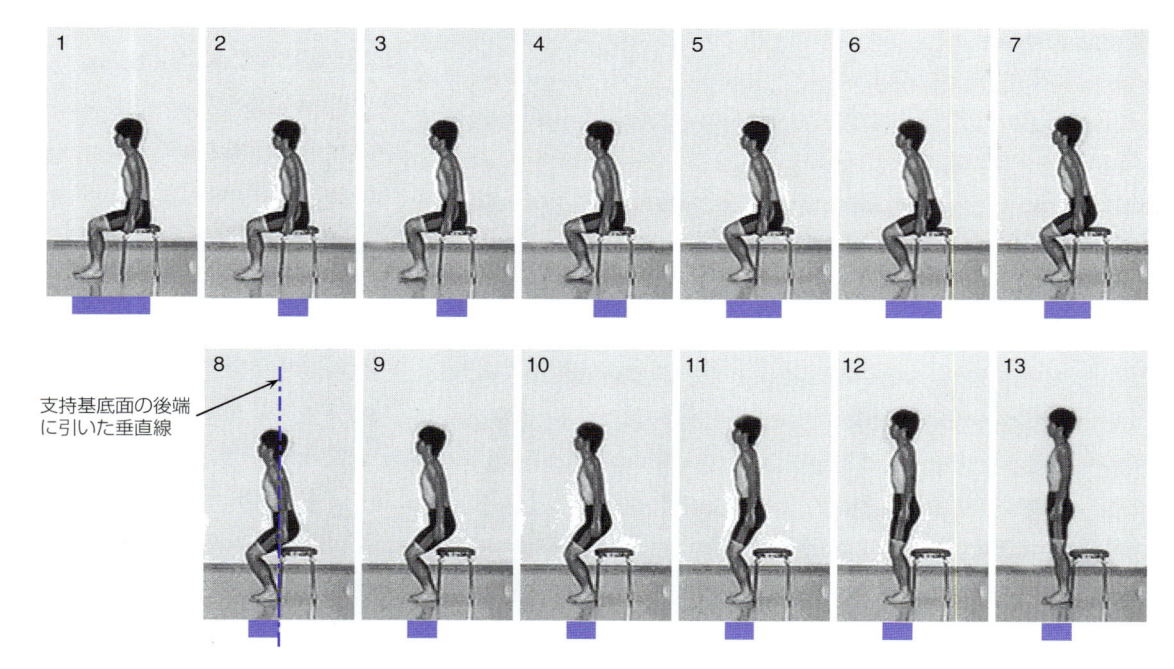

図37 いすから速く立ち上がる
1/15秒ごとの連続写真

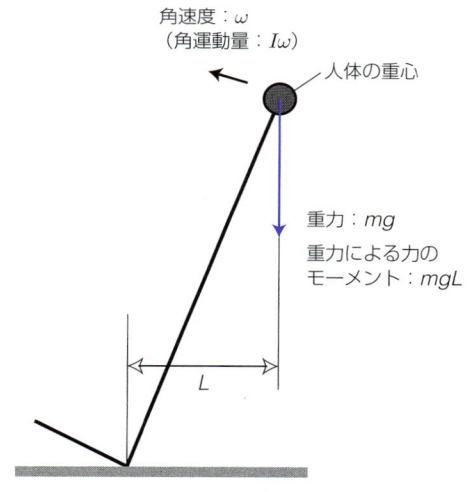

図38 重力が後方に倒そうとしても回転の勢い（角運動量）で倒れない
L：支持基底面の後端（踵）から重心線までの距離
I：支持基底面の後端（踵の部分）を中心としたときの身体の慣性モーメント

2 起き上がり動作

a. 背臥位からまっすぐに起き上がる（図39）

1→2：頸を屈曲して頭部を持ち上げる．

2→3：頸に続いて上部体幹を屈曲する．

3→4：頸，体幹を最大限屈曲し，上肢を水平に足側に挙上する．肩甲骨は上肢が足側に最大に移動するように外転，下制する．骨盤が後傾し，膝の部分がわずかに挙上位にある（股屈筋の働き）．骨盤の後傾と腰椎の屈曲により，支持基底面が急に減少することを防いでいるものと考えられる（4→5でも同様である）．

4→5：頭，体幹の最大屈曲を保ちながら股関節を屈曲して長座位になる．

5→6：股関節を屈曲しながら頸・体幹を伸展させて（骨盤は垂直位に近づく），完全な長座位になる．

この一連の動作のなかで，支持基底面の頭側端も重心線も常に足側に向かって移動している．重

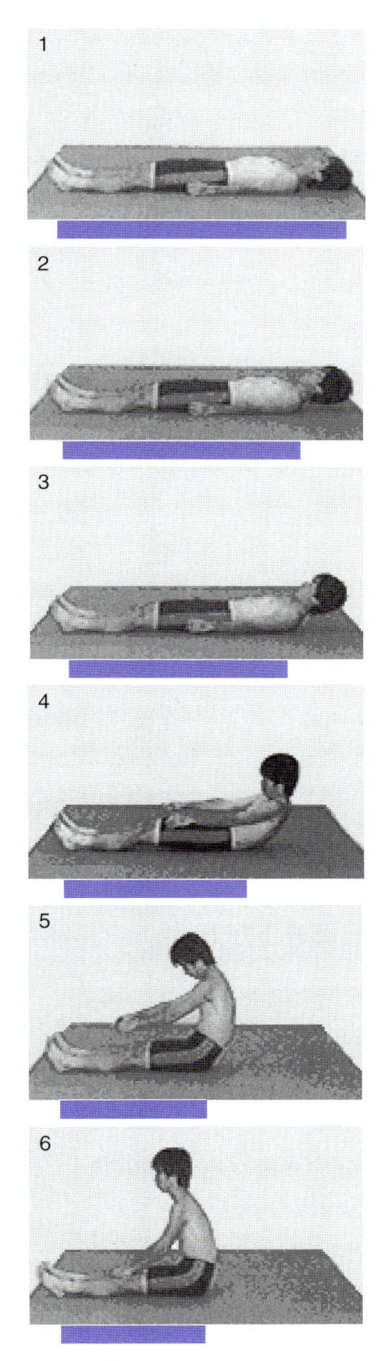

図 39 背臥位からまっすぐに起き上がる

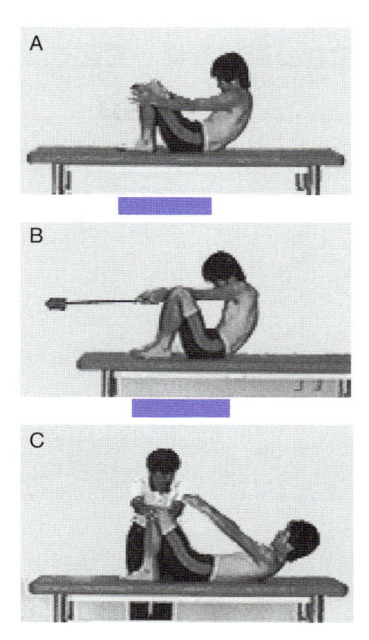

図 40 膝立て姿勢での起き上がり
A：膝立て位にすると起き上がれない．
B：重りを付けた棒を持つと起き上がれる．
C：他者が固定すると起き上がれる．

心線が支持基底面の頭側にはずれるときには全身がひとかたまりで後方に回転するはずであるので，重心線が常に支持基底面を通過していることになる．4の前後には重心線が支持基底面の端（頭側）になりやすいため，股関節の屈筋と膝関節の伸筋が全身をひとかたまりにするために働く〔図33A（☞24ページ）〕．また，前述のように，骨盤の後傾と腰椎の屈曲により支持基底面の頭側が減少することを遅らせている．もしこのような運動がおこらないと，全身の後方への回転が生じることになって起き上がることができない．

理解を確実にするために，図40に例を示そう．膝立て姿勢では起き上がろうとしても起き上がれない（図40A）．しかし尖端に重りをつけた棒をもたせることにより，起き上がりが可能になる（図40B）．重りは重心線を足側に移すための操作である．また，他者が膝を固定しても起き上がりが可能になる（図40C）．この場合には"固定者も含めた重心"と支持基底面の関係を考えればよい．

b. 背臥位から回旋を伴って起き上がる
（図41）

1→2：頸を屈曲回旋して頭部をやや左側へ挙上する．右肩甲骨を外転下制，右肩関節をやや屈曲内転して上肢を足側，左側へ移動する．

2→3：頸と体幹の左への回旋，側屈，および屈曲しながら左肘立て姿勢になる．このとき左肘関節の屈筋が働いて左前腕が床からわずかに持ち上がる．これにより，起き上がりの向きに全身を回転させる"前腕に作用する重力による力のモーメント"をつくり出している．

3→4：頸と体幹の屈曲を強めて重心線を足側に近づけたあとに腕立て姿勢になる．3の前後に，左股関節屈筋と左膝関節伸筋が働いて左下肢がわずかに床から持ち上がる．これにより，起き上がりの向きに全身を回転させる"下肢に作用する重力による力のモーメント"をつくり出している．

4→5：股関節屈曲と同時に体幹のねじれを戻しながら，頸と体幹を伸展する．

5→6：左手関節掌屈と肘伸展により手で床を押しながら，体幹を正中位に起こして長座位となる．

回旋運動が含まれている左右非対称な運動であるが，支持基底面と重心線の関係は前項aの起き上がりと同様である．支持基底面が変化するときには，その直前の相であらかじめ重心線の移動が行われていることに注意したい．

c. 背臥位で両脚を挙上したあと，振り下ろしながら起き上がる（図42）

1：両上肢で床を押さえながら，両下肢，下部体幹を挙上する．

1→2：床を押さえていた上肢を持ち上げて支えを除くと，支持基底面の尾側端が近位に移動し，ここを中心に全身が重力により足側に回転する．

2→5：主に体の前面の筋を等尺性に収縮して体をひとかたまりにしておくと，重力に引かれて全身が回転して長座位になる．

3の写真では，静止して安定した姿勢（重心線が支持基底面内に入っている）のようにみえる．静力学的に考えると，その場合には静止して動かないはずである．しかし，実際に起き上がり動作が生じているのは，3→4で体全体がかなり速い速度で転がり運動をしていて回転の勢い（角運動量）をもつため，その後の起き上がりが可能なのであ

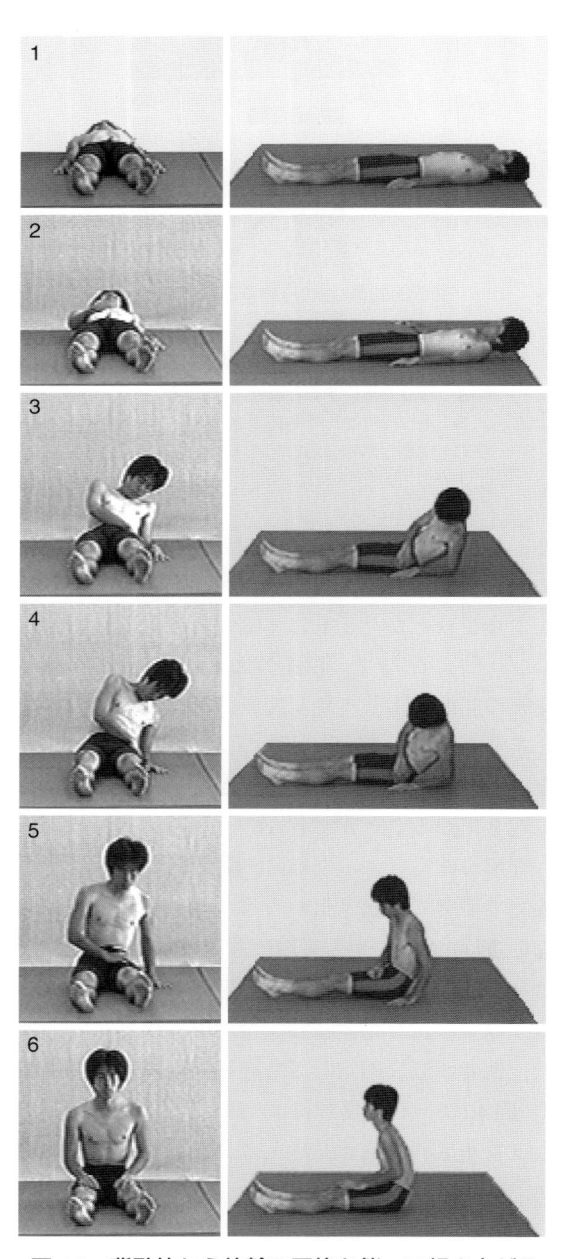

図41　背臥位から体幹の回旋を伴って起き上がる

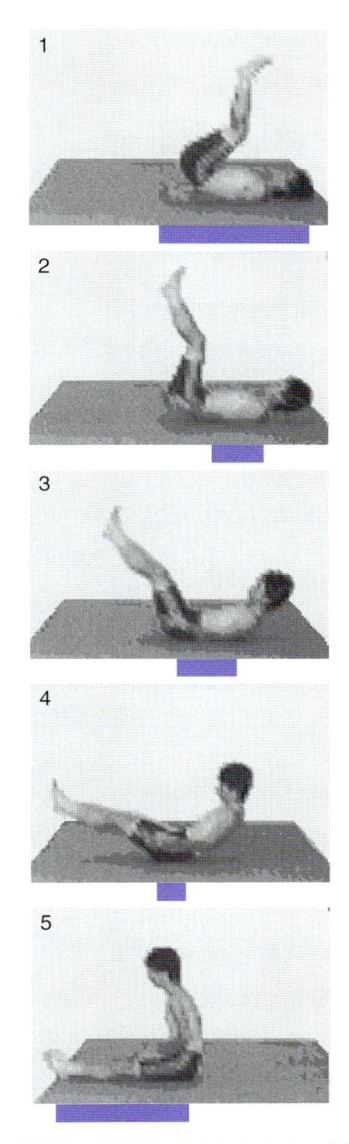

正常動作の観察と分析　33

図 42　背臥位で両脚を挙上したあと，振り下ろしながら起き上がる

図 43　ひもにつかまって起き上がる

る〔D.1.b 項（☞ 28 ページ）参照〕．

　この起き上がりは，1 で両下肢を挙上することにより位置エネルギーを高め，このエネルギーを利用して回転の勢い（角運動量）を生じさせているものと考えることができる．下肢に生じた回転の勢い（角運動量）を，3 → 4 → 5 では全身をひとかたまりにして（頸，体幹と股関節の屈筋による）全身の回転運動に変換しているのである．片麻痺患者が健側下肢を挙上し，振り下ろしながら起きるのも同じ理由と考えられる．

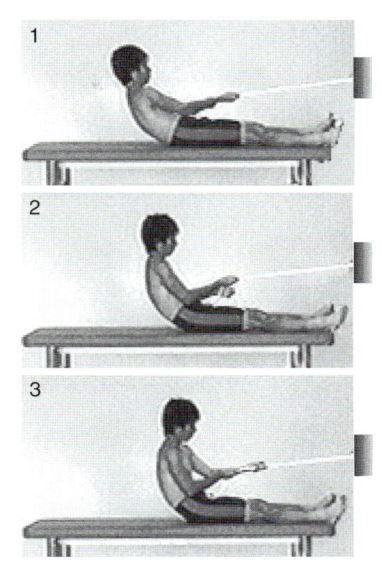

d. ひもにつかまって起き上がる（図 43）

　ひもにつかまって起き上がる例を示す．起き上がり動作（1 → 3）における主な動きは股関節屈曲である．この運動を引きおこすためには，肩関節がひもの固定部に近づくように上肢を動かせばよい．図では肩関節の伸展と肘関節の屈曲でこれを行っている．ひもと前腕がほぼ同一線上になっているのは，肘関節屈筋の収縮をできるだけ小さくして，主に肩関節の伸展力で行うためであろう．この場合には，重力以外の外力が人に作用しているので（ひもが人を引っ張っている），"支持基底面と重心線の関係"で考えることはできない．

e. 腕を振って反動を利用して起き上がる（図 44）

　腕振りの効果を明確にするために両手で 1 kg の砂嚢を持っている．

　1：頸と上部体幹屈曲，および上肢挙上位から前方への伸展により，頭部と上肢を足側に放り投げる．

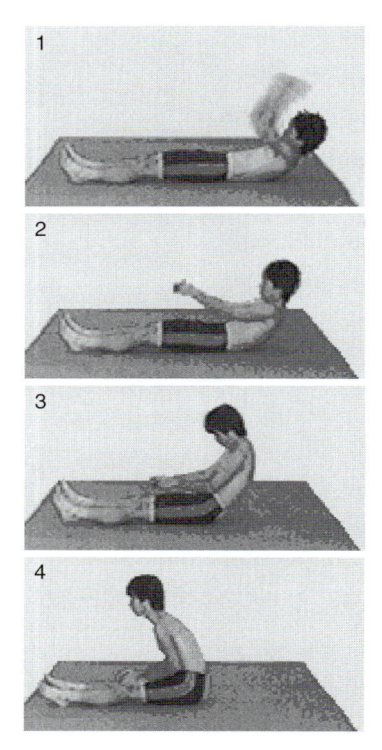

図 44　腕を振って反動を利用して起き上がる

1→2：勢いをもった上肢と頭部が体幹に連結しているため，足側への動きを止められる．このとき，1で生じた頭部と上肢の運動の勢い（運動量）が体幹を足側に引く力を生む〔図 22（☞18ページ）〕．このように体幹が頭部と上肢に引かれて起き上がりが生じる．

2→4：上肢以外の運動は図 39（☞31ページ）の4→6とほぼ同じである．実際には，上肢と頭部の運動の勢いだけで起き上がるのは困難で，腕や頭部の振りは補助的に用いられるものと思われる．

運動の勢いを利用することは頻繁に行われるので，体験しやすい簡単な課題を示す．図 45 に示すように，背もたれのあるいすに両手で重りを持って座り，上肢を屈曲して胸に近づけておく．このあと，上肢をできるだけ速く前方に伸ばす．このとき，上肢伸展の前半（加速期）では体幹が背もたれに押しつけられ，後半（減速期）では逆に体幹が前方に引かれるであろう．この後半の力が起き上がりに利用されるのである．

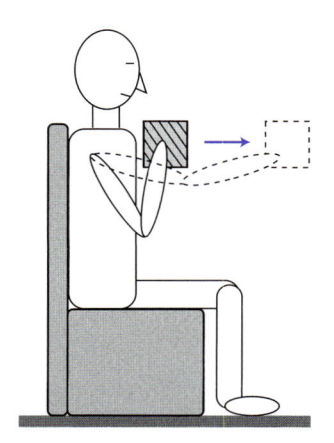

図 45　反動を体験する
胸の前に重りを両手で持ち，すばやく前方に動かす．運動の前半には体が後ろ（背もたれに向かって）に押されるが，後半は前方に引っ張られる．

3　寝返り動作

寝返り動作を考えるとき，側臥位は背臥位や腹臥位よりも重心位置が高いことを認識しておく必要がある．側臥位姿勢では体幹を支える面が狭く重心位置が高いため，上下肢で支持基底面を広くとる必要がある．逆に，背臥位や腹臥位では側臥位よりも安定しているため，四肢をうまく使わなければ側臥位へ動くことができない．ここでは自由な寝返りを記述するのではなく，寝返りのときに用いられる要素的運動が理解できるように，各要素を典型的に用いる寝返りについて述べる．

a．背臥位から側臥位へ

1）上肢，頸，体幹から始める寝返り（図 46）

1→2：頸を左回旋，側屈して寝返り側を向く．ほぼ同時に，体幹の左回旋，右肩甲骨の外転と右上肢の水平内転，および左上肢外転により寝返り側へ両上肢を移動する．このとき体幹右上部後面が床から離れる．

2→3：さらに頸，体幹の屈曲，左側屈，左回旋を強めると，重心が寝返り側へさらに移動する．ここまでは下肢の動きはほとんどおこっていない．3 の支持基底面は左肩，右殿部，両踵を結ぶ線で

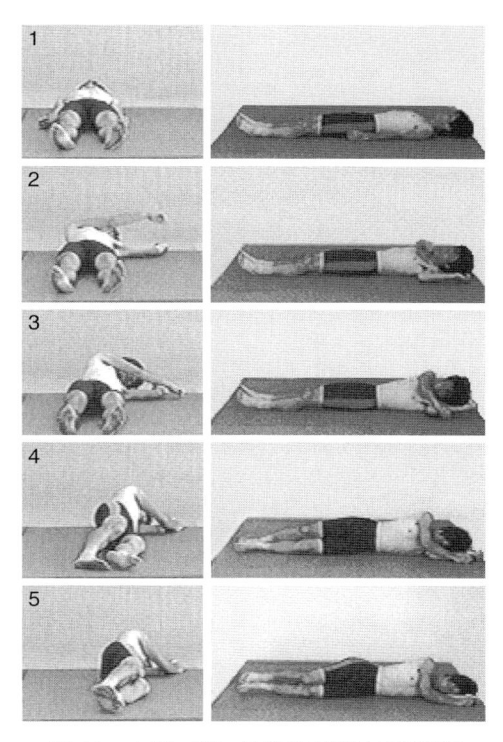

図46 上肢，頸，体幹から始める寝返り

囲まれた面である．

3→4：体幹の回旋を戻す動きで右殿部が床から離れる（上部体幹の動きはわずかで，骨盤が寝返りの向きに転がる）．右殿部が床から離れるころには両上肢と左下肢は床からわずかに離れて空間に保持される．空間に保持された体節に働く重力を利用して，寝返り側に体幹が転がる向きの力のモーメントをつくり出しているのである〔D.2.b項（☞32ページ）参照〕．4のころには，両上肢と左下肢は床上に置かれる（肩関節筋や股関節筋はほとんど働いていない）．

4→5：両下肢を屈曲して支持基底面を広げ，側臥位を安定させる．

この動作では3→4のときに支持基底面が大きく変化する．重心線が支持基底面の後方に（寝返り側と反対の向きに）はずれないように，1→3の運動が準備として生じていると考えられる．このように，考え方は"ゆっくりと起き上がる"動作と同じである．

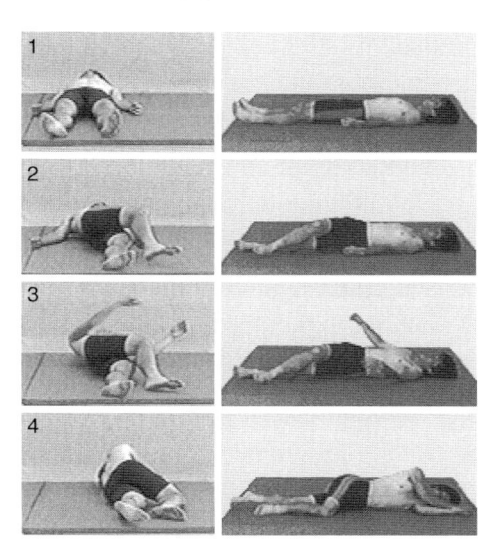

図47 下肢からの寝返り

2）下肢からの寝返り（図47）

1→2：右下肢を挙上，内転し，さらに右骨盤を持ち上げている（体幹を右回旋）．このとき，右上肢が外転位にあるため，支持基底面の変化はわずかである．

2→3：右上肢を内転屈曲しながら体幹の回旋を戻すことにより，上部体幹右後面が床から離れて支持基底面が大きく変化する．このとき，左上肢はわずかに床から離れて保持される．左上肢を体幹とひとかたまりにして，体幹を寝返り方向に回転させる向きの"重力による力のモーメント"をつくり出すと同時に，寝返り側の支持基底面を減らして転がりやすくしていると考えられる．

3→4：体幹の回旋を戻しながら右上肢は左方へ移動し，全身が寝返り側へ転がる．最終的には，左上肢と右下腿が支持基底面を寝返り側に広げて安定した側臥位となる．

この動作の前半では，広い支持基底面のときに重心線が移動するので，支持基底面と重心線の関係では安定した動作となる．後半では，支持基底面から重心線をわずかにはずして全身的な転がり運動を引きおこしている．

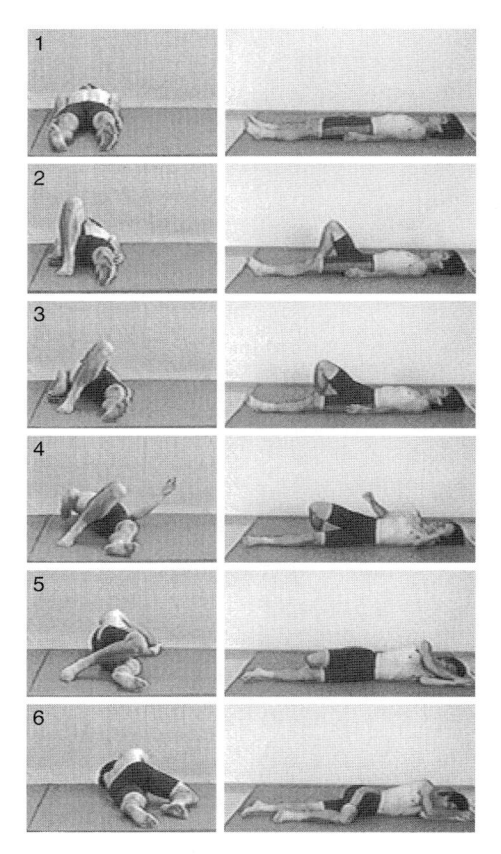

図48　寝返り側と反対側の足で床を押しての寝返り

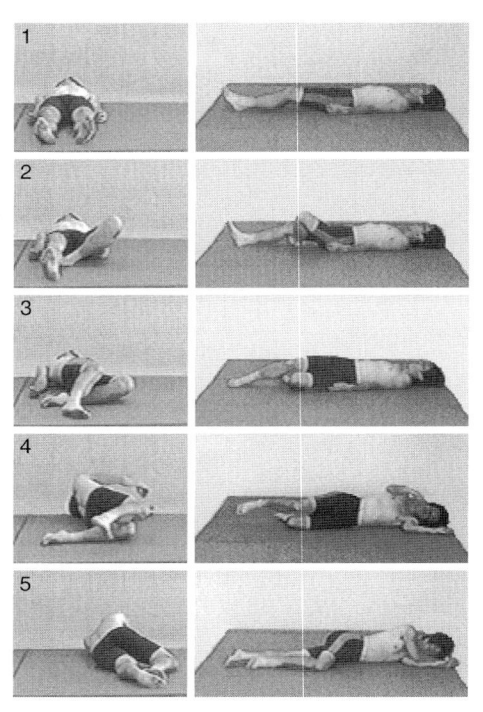

図49　寝返り側の下腿で床を押しての寝返り

3）寝返りの向きと反対側の足底で床を押して寝返る（図48）

1→2：寝返りの向きと反対側の下肢を膝立て肢位とする．

2→3：下腿を寝返りの向きに傾けながら足底で床を押す（主に股関節を伸展する）と，骨盤と左下肢が床面上で転がり運動をする．3では下部体幹右後面は床から離れるが，上部体幹は離れていない．

3→5：下腿を寝返り方向に傾けながら床を押し続けると，体幹の右への回旋を伴いながら体幹全体の転がり運動がおこる．左下肢もこれに伴って転がり運動をする．

4→5：左上肢を外転位で空間に保持し，体幹の転がりを補助する力のモーメント（重力による）をつくり出している．体幹の回旋を戻して側臥位になる．

5→6：右脚を前方に出して下腿で支持し，広い支持基底面をつくる．

この寝返り動作では下肢の強力な力を用いているし，右下肢で広い支持基底面を確保できるので（3→5）安定した寝返りが可能である．この動作の3→5では，右足部（特に足尖部）だけがほとんど動かないことに注目したい．

4）寝返り側の下腿で床を押して寝返る（図49）

1→2：左股関節屈曲，外転，外旋，および左膝関節屈曲しながら，左下腿を右膝の下に入れる．

2→3：左股関節伸展，内転，内旋して骨盤を寝返り方向に転がす（体幹には右回旋がおこる）．

3→4：左股関節伸展，内転，内旋を続けると，体幹が回旋を戻しながら床上で転がって，側臥位になる．

4→5：4を越えると，体幹を腹臥位に向けて転がす向きに重力が働くため，左上肢と右下肢で広い支持基底面をつくって安定させる．

この寝返り動作では下肢の強力な力を用いるし，左下肢で広い支持基底面を確保できるので（3→4），安定した寝返りが可能である．3→4では左下肢以外が運動し，左下肢だけがほとんど動いていない．

この動作では，動作者は左下腿外側面で床を押しているという認識をもつことが多いが，働いている筋は，股関節内旋，内転，伸展筋群である．これらの筋群のリバースアクションであることを考えると理解しやすい．

5）腕を振って寝返る（図50）

この例では，腕振りの役割をわかりやすくするために両手で1kgの重りを持って寝返りを行っている．1から3までには股関節以下の運動はほとんど生じておらず，寝返り運動にほとんど関与していないと考えられるため，3までの記述では下肢を無視している．

1：両上肢を右側（右上肢は水平外転，左は水平内転位）から，すばやく寝返り方向に振っている（左上肢は水平外転，右は水平内転）ことを示している．このとき，体幹は腕の動きと反対の向きに回転（床面を転がる）している．この体幹の動きにより体幹背面が床から離れて寝返り側支持基底面が狭くなり，同時に体幹の重心位置が高くなることは，寝返りには都合がよい．

1→2：上述の運動により支持基底面から重心線がはずれるため（下肢を除いて考えている），体幹は寝返り方向に転がり運動をおこす．上肢と重りは1のときに生じた勢い（運動量）で寝返り方向に飛んでいく．

2→3：主として右肩関節の水平外転筋と左肩関節の水平内転筋の働きにより，両上肢と重りの運動を止めるとき，両上肢と重りの運動の勢い（運動量）が両肩関節を介して，体幹を寝返り方向に回転させる力に変換される．また，2→3の上肢の位置は，重力が働いて体幹を寝返り方向に回転させる作用をもつ．

3→4：骨盤の動きに引かれて，下肢が**他動的**についていく．

4→5：4を越えると重力が体幹を腹臥位に向けて転がす働きをもつため，両上肢と右下肢で広い支持基底面をつくって安定した側臥位をとる．

6）反り返りで寝返る（図51）

1→2：膝立て姿勢で体幹を右に側屈しながら全身を伸展させて反り返る．

2→3：上記の運動により，重心位置が高くなって位置エネルギーが増加すると同時に支持基底面が狭くなる．側屈による左右非対称性のために重心線が支持基底面の左（寝返り側）にはずれ，全身が重力に引かれて左に回転する（転がる）．

3→5：2で生じた位置エネルギーが大きいた

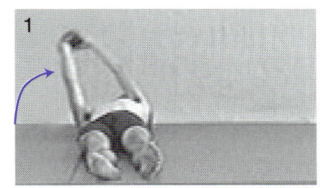

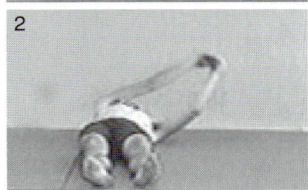

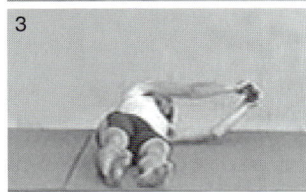

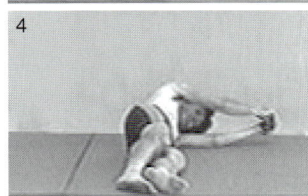

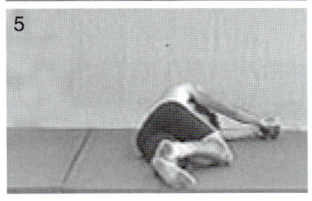

図50　腕を振っての寝返り

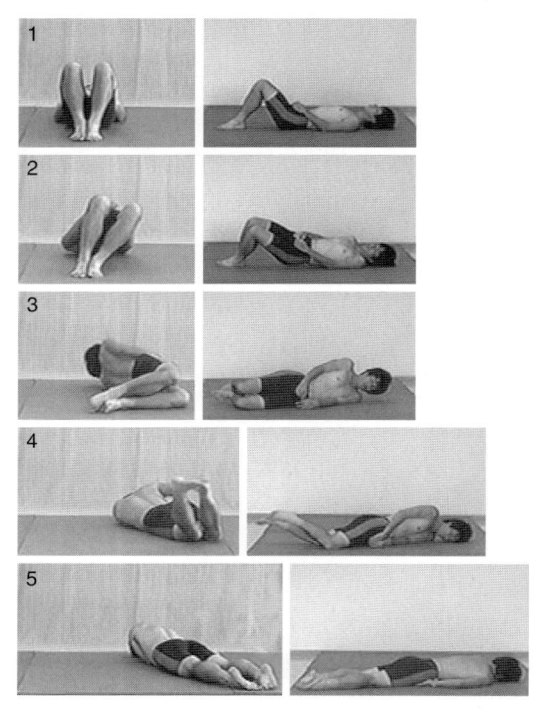

図 51　反り返りによる寝返り

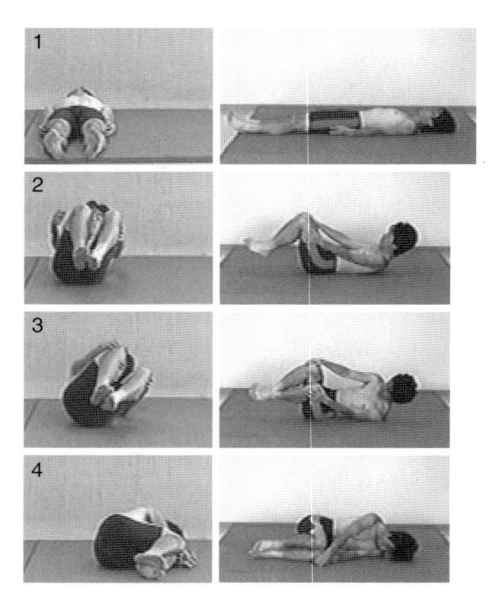

図 52　全身を屈曲しての寝返り

めに回転の勢い（角運動量）が大きく，一気に腹臥位になる．

7）全身を屈曲して寝返る（図 52）

1 → 2：体幹を左側屈しながら全身を屈曲する．この結果，重心が高く（位置エネルギーが大），支持基底面が狭くなる．

2 → 3：支持基底面の左（体幹を側屈した側）に重心線がはずれ，重力に引かれて全身の左回転（転がり）が始まる．

3 → 4：屈曲姿勢であるため，側臥位では広い支持基底面となり，運動が停止する．

形は異なるが，このパターンは 6）の反り返りによる寝返りと同じメカニズムと考えられる．

実際の寝返りでは，これらの寝返り方法が単独で用いられることもあるし，複数の組み合わせでおこることもあるが，ここで記載された寝返りを理解しておけば，複合パターンであっても理解可能であろう．

b. 側臥位から腹臥位へ（図 53）

側臥位は腹臥位よりも重心位置が高いので，重力により体幹が転がる動きを四肢で支えながら腹臥位になる．

1：上肢と下肢によって広い支持基底面をつくり，安定した側臥位をとっている．

1 → 2：左股関節を伸展すると，体幹が重力に引かれて寝返り側に転がる．右前腕で支えて転がりの速度を調節する．

2 → 3：右下腿が床に接する．

3 → 4：両股関節を伸展して，骨盤と下肢が完全な腹臥位となる．右上肢は前腕支持，左は体幹による支持となっている．

4 → 5：右前腕，両下肢でつくる支持基底面で支えながら，体幹を伸展/左回旋（回旋を戻す）して左上肢と体幹左前面を床から持ち上げ，最後に左前腕で支えて肘立て姿勢となる．

c. 腹臥位から側臥位へ（図 54）

1 → 2：体幹を右に側屈して上半身の重心を右

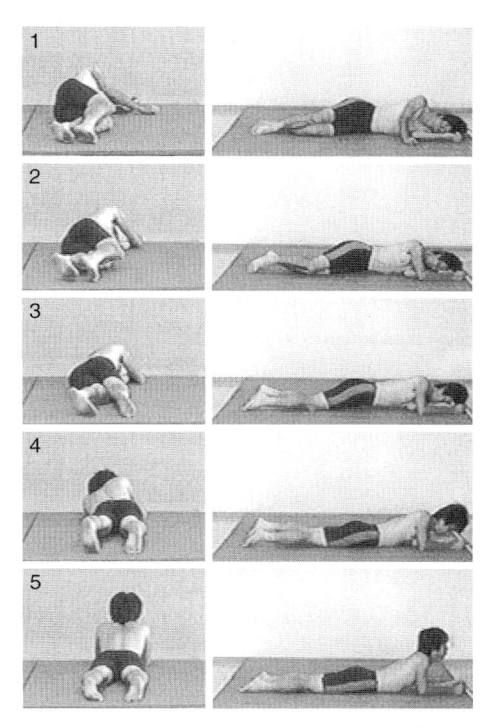

図 53　側臥位から腹臥位への寝返り

に移し，右上腕で支えて左上肢を自由にする（免荷する）．

2→3：体幹を左側屈・右回旋しながら，免荷された左上肢の肩関節を水平内転位にして，左上腕で支える．

3→4：右肘を伸展させて手で床を押すことにより，体幹の転がり運動をおこす．

4→5：体幹の転がり運動を続けながら股関節を屈曲させて側臥位になる．

5→6：右肩関節を約90°屈曲位にして床面で手掌支持し，同時に下肢の屈曲を強めて広い支持基底面をつくる．

1の姿勢から右上肢を伸展して手で床を押すことにより全身を転がすことも可能だが，その場合には支持基底面から重心線がはずれて一気に転がってしまう．また，上肢から，あるいは下肢から寝返りを始めることもできる．

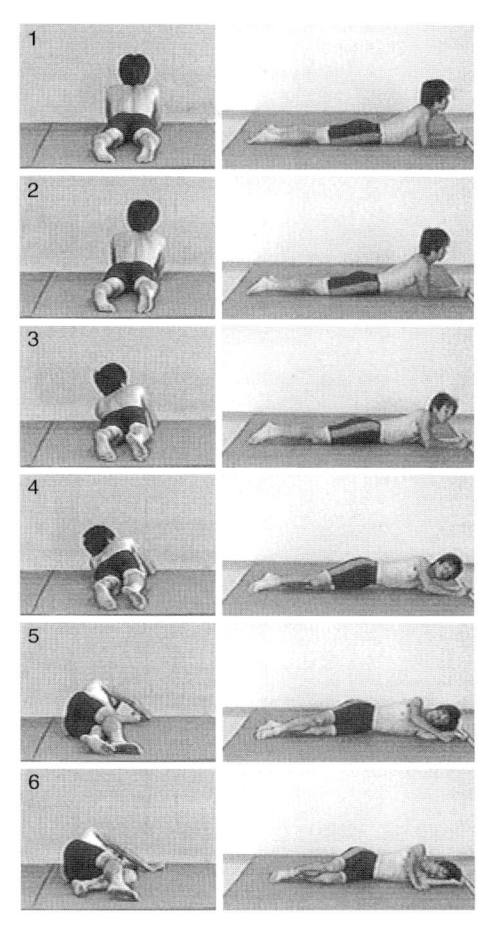

図 54　腹臥位から側臥位への寝返り

d. 側臥位から背臥位へ（図 55）

体幹の重心の高さは腹臥位より側臥位のほうが高いので，重力に引かれて背臥位に転がる運動を四肢で制動しながら寝返りが行われる．

1：上下肢ともに屈曲して支持基底面を広くし，安定した側臥位をとっている．

1→2：左肩関節水平外転，左股関節外転により，床を押して体幹の転がり運動を引きおこす．

2→3：体幹が重力に引かれて一気に転がってしまわないように，左上肢と左下肢を床面から軽度挙上して，寝返りとは逆向きの力のモーメント（重力による）をつくり出している．

3→4：体幹がゆっくりと床面上を転がり，背

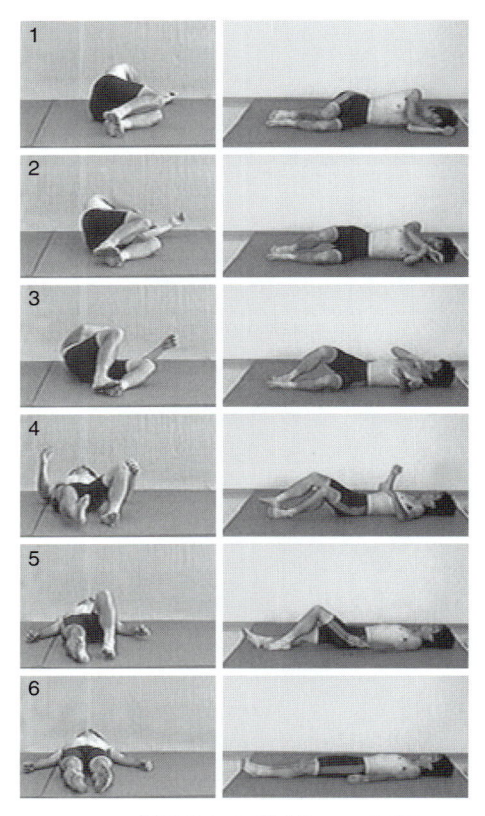

図 55　側臥位から背臥位への寝返り

臥位になる．

　4 → 6：両上肢をやや外転位で床上に置き，右下肢を伸展する．最後に左下肢を伸展して安定した背臥位姿勢になる．

4　バランス反応

　外乱や自らの不適切な身体運動によって姿勢の安定性が損なわれようとするときには，健常者はバランス反応によってもとの姿勢を保とうとする．ここでは，まずバランス反応として観察される運動を力学的な観点から分類整理し，次にそれらを実際の状況のなかで示す．転倒を考える場合には重心線の移動，つまり重心の水平方向への移動を考えることが必要である．

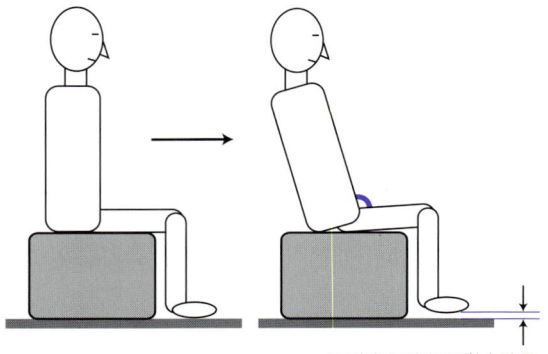

図 56　体節を空間に挙上してバランスをとる
体幹が後方へ傾いたとき，下肢をわずかに挙上して，体幹が倒れる向きと逆向きの "重力による力のモーメント" をつくり出す．この場合，主に股関節の屈筋がこの働きをする．

a.　バランス反応の分類

1）　重心移動に対応して，抗重力筋により関節の支持性を高める

　図 60（☞ 43 ページ）の 1 → 2 のように重心線が左に移動すると，左の中殿筋，大腿四頭筋，下腿三頭筋などの活動が高まる．また，図 58（☞ 42 ページ）の 1 では，通常の立位より骨盤をやや前方に押し出したところを示しているが，このときには足関節底屈筋と足指屈筋の活動が高まる．

2）　床に置かれていた体節を空間に挙上し，挙上された体節の重さを利用する

　床上に置かれていてバランスのために機能していなかった体節を空中に持ち上げて，転倒する向きと逆向きの力のモーメントをつくり出す．図 56 に示すように，体幹が後方に倒れそうになると，股関節屈筋により下肢が軽度挙上されて体幹の後方への転倒を防ぐ．下肢の重心線はほとんど変化していないが，それまで機能していなかった下肢の重さがバランスをとるために使われている．

3）　体節の側方移動により，"全身の重心" の側方移動量を減らす

　倒れる向きと反対向きに体節の一部を移動させることにより，重心線の移動を減少させることができる．立位で後方に倒れそうになると，両上肢

を前方に挙上したり，頸を屈曲したりするのはこの一例である．

4) 支持基底面を変える

支持基底面から重心線がはずれたときに，重力による回転運動が生じて転倒するのであるから，支持基底面を変えても転倒を防ぐことができる．支持基底面の変えかたを次のように4つに分けることができる．

①支持基底面を機能的にする

通常，自然立位では足指の屈筋群はほとんど活動していないので，足指は支持基底面として機能しているとはいえない．しかし，やや前傾姿勢をとると足指の屈筋群が働いて足指が床を圧迫するようになる〔C.4.b項（☞ 24 ページ）参照〕．また，体幹垂直位のいす座位では股関節伸筋群はほとんど働かないが，体幹を前方に倒したときには股関節伸筋群が働いて骨盤と大腿を固定し，骨盤（と体幹）の前傾を止める．このように，それまでは機能していなかった末梢部の体節（ここでは大腿）が，筋活動により近位の体節と固定されることによって支持基底面として機能し，転倒を防ぐ．

②倒される向きと反対側の支持基底面を減らす

図31（☞ 23 ページ）で示したように，支持基底面を減少させて重心線を支持基底面からはずすことにより，重力が全身を回転させる"力のモーメント"を生じさせることができる．前方に倒れそうなときに，踵を持ち上げると倒れにくくなるのも同じ原理である．また，立位で左側から右方に押されたとき，左足を挙上すると強力な力で押している手を押し返すことができる．2)と類似のメカニズムとも考えられるが，2)では支持基底面の変化を伴わないこともある．

③転がりにより支持基底面を移動する

支持基底面の周辺が円筒状あるいは球状であるとき，支持基底面をつくっている体節が転がり運動をおこすと，転がった向きに支持基底面の移動が生じる．このため，重心線が移動する向きに，支持基底面をつくっている体節を転がす

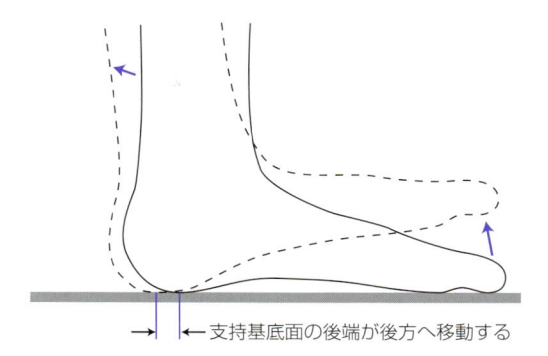

図57 床と接する体節の転がりにより生じる支持基底面の移動
立位では，足関節の背屈と下腿の後傾により支持基底面が後方に移動する．

ような身体運動を行うと転倒がおこりにくくなる．図57は，立位で背屈運動をしたときに，踵の転がりにより支持基底面が後方に移動しているところを示している．座位では，殿部や大腿が転がることにより支持基底面の移動が生じる．

④新たな支持基底面をつくる（パラシュート反応，ホッピング反応，ステッピング反応，足部で歩く：後述）

上に述べた6つの反応では転倒を防げないときに，四肢の比較的大きな運動により，重心の移動方向に手掌や足底面で新しい支持基底面をつくって転倒を防止する．通常は，他の方法で対応できない状況において最終的な手段として用いられる．

5)（人や物に）手でつかまったり，（ベッドなどに）足を引っかけたりすることにより転倒を防ぐ

手でつかまって引っ張るときには，人の体には物が引っ張る向きの力が，また，手で押すときには人の体には物が押す向きの力が働く〔B.1.a項（☞ 4 ページ）参照〕．

これらの要素が単独に，あるいは組み合わさって実際の動作のなかに観察される．ここでは，外力を与えて安定性やバランス反応を確認するときの操作でこれらの反応を確認する．

b. 立位で前方へ倒されたときの反応

図58は骨盤を前方に押されたときの反応を示している．

1：重心が通常よりもやや前方にあるため，下腿三頭筋はやや活動を強めているが，まだ足指の屈筋の働きは出現していない．

2：骨盤が前方に押し出されたとき，体幹と股関節の伸展により体幹を後傾させ，空間における上部体幹と頭部の位置がほとんど変わっていない（重心線の移動量の減少）．足部では，踵が軽度挙上され（倒される向きと反対側の支持基底面を減らす），足指の屈筋群は足指を近位部と固定している（支持基底面を機能的にする）．

3：さらに押されると，上記の運動をさらに強めるが，これに加えて，肩関節の伸展，頸・体幹の伸展による頭部の後傾が加わる（重心線の移動量を減少）．

4→5：上記の反応で対応できないと，下肢を踏み出して新たな支持基底面をつくる（ステッピング反応）．

図で，右足を踏み出すときに上半身の前傾運動が同時におこっているのは，右下肢の股関節回りの角運動量を上半身の角運動量が相殺するためと考えられる．

c. 立位で後方に倒されたときの反応

図59は骨盤を後方に引かれたときの反応である．

2：頸，体幹および股関節の軽度屈曲，肩甲骨外転および肘軽度屈曲により上半身の後方への移動を減少させている（重心移動量の減少）．足部には足指の伸展が生じている（体節の空間への挙上および背屈の補助筋としての足指伸筋の作用が考えられる）．

3：肩関節屈曲による上肢の前方挙上（重心移動量の減少）が増大している．足関節背屈により前足部が挙上し，支持基底面は後方に移動している．

4：股関節と下部体幹屈曲による頸・体幹前傾お

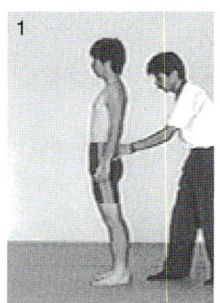

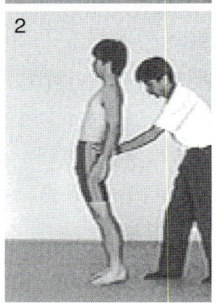

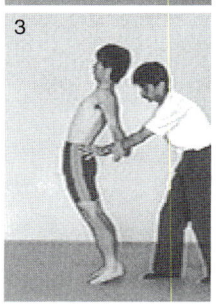

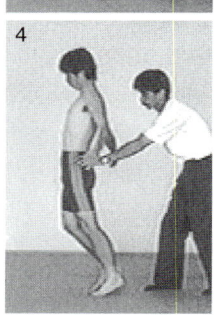

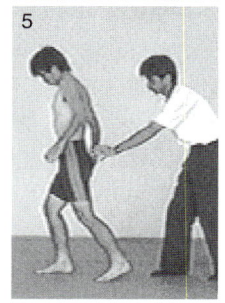

図58　前方へのバランス反応

正常動作の観察と分析　43

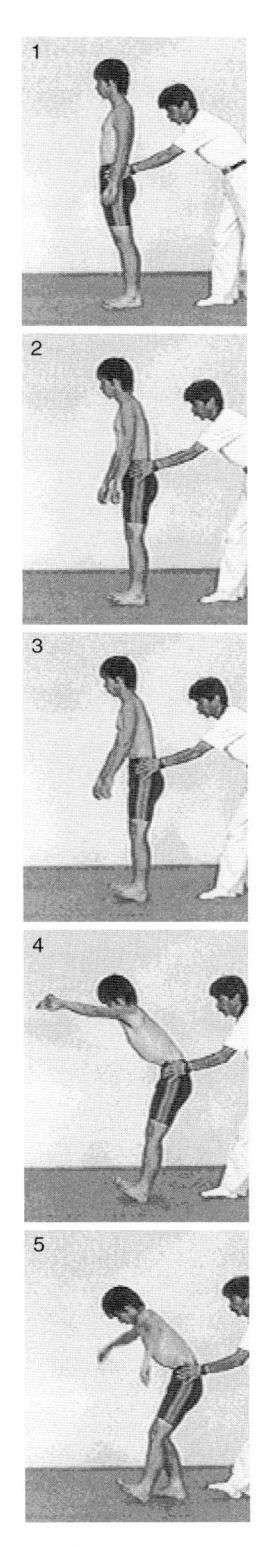

図59　後方へのバランス反応

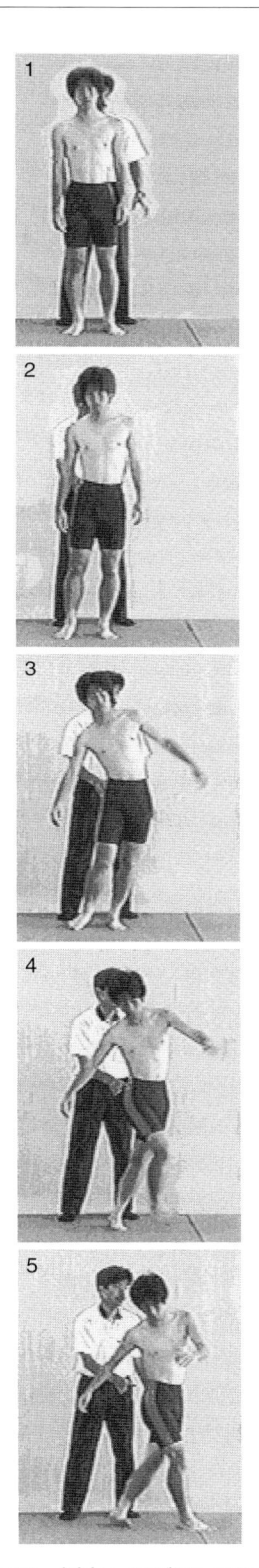

図60　側方へのバランス反応

よび上肢前方挙上は重心移動量の減少に働き，下腿の後傾と足関節の背屈が踵の転がりによる支持基底面の後方移動を引きおこしている．

5：上記の反応でも対応しきれなくなると，ステッピング反応で新たな支持基底面をつくっている．

d. 立位で側方に倒されたときの反応 (図60)

2：骨盤を左に押されたとき上半身はほぼ平行移動し，左下肢の支持性が高まる．右下肢を軽度挙上することにより（右骨盤の挙上）支持基底面の減少が生じている（足尖が床についてはいるが，軽く触れているだけで支持基底面として十分に機能していない）．

3：さらに左に押されると，右上肢と右下肢を外転位に挙上し（重心移動量の減少），左股関節内転と体幹の右側屈によって頭部と体幹の移動を少なくし（重心移動量の減少），左足部を軽度回外している（支持基底面の減少および左方移動）．

4→5：4では，左足部の回外をやや強めているが（転がりによる支持基底面の移動），最終的には耐えきれずに右足のステッピング反応で新たな支持基底面をつくって対応している．右下肢のステッピング反応と同時に上半身が右回りに回転しているのは，下半身の左回りの角運動量を相殺するためと考えられる〔図29B（☞ 21ページ）〕．

● 参考文献

1) 江沢 洋：よくわかる力学. 東京図書, 1990.
2) 金田数正：工業力学. 内田老鶴圃新社, 1969.
3) 金子公宥：改訂スポーツ・バイオメカニクス入門. 杏林書院, 1994.
4) Krause, J.V., Barham, J.N. (著), 島田 孝ほか (訳)：人体運動の基礎力学. 協同医書出版社, 1981.
5) LeVeau, B.F.: Biomechanics of Human Motion. 3rd ed., W.B. Saunders, 1992.
6) 中村隆一 (編)：中枢神経疾患の理学療法. 医歯薬出版, 1977.
7) Norkin, C.C., Levangie, P.K.: Joint. 2nd ed., F.A. Davis, 1992.
8) 斉藤 宏, 松村 秩, 矢谷令子：姿勢と動作. メヂカルフレンド社, 1977.

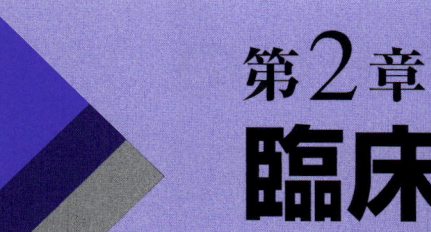

第2章
臨床における動作分析の進め方

I 臨床における動作分析の進め方

■学習目標
- 動作の階層構造と分析の意味を正しく説明できる．
- 動作分析の要素として，①動作の観察，②運動の解析，③動作の分析，の特徴を説明できる．
- 動作分析にかかわる基本的な思考過程に基づき，実践する．

A 動作分析の現状

1 理学療法士と動作分析

　臨床の理学療法士の多くは，評価・治療のなかで動作分析を多用している．その範囲は多岐にわたり，理学療法行為全体に対する相当程度の割合を占めている．一方で，学生時代に時間を費やした検査・測定（たとえば角度計を用いた関節可動域の計測）は，臨床経験とともに実践場面が限定されているように思われる．

　臨床の理学療法士にとって，動作分析は誰もが行う共通した方略の1つで，理学療法のコアを形成している強力な一要素である．さらにいえば，理学療法学の基盤であり，理学療法士にとってのアイデンティティの1つといってよいかもしれない．このような重要かつ本質的な内容であれば，教育課程においても精力的に教授され，さまざまな手法や成果が報告されているはずである．ところが現実は，理学療法での動作分析を成書としてまとめたものは存在せず，臨床実習中の学生や新人の理学療法士には最も厄介で難渋するものでもある．

　科学的根拠に基づく医療（evidence-based medicine; EBM）が叫ばれるなかで，伝統技能的な動作分析の現状は憂うべきかもしれないが，むしろ臨床のなかにこれだけ根づいて成長している現実を尊重して，その構造と過程を客観化することによって理学療法の固有性を明確にする立場も重要である．

　そこで本稿では，臨床に現存している動作分析のありのままをとらえて，現状での臨床における動作分析の進め方を具体的に整理して，動作分析の指向性を示すこととする．

2 臨床で行われている動作分析の特徴

　現在の臨床で行われている動作分析は，いわゆる機器を用いた運動解析とは異なり，理学療法士の目と手で行われる行為が中心である．また，評価の一項目とされながらもその他の検査項目とは異なり，治療直結型の評価手法と位置づけられている．動作分析をどのような範囲でとらえるのかについての統一した見解は得られていないが，図1に示したようないくつかの考え方がある．独立した検査項目というよりも全体をつなぐ糊のような性質が特徴的であると筆者は考えている．

　医療行為そのものは仮説証明作業の要素を含んでいるが，動作分析は特に短時間に集約された仮説証明作業の繰り返しといえる．そのための根拠は，経験を重視した印象や前提であり，仮説に基づいた分析を展開しているところに大きな特徴がある．したがって，現状での動作分析は，"経験に

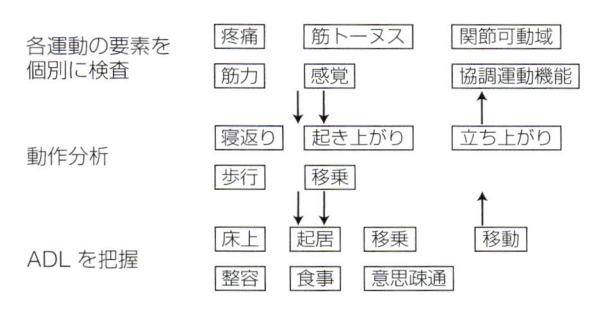

A. 障害構造における機能と能力をつなぐ独立項目としての動作分析

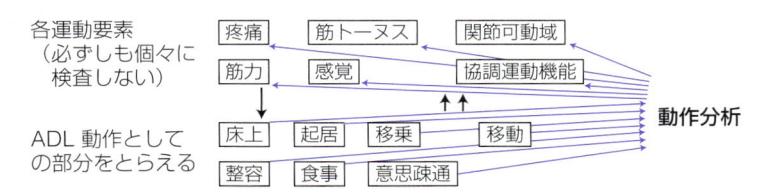

各運動の要素を個別に検査：疼痛、筋トーヌス、関節可動域、筋力、感覚、協調運動機能

動作分析：寝返り、起き上がり、立ち上がり、歩行、移乗

ADLを把握：床上、起居、移乗、移動、整容、食事、意思疎通

B. 障害構造の各要素をすべて動作分析のなかでとらえようとする方法

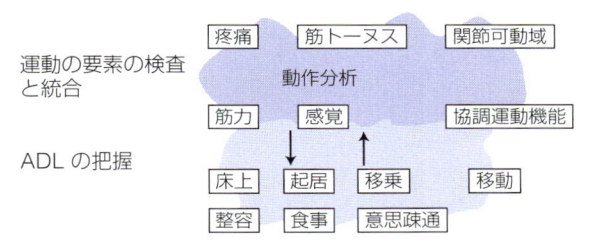

各運動要素（必ずしも個々に検査しない）：疼痛、筋トーヌス、関節可動域、筋力、感覚、協調運動機能

ADL動作としての部分をとらえる：床上、起居、移乗、移動、整容、食事、意思疎通

動作分析

C. 明確な要素というより症候障害学的な解釈のなかでの糊のような位置づけ

運動の要素の検査と統合：疼痛、筋トーヌス、関節可動域、筋力、感覚、協調運動機能

動作分析

ADLの把握：床上、起居、移乗、移動、整容、食事、意思疎通

図1 臨床で行われている動作分析の代表的な位置づけ

A：ボトムアップ式の思考過程のなかで動作分析が位置づけられている．学生や新人の理学療法士に最もみられる方法で，分析する項目はあらかじめ決まっている場合が多く，それは日常生活で必要となる動作が多い．
B：臨床の理学療法士に多くみられるもので，日常生活で必要となる動作から機能障害とその関連について動作分析からすべて解決しようとするもの．動作分析が評価・治療のきわめて重要な位置を占めるとする考え
C：動作分析としての項目は不明瞭であるが，各運動要素（とその障害）をつなぐ"糊"のような位置づけ．Aとの違いは，分析する項目はあらかじめ決まっておらず，評価の必要な場面で適宜実践される．またBほど万能の位置づけではなく，トップダウンとボトムアップの双方のなかで柔軟に取り込める．

基づいた理学療法士の目と手を用いた仮説証明作業による治療指向的な評価"と表現できる．

B 動作の構造と分析

1 随意運動の階層性からみた動作

随意運動の階層性は**表1**のようにまとめることができる．

まず，動作を構成するための基本要素には，関節可動域，筋力・筋トーヌス，感覚などがある．次に，運動の単位ともいえる共同運動（synergy）があげられる．実際の動作は運動が組み合わされた方略が1つとなって現れる．なお，動作の発現は動機に基づく行動の要素と位置づけられる．動機は，情動・認知・知覚などによって活動として生

表 1　随意運動の階層性

運動の発現	：知覚・認知，情動，欲求，動機
運動の要素	：関節の可動性，筋力，筋トーヌス，感覚，呼吸・循環機能
運動の単位	：共同運動
運動	：方略の選択と組み合わせ
活動	：運動の組み合わせ，行為の要素
行為	：適応性，合目的性，実用性

起し，最終的には適応性の高い合目的的な行為となって随意運動としての目的が達成できる．したがって，動作は運動の組み合わせの現れで，行為の必要条件の1つといえる．しかし臨床で行う動作分析の"動作"には，運動・動作・活動から行為までの幅広い範囲が含まれていることが多い．

上述した階層性には冗長性があり，最終的に自由度の高い運動が求められるが，各要素と自由度は必ずしも相関するわけではない．これは単語を数多く知っている者が必ずしも状況に応じた豊かな語彙を操れないことに似ている．自由度の大きさは行動を成立させる運動学習の可能性であるとともに，動作の分析を難しくしている生体機構の奥深さといえよう．

2　動作の分解

分析とは，その定義からも分解することが不可欠であるかのような印象を受けるが，動作分析に限れば，その既成概念が落とし穴になりやすい．動作には，分解できるものと分解できない（しにくい）ものとがある．もっといえば，分解して分析したほうがよいものと，分解することによって本質を見失ってしまうものとがある．

最も分解しやすいものには工程がある．たとえばトイレ動作は，移動，方向転換，着座，更衣などに分解して分析することが有用であるし，食事動作を座位保持，上肢の運動，リーチ動作中のバランス，上肢と口腔運動との協調に分解すれば問題点が明確になるかもしれない．

立ち上がりは，構え，離殿，膝の伸展などによる相に分解することができるが，これは工程分析ほど単純ではない．それは1つあるいは2つ以上前の相の影響を受けて逐次的に変化が生じるからである．寝返りでは，相自体を明確にすること自体が視点を限定させることにつながる場合がある．

動作は前述のように各要素と運動の単位が組み合わさって成り立っているが，両者間は冗長性が高く，逆写像として1対1で対応しているわけではない．最適な運動の選択には，躍度最小モデルをはじめとする多くの仮説が提唱されているが未解明な部分も多い．

部品が決まっていれば分解することはできるし，本来は別の部品であっても溶接されていれば分解はできない．ところが，動作における運動要素は，同じ要素があるときには独立であり別のときには従属となる．これは極端な場合，同じ動作を繰り返し行った場合にも変化する可能性がある．共同運動と随意運動の自由度・方略は一見矛盾するが，双方とも動作の適応範囲を広げるために不可欠な機構である．

上記の点についての全容解明にはさらに整理が必要であるが，臨床の動作分析では動作を開始する前の構えと動作時間の2点がきわめて重要であることは指摘できる．分析が分解を意識すると，ある事象の内面に向かう空間的な記述が中心となりやすい．本書の第1章では空間的な運動力学の記述を中心に解説されているが，応用レベルでは時間要素を加えることが不可欠となる．時間の考慮には，積分（所要時間および時系列での時間配分や配列）的側面と微分（速度，加速度による位置・運動エネルギーへの変換）的側面が重要となる．特に後者では，多くの動作にみられる安定した姿勢から姿勢変換後に再び安定した姿勢を保持する過程で，一場面からみれば外乱となる力によって新しい支持基底面をつくり，それを安定に結びつけている．これを分解すると，各相では無駄の多い好ましくない状態と判断される可能性が生じる．

表2 動作分析の要素

動作の観察
観察：人為的な干渉を加えないで現象がどのようであるか，どのように生起するのかの事実を確かめる
1) 患者の表出した様子を非侵襲的に記録する
2) 動作には患者の智恵と悪循環が混在している
3) 患者の機能・意志および外部環境に加工された現象であることを認識する
4) 解析の着眼点・ポイントの整理
5) 仮説の提唱

運動の解析
解析：物事を細かく解き開き，理論に基づいて研究する
1) 侵襲的・定量的に記録する
2) 仮想・仮定のもとでの計測
3) 取り出した部分がシステムのなかで普遍的であるとは限らない
4) 分析のための情報の整理
5) 定点観測

動作の分析
分析：ある物事を分解してそれを成立させている諸々の成分，要素，側面を明らかにする
1) 非定量的な記録・思考過程
2) 成分・要素・側面は階層構造のなかで独立していない
3) 加工されていない情報・原理を抽出
4) 動作から活動・行為の推測
5) 統合と解釈のための症候障害学的整理

3 動作分析の要素 (表2)

　現在いわゆる動作分析と呼ばれている行為には，狭義の分析のみならず，①動作の観察，②運動の解析，③動作の分析の要素が含まれている．

a. 動作の観察

　動作の観察とは，人為的な干渉を加えないで現象がどのようであるか，どのように生起するのかの事実を確かめることである．

　臨床では，第一印象や全体像と呼ばれることが多く，自然な動作を観察して仮説の提唱に活用されることが多い．ここでは，患者の表出した様子をありのままに記録することが重要で，口頭指示や特別な環境設定を加えない非侵襲的な状態が不可欠となる．そこには患者の通常の様子が再現されていることが期待されるが，知恵や悪循環が混在しているために，患者の意志によって加工された現象であることも認識しておく必要がある．

　観察には，狭義の動作のみならず，呼吸様式あるいは発汗・ためらい・恐怖感などの自律神経系や情動的側面も含まれる．また，姿勢・動作の出来高や工程の分析よりも，どのような方略を選択しているのかという適応の程度をとらえることが優先される．ここで得られた印象は，次に展開される検査・測定項目の選択や運動解析の着眼点として重要な資料となる．

　動作の観察は，典型的な演繹的思考でトップダウン方式の要素を含んでいる．いわゆる目のつけ所が重要となるが，それを修得するためには基礎知識の統合に加えて経験にも依存する．

b. 運動の解析

　運動の解析とは，運動を生じている要素などを細かく解き開き，理論に基づいて研究することである．運動解析では観察とは異なり，一定の条件のもとで侵襲的・定量的に記録を行うことが必要で，精度と再現性の高い指標が求められる．そのためには，まず動作レベルを把握し，次にその工程や要素について解析することになる．

　解析はさまざまな仮想・仮定のもとで進められるもので，運動の計測点，関節軸の設定，筋力の測定などが該当する．なお，抽出された各要素はシステムのなかで普遍的であるとは限らないので，もう一度全体のなかに組み入れる作業が必要となる．

c. 動作の分析

　動作の分析とは，ある物事を分解してそれを成立させている諸々の成分・要素・側面を明らかにすることである．

　運動解析によって細かく解き開かれた成分や要素を，全体のシステムのなかで相対的に位置づけたり法則性や原理を抽出する．ここでは再び非定量的な思考が重要となる．思考形態は帰納的でボトムアップ方式であるが，いったん組み立てた仮説の整合性をもう一度トップダウン思考に当ては

めて検証することが不可欠である．

4 動作分析の流れ

動作分析には，観察によって広くとらえられた動作を運動の解析によって焦点を絞り，再び動作の分析によって視点を広げる，という一連の流れがある（図2）．

動作分析があいまいでとっつきにくい印象をもたれる原因の1つには，上記の3要素を区別せず1つの行為としてとらえることにある．

観察は，あくまでも現状の把握と分析に対する可能性の提唱・提案のための思考過程である．ここでは経験によって予測の幅や仮説の確からしさは大きく違うが，それぞれに応じて無理なく思考を展開すればよい．

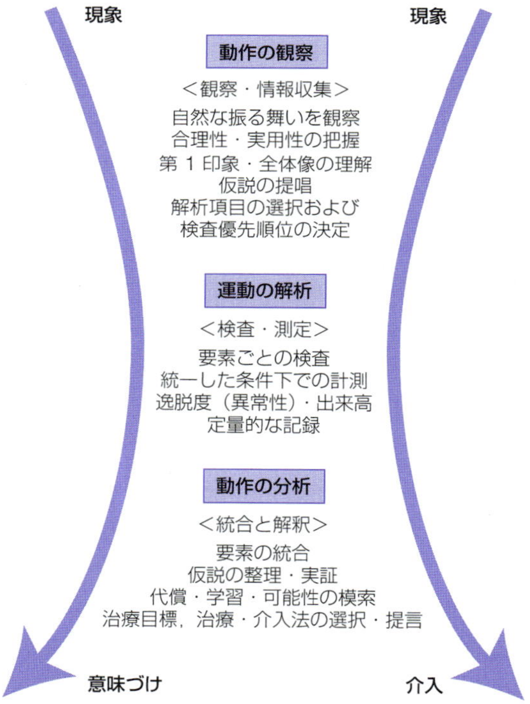

一方，運動の解析は定量的に行うことが望まれる．これはいわゆる3次元動作機器などを用いることではなく，時間（ストップウォッチ），距離（メジャー），角度（角度計），圧（体重計）の利用を考えればよい．重要なのは何に注目してどのようにはかるのかであって，精度の高さは必要に応じて求められるだけである．生体現象の定量化とは仮定に基づいた特定の要素を抽出して一定の条件下で計測した結果であり，仮定が間違っていれば有用な指標となりえない．ぎこちなさや不安定といった質的な表現も重要であるが，所要時間が長い，遂行速度が遅い，可動範囲が狭い，到達距離が短いなどの定量的表現に置き換えることが重要である．

また，動作の分析は，むしろ動作を成立させている要素の統合とその解釈である．特に臨床家の分析には，治療の可能性と治療方法との統合が含まれている．本来の分析は，各検査・測定項目の統合ととらえても間違いでない．

C 動作分析の実際

1 改めて問う動作分析の目的

動作を通して患者を知ることであり，知ることには機能障害の程度とともに適応の過程と可能性を判断することが含まれる．

2 初学者が行う動作分析のポイント

動作分析が，"経験に基づいた理学療法士の目と手を用いた仮説証明作業による治療指向型の評価"であるならば，経験のない者はどのようにすればよいのだろうか．

ここでは，経験に基づく予測や仮説の提唱が困難な初学者が行う動作分析のポイントを示す．

①経験のない予測や仮説は山勘にすぎない

根拠のない仮説を無理に立てると視野を狭めたり思考が誤った方向へ転回しやすい．予測が立

図2 動作分析の流れ
幅広い現象を観察によって広くとらえ，分析視点に従って焦点を絞る．仮説・仮定によって絞られた点を細かく解析して定量的な表現に置き換える．さらにそれらを再び広汎な現象のなかで意味づけと仮説の検証を行い，治療・介入へと結びつける．

（図2の内容）

現象 → 現象

動作の観察
〈観察・情報収集〉
自然な振る舞いを観察
合理性・実用性の把握
第1印象・全体像の理解
仮説の提唱
解析項目の選択および
検査優先順位の決定

運動の解析
〈検査・測定〉
要素ごとの検査
統一した条件下での計測
逸脱度（異常性）・出来高
定量的な記録

動作の分析
〈統合と解釈〉
要素の統合
仮説の整理・実証
代償・学習・可能性の模索
治療目標，治療・介入法の選択・提言

意味づけ　　　介入

たないときには，患者の動作を実際に見てからその印象を記載すればよい．また，印象は部分的なものでよく，全体像や仮説に呪縛されない．

② 無理せずボトムアップ方式の運動分析を

各検査・測定を確実に行うことが最も重要である．関節可動域や筋力テストをおろそかにしない．また，神経疾患では深部腱反射と被動的筋トーヌスも重要である．感覚障害は初学者が動作をみても予想しうるものではない．必ず表在，深部（特に振動覚も忘れずに）感覚検査を行う．

上記を踏まえて，1つの推論をもってから，基本的な動作の工程をみる．さらに肢位・指示・運動速度を変えて同じ結果が得られるかなど，条件をわずかに変えたときの違いをみる．

③ 力学的記載を中心に

運動解析では，力学的な釣り合いを中心に解釈を進めるとよい．過程よりも結果の解釈に注目し，まずできるかできないかを確実にみる．

④ 思考の方向転換を意識して

ボトムアップ思考で1つの解釈をしたら，逆の思考が成り立つかを別の1つの動作で考えてみる．このとき，初学者ほど，観察する動作と解釈した動作は近いものがよい．逆に経験を積むに従って，性質の異なる動作で同じ理論展開が当てはまるのかを検証して障害の本質に迫るとよい．

⑤ 繰り返し仮説の提唱を

患者をみる前のみならず，見始め，検査・測定中，測定後，運動解析中など多くの場面で仮説が提唱できる．思いつきでもよいので，多くの可能性として仮説を提唱してみる．そのとき，なるべく短い表現で具体的に言語化することが重要である．

⑥ 仮説は間違っているかもしれない

立てた仮説は誤っているかもしれない．自分の立てた仮説に惑わされないように気をつける．

⑦ わかるものをみる

わかるもの，わかりやすいものからみればよい．

⑧ 未知数をおいて分析を進める

わかるものに焦点を当てると同時に，常に見落としや陰となる部分が生じていることを認識することが大切である．分析や解釈には常に未知数をおいて，ある範囲を推定するような思考の展開が望まれる．

⑨ 自身の治療方針との整合性を重視

なんといっても初学者は治療技術も未熟である．分析は治療のレベルに相応していれば十分であるので，実際の治療に生かせる資料・指標を得ることを目標とすればよい．したがって上級者の分析法を学ぶことは重要であれが，真似る必要はない．

⑩ 結論を急がない

評価，治療，再評価という流れを通して1つの結論が得られ，また，新たな患者をみて以前の分析が修正されることも多い．結論を急ぐ必要はない．

3 臨床における動作分析実践のコツ

一般的に経験の豊富なセラピストの特徴は，場面をとらえることがうまく，治療法や設定場面を頻繁に無理なく変更しながら評価や治療を展開している．そのなかで絶えず中心となる問題点の改善を促すような治療とともに，現実的な適応範囲を広げられるような双方向の行為がなされている．

このようななかで行われる動作分析のコツを示してみたい．

① 予測・印象を明確にもつ

初学者とは異なり，治療の質の向上，なかでも正確な予後予測と治療期間の推定が重要な課題となる．そのなかで，動作分析では予測・印象を明確にもつことが求められる．予測は，依頼状を手にしたとき，疾患名，手術法，年齢，その他によって生じる．また，病棟での家族の雰囲気，看護職員の反応および実際の患者を前にしたときの印象もことのほか重要となる．フレームワークをつくり，そのなかの仕分けや詳細を埋める作業がトップダウン思考である．

②運動と姿勢

初学者の動作分析がその動作の空間的な解析に重きがおかれるのに対して，熟練者は動作を始める構えや準備にも目を向けるべきである．むしろ構えや準備が動作の遂行を決定している場合も多い．そのなかで姿勢の分析（アライメント，安定性，予備能）は重要な要素となる．

③加速度

初学者は，静的な力学的釣り合いを中心に解析を進めるが，熟練者では加速度の扱いを考慮に入れて解析することが多い．これは，反動をつけた動作の遂行や慣性力を利用した動作の継続性につながる．各相では好ましくない状態であっても，全体ではこの方法によってのみ動作の遂行が可能となる場合も少なくない．

④異常性の抽出よりも適応の可能性を探る

分析の目的そのものであるが，ともすると動作を分解しすぎることもあるので注意を要する．

⑤知恵と悪循環

動作の価値づけによって，その動作方法を変更するのか強化するのか区別する必要がある．姿勢バランスの方略や歩容などは意見が分かれることもあり，長期ゴールとそれまでに与えられた時間および治療技術に鑑みて整合性のある選択をすればよい．分析の段階では仮に正しい判断をしても，治療が目的を達成できなければ分析（の解釈）は正しくなかったことになってしまう．

⑥骨盤，頸，体幹に注目

人の動きの中心となる骨盤，頸，体幹の評価は避けて通れない．これらに対する検査方法自体が脆弱であり，多くの情報を提供しない．理学療法では，まず検査測定の詳細な方法を確立する必要がある．また，いずれの動きも重心に対する影響が大きく，わずかな動きが位置・運動エネルギーを生じている．

⑦時間的要素

前述した積分・微分的要素の解析であり，熟練者ほど空間的視点よりも時間的視点に重きがおかれる傾向がある．

⑧結果より過程の分析を

出来高の評価にとどまらず過程をみることが重要となる．俗にいう"治療をしながら評価する"ことにつながる．動作の観察・分析は，自然な状態とともに，種々の条件を加えた際の反応をみることが重要である．具体的には口頭指示（速く，正確になど），物理的条件の変更（高さ，硬さなど），心理的条件（人混みでの歩行など）による外乱がある．

⑨動作過程での外乱

外乱は，動作の開始前に負荷する場合と動作中に与える場合とがある．実際の生活では動作中に外乱が加わることが多く，また障害特性を顕在化させるためにも多くの情報を提供する．ただし，初学者が行うと解釈が混乱していろいろな意味での危険が増す．

⑩適応・発達・加齢など長い時間経過を念頭に

最終的には長期ゴールに対してどのような過程を経るのかを明確にすることが不可欠になる．長い時間経過を踏まえた分析を展開できることが最終的な目標になる．

4 科学的な動作分析への歩み

冒頭で示したように，動作分析は理学療法士のコアでありながら，その体系化が遅れている領域でもある．特に理学療法教育に携わっている人たちは，臨床で行われている動作分析を基盤とした，実際に使える動作分析の体系化に力を注ぐ必要がある．その1つとして基本用語の統一，出来高を中心とした動作課題の検査表，さらに動作の工程を分解したチャートの提示と動作に必要な基本要素を提示することが先決と考えられる．

D 展望

そもそも理学療法は，実践からスタートして，あとから理論や体系立てが行われてきた．動作分析

はそれを象徴した理学療法戦略の1つである．そのため動作分析においては，はじめから整然とした理論立てを目指すよりも，臨床での現状を分析する形で思考過程を概観して，あいまいな要素を明示化する過程が結局のところ早道でかつ現実的なように思われる．

理学療法士にとって分析が必要なのは，健常から逸脱した動作のみならず，自分自身の行為と思考過程であることを忘れてはならない．

動作分析の展開については次項以降に詳細に記述されているので，本稿でそのフレームワークを明確にしたうえで具体的な思考を展開してほしい．また必要に応じて第1章に戻ることによってあいまいな表現に埋もれていた不明瞭な点が浮き彫りになると思われる．わからないことがはっきりとすることは，わかることにつながる．わからないことを恐れず基本に忠実であることは確実な礎となり，無味乾燥と思えた力学的記載は人間の動作を豊かに再現する強力な武器になることを改めて感じることができると思う．

● 参考文献
1) 内山 靖：姿勢調節からみた動作分析と治療の展開. 理学療法群馬, 11:65-67, 2000.
2) 臼田 滋, 内山 靖：卒前教育からみた動作分析の困難さ. PTジャーナル, 34:44-45, 2000.
3) 内山 靖：理学療法と学術活動. 埼玉理学療法, 6:2-6, 1999.
4) 内山 靖：理学療法士のアイデンティティとは何か. PTジャーナル, 34:4-10, 2000.

II 動作分析の展開

■学習目標
- 動作分析を展開し，その結果を解釈する際の視点を理解する．
- 臨床的推論過程と動作分析の関係を説明できる．
- 障害過程モデルを，動作分析の展開や解釈に活用できる．
- 課題指向型アプローチの流れを，動作分析の展開に利用できる．

臨床における動作分析は，患者の有する問題を明確にし，効果的な理学療法プログラムを作成するために行われる一連の過程である．その過程には問題解決や意思決定が含まれる．本項においては，それらの問題解決と意思決定の過程と，動作分析の結果の解釈や展開に役立つ障害過程モデル，および課題指向型アプローチについて述べる．

A 動作観察と動作分析

臨床において理学療法士は，さまざまな状況で患者の動作を観察・分析し，治療・介入計画の作成に役立てている．それは，病室やリハビリテーション部門で患者と初めて対面するときであるかもしれないし，継続的に理学療法を行っている期間のある時点かもしれない．また，退院した患者の自宅を訪問したときであるかもしれない．どのような時点や状況であっても，動作から得られる情報を活用し，より効果的で効率的な治療・介入計画を作成し施行している．

動作観察と動作分析は異なるものであることを明確に理解しておく必要がある．動作観察とは，患者の示す動作を理解するために，注意して詳しくみることであり，動作がどのようであり，どのように生起するかという事実を確かめることである．その一方で，動作分析とは，患者の示す動作を分解して，それを成立させている成分，要素，側面を明らかにすることであり，動作をある基本的な理論に基づいて調べることである．したがって，生じている動作を観察した結果を空間的・時間的に記載し，表現するにとどまらず，なぜそのようになっているかまで言及する過程が動作分析である．つまり，動作を困難にしている筋力低下や関節可動域制限などの原因，感覚障害などの機能障害を同定することまでが分析には含まれなければならない．

患者の動作を分析する場合，状況，方法などが異なることもあるが，その主たる目的は，患者の有する問題を明確にすること，最適な治療・介入計画を作成すること，治療効果を含む患者の変化を把握することである．理学療法の過程そのものが患者の有する問題を解決する過程であり，さまざまな段階での意思決定の過程でもある．特に動作分析において，動作を生起させている原因を探索することが必要であり，そのためには，いわゆる臨床的推論過程を用いる．

B 問題解決と意思決定

1 問題の認識

ある状況に対して，それが問題となるかどうか

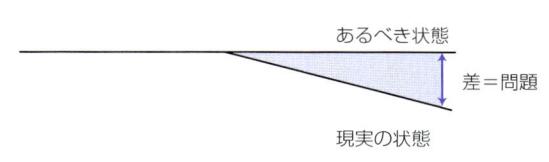

図1 問題とは
問題とは，あるべき状態と現実との差であり，それぞれの状態とその差を明確にしなければならない．

は，事柄を認識する人やその立場によって異なる可能性がある．問題とは，あるべき状態と現実の状態の差である．そのため，問題と認識する場合には，あるべき状態とはどのような状態であり，その差は具体的にどの程度のものなのかを明確にしなければならない（図1）．動作分析の場合，観察された動作が問題となっているか，動作のなかに問題となる点があるかを検討し，判断する．そのためには，単に健常者の動作との相違点を問題にするのではなく，患者の疾患名，障害名，経過，年齢，性別などの情報から，あるべき状態を想定する作業が必要であり，その状態と観察された状態の差が問題となる．あるべき状態を想定するためには，過去の経験の蓄積による専門的知識が必要となる．

2 意思決定とは

問題として認識したあと，この問題（上記の差）が生じた原因を発見し，その原因を克服し，あるべき状態にする方法を決定し，実行しなければならない．この方法を決定する際には，複数の方法から1つの方法を選択する必要があり，どのような行動をとるか決めることが意思決定である．

意思決定には，その選択肢をあげる作業や発想も含まれる．この発想の段階が推論過程であり，仮説-演繹的な思考過程である．

動作分析においても問題を認識し，その問題の原因を考察し，解決するための治療方法を選択する．このような動作分析において十分な意思決定能力を発揮するためには，推論過程を駆使することが必要である．この推論の過程では，知識，認知や思考の働きとメタ認知の3つの要素が必要である．メタ認知は，"自分が今何を考えているかについての考え"であり，自分の認知の状態を自分自身が理解することで，問題解決の目標を明確にし，その達成のための認知活動をモニターする認知の働きである．このメタ認知を有効に行うためには，推論過程そのものを理解することが必要である．

C 推論過程

1 パターン認識

セラピストの視覚や触覚などの感覚情報と知識を使って状況を認識する際には，"パターン認識"が用いられる．つまり，バリエーションのあるパターンを，すでに知っているカテゴリーに分類することである．パターン認識には以下のように2つの情報処理の方向性がある．

① 与えられた状態の複数の部分的な特徴から候補を絞り1つに決定する方法で，ボトムアップ処理である．これは，基本的な要素を積み上げて認識に至る過程である．
② 動作の前後の状況やその背景などの関連する情報や知識を使用したトップダウン処理であり，大まかな全体像から認識に至る過程である．

実際には，この両者を柔軟に用いて推論を行う．熟練したセラピストは，いわゆる直観や印象からトップダウン処理を用いることが多いが，この処理が過剰であると大きな誤りをまねく危険性がある．

2 スキーマ

パターン認識の際に用いられる知識体系は，外界の事物から概念に至るまでの新しいものを取り入れるときに使われる枠組みであり，一般にスキーマ（schema）という．この認識に用いられる知識の蓄積は記憶の過程であり，この過程にも推論が重要な役割を果たしている．1つは，記銘の段階

であり，推論によって知覚された対象になんらかの解釈をほどこす．蓄積されるものは，一般に知覚された対象そのものではなく，その解釈した結果である．もう1つは，記憶の想起の段階であり，蓄積された記憶の断片を材料にして，自分が見聞きした事柄を再現しようとする推論の過程である．

　問題解決において推論が果たす重要な過程は，まず問題状況を理解する過程である．さまざまな問題のタイプやパターンについての知識（スキーマ）が使われる．もう1つは，問題の解決方法を探す過程である．問題に対するスキーマができている場合には，その解決方法の手続き的知識があるため解決は容易である．明確なスキーマがない場合には，仮説-演繹的な思考が必要であり，複数のスキーマから1つに絞り込む場合や，新たに解決方法を開発することが必要となる．このような過程においては，患者の障害に付随した広い範囲の知識が必要であり，より多くの問題に対するスキーマや解決方法の手続き的知識をもつことが大切となる．また，これらは，単に机上の記憶だけではなく，長い間の問題解決の経験を知識として蓄積し利用することが重要となる．したがって，推論の能力を駆使すること自体が重要な役割を果たす．

D 因果関係と推論

　動作分析における問題の認識や推論過程の展開においては，その動作がおこったときに，その原因を何に帰するかという原因帰属の因果関係の解釈が必須となる．「どうしてこの患者はあのような動作を行うのか」を推論する．その原因が患者の意思，能力，性格のような内的なものなのか，あるいは，その患者のおかれた状況などの外的なものなのかを推論しなければならない．この因果関係を推論する際には，わずかな動作の変化を見逃さないセラピストの認知能力が必要となる．どの患者においても，ある動作が遂行しやすい場合とそうでない場合や，ある現象が出現する場合としない場合といった変化が必ず存在する．このような変化を与えられる状況の設定も必要であると同時に，いくつかの場面を観察することでその変化を認知しなければならない．

　この因果関係の推論の過程において，ボトムアップ式とトップダウン式の原因帰属を行う．
①ボトムアップ式の原因帰属

　その現象がおこったときには存在し，おこらなかったときには存在しないような要因を原因の候補にあげる．一方の出来事の生起がもう一方の出来事の生起と随伴的な関係があると考える．この過程は，蓄積された知識や仮説を用いず，観察されたデータから帰納的に原因を探索する過程である．
②トップダウン式の原因帰属

　何回も観察できないような状況で，既有知識に基づいてその状況の判断が行われる．ある動作を生じている原因が1つの場合もあるが，複数の要因が影響していることが想定される場合も多い．想定される複数の要因のうち，少なくとも1つが存在すればある結果が生じる場合や，複数の要因のそれぞれが効果を及ぼす場合がある．

　実際に臨床では，一方の方式のみを使用するのではなく，両方式を同時進行的に用いていることが多い．どちらの方式で因果関係を推論するにしても，こうあってほしいという期待が推論を方向づけることが一般的であり，推論のための情報収集の段階からこうした傾向がある．自分の考えに合っていることに向かって情報を収集することがあるため，常に広い視野で，多様なみかたをするよう心がける必要がある．

E 臨床的推論過程と動作分析

1　最初の情報

　臨床的推論過程は，セラピストが患者の問題解決にあたって行う思考パターンである．理学療法の過程における臨床的推論過程を図2に示す．こ

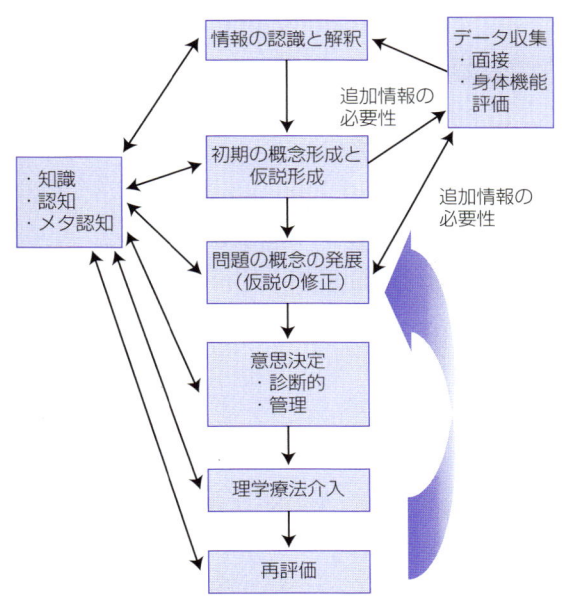

図2 理学療法における臨床的推論過程
〔文献1, p.12より一部改変〕

の過程は最初の情報やなんらかのきっかけから始まる．これらは，たとえば患者の処方箋，依頼状，紹介状，カルテなどの情報やリハビリテーション室に入ってくる患者の様子，待っている患者の様子，病室で横になっている患者の様子などである．カルテや依頼状などからの情報に対しては，それらの情報が理学療法評価の遂行に役立つかどうかを考慮し，どのような機能障害や能力低下が特定されるか，それらは，患者の年齢や性別，診断からみて妥当かどうかなどを，専門的知識や過去の臨床経験から推察する．

2 仮説の形成

これらの最初の情報から大まかな仮説を形成する．最初の仮説は，たとえば，膝関節周囲に問題があるようだとか，安静臥床による歩行の問題が大きいなどのある程度漠然としたものであるかもしれない．また，依頼状などからかなり具体的な仮説が形成される場合もある．この仮説には，身体的な内容のみならず，精神的あるいは社会的な内容も含むべきである．

3 追加情報の収集

最初の仮説を確認し，解決すべき問題を明らかにするために追加情報を収集する．追加情報は面接やいわゆる理学療法評価である．面接では，コミュニケーションに問題のない場合には患者自身に対して行われる．理学療法に対するニーズを同定し，患者の問題を患者自身から聴取することで，治療に対する期待や目的を明確にできる．また，このことは患者との信頼関係の構築に必要であるだけではなく，状況に対する患者の認識や患者の自立心などを推察するうえで必要である．コミュニケーションが困難な場合やその他の目的で，家族などから治療目標に関係した情報を得る場合もある．それらの情報と仮説を比較し，仮説を肯定するデータと否定するデータを明確にすることで，仮説の修正や新たな仮説の追加を行う．この過程は，理学療法診断や介入内容を決定するために十分な情報が得られるまで継続する．この過程では，治療中の患者の反応などを逐次収集し，連続して認知，検討を行う．

4 知識，認知，メタ認知

この臨床的推論過程全体にわたって重要となる要素は，臨床的知識，認知，メタ認知である．知識はある患者の状態からパターン認識を活用するために必要である．これらには，生物医学的知識や治療理論に関連した知識と，日々の臨床で患者中心に経験され，蓄積された知識の両者が必要である．認知とは，データの分析や解釈，統合する能力である．また，メタ認知とは，セラピスト自身が自らの思考過程をモニターする能力である．

5 動作分析の活用

このような臨床的推論過程のなかで，動作分析

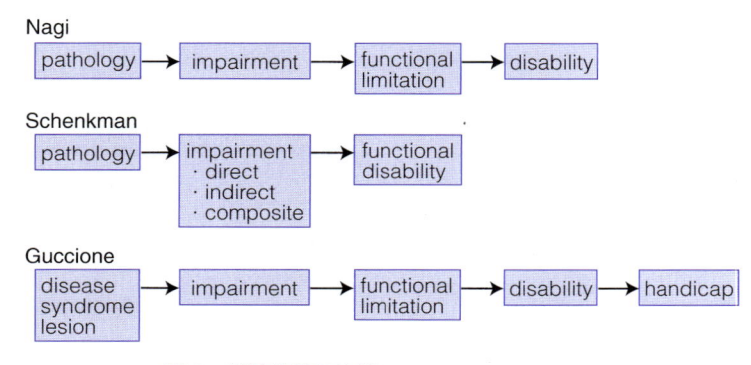

図3 障害過程モデル

```
Nagi
pathology → impairment → functional limitation → disability

Schenkman
pathology → impairment
             ・direct
             ・indirect
             ・composite
          → functional disability

Guccione
disease syndrome lesion → impairment → functional limitation → disability → handicap
```

〔文献 2, p.108 および文献 3, p.102 より一部改変〕

はいくつかの段階において行われる．最初の情報の認識，仮説を確認し，修正するための追加情報としてのデータ収集の段階，理学療法介入中の患者の反応を収集する段階，そして再評価の段階で動作分析が活用される．したがって，どの段階で動作分析を展開するかによって，その目的や何をどこまで分析するかが異なる．

理学療法において臨床的推論過程を展開する際に強調されるべき点は，まず，仮説–演繹的過程であり，思考において患者の背景や関連性を十分に考慮することである．また，セラピストの思慮深い経験を通しての理論的，臨床的知識が必須である．さらに，この過程を論理的に展開し，問題を分析するためには，広い視野で患者の状態を思考するために，身体的，精神的，社会的，文化的次元も含んだ障害過程モデルを用いることが必要である．

F 障害過程モデル

臨床的推論過程のなかで，評価の手段として動作分析を展開する場合に，何を評価すべきかを決定することが必要である．理学療法において，ゴールに向けて直接治療の対象とすべき点は何か．あるいは，どのように取り組むべきか．これらに対して障害過程モデルを活用することが有用である．

障害過程モデルは，慢性および急性の疾病が身体活動，精神活動，日常生活動作にどのように影響しているかを示す．モデルを用いて患者の状態を表すことによって，現在の問題と，それら問題間の関係を検討する．また，理学療法介入によって改善可能な問題か否かを検討することで，介入の主たる対象を明確にすることができる．

1 functional limitation と disability

a. 障害過程モデルの定義

これまでに報告されている Nagi, Schenkman, Guccione の障害過程モデルを図3に示す．用語やその定義は若干異なるが，その主たる経路は一致していると解釈される．

● pathology あるいは disease

ある組織の病理学的変化やその徴候，症状である．これらは，感染，外傷，代謝障害，変性過程などによってもたらされる．多くは疾病による変化であるが，高齢者の場合には加齢に伴う諸組織の変化も含まれる．

● impairment

解剖学的，生理学的，または心理学的構造や機能の問題である．疼痛や筋力低下，関節可動域制限などが含まれる．これらは Schenkman のモデルに示されているように，疾病によって直接発生す

る問題と，不活動による廃用症候群や身体の誤った使用による誤用症候群などの二次的な問題も含む．この一次的あるいは二次的な問題を区別する重要な点としては，一次的な問題は疾病の状態，あるいは器質的変化によって直接発生するため，問題によっては解決困難なことがあるが，二次的な問題は多くの場合，医学的な管理により発生したものと解釈できるため，予防あるいは改善の可能性が高いという点である．

● functional limitation

毎日の生活に使用される基本的な身体活動と精神活動の遂行の制約である．基本的な身体活動には，移動やさまざまな動作，見ること，聞くこと，コミュニケーションなどがあり，基本的な精神活動には，認知や情緒などがある．

● disability

日常の生活のある側面における活動遂行の困難さ，不自由さである．いわゆる ADL や趣味などがこの範疇に含まれる．ADL は食事，更衣，整容，排泄，入浴，移動などの基礎的な日常生活活動である BADL（basic ADL）と，家事や買物，公共交通機関の利用などの地域社会で自立していることに関連するより複雑な活動である IADL（instrumental ADL）に分けられる．

● handicap

disability によって個人にもたらされる社会的な不利益である．

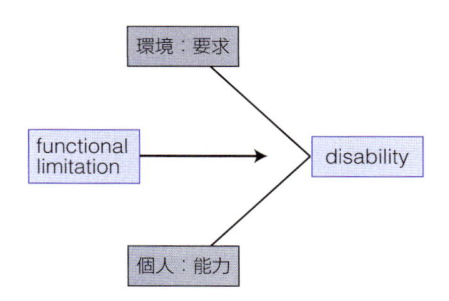

b. functional limitation と disability の違い

これらのモデルにおいて functional limitation と disability を区別しなければならない．前者は状況に依存しない一般的で，個人の能力を示す部分であるが，後者は活動を行う状況に依存し，社会的過程であり行動様式である．BADL と IADL は disability である．これらは社会のなかでの個人の活動である．いずれも基本的な身体的能力や精神的能力（functional limitation）に依存はするが，そのものではない．また，図4 に示すように個人の能力と活動を行う環境によって要求される

図4　functional limitation と disability の関係

ものとの差が disability と解釈される．

高齢者の場合や慢性疾患の場合は特に，障害過程モデル内に示された矢印は一方向だけに進むと解釈するよりは，互いに双方向に関係すると解釈すべきである．たとえば，精神的・社会的に他者に依存的で，BADL が介助であることにより，筋力や耐久性が低下し，基本的な身体活動も低下するといった障害発生の過程も，理学療法介入においては重要視されるべきである．

2　理学療法における障害過程モデル

理学療法における評価および理学療法介入に活用する障害過程モデルを図5 に示した．互いのカテゴリーは双方向性であり，それらに環境的因子と個人的因子が関与する．

たとえば，脳卒中の場合には，障害された部位にほぼ対応した運動障害や感覚障害，筋緊張の異常，構音障害などの impairment が疾病から直接生じると同時に，関節可動域制限や耐久性の低下などの二次的な impairment が加わり，これらが複合してバランス低下が生じる．これらが関与して functional limitation としてのリーチや歩行能力，移乗動作，物の運搬，コミュニケーションの問題がある．disability として BADL，IADL の低下，趣味の遂行が困難となることがあり，handicap として雇用の問題，友人などとの対人関係の制約，あるいは自宅復帰が困難となり施設入所などの問題がある．環境的因子としては，生活する場に関

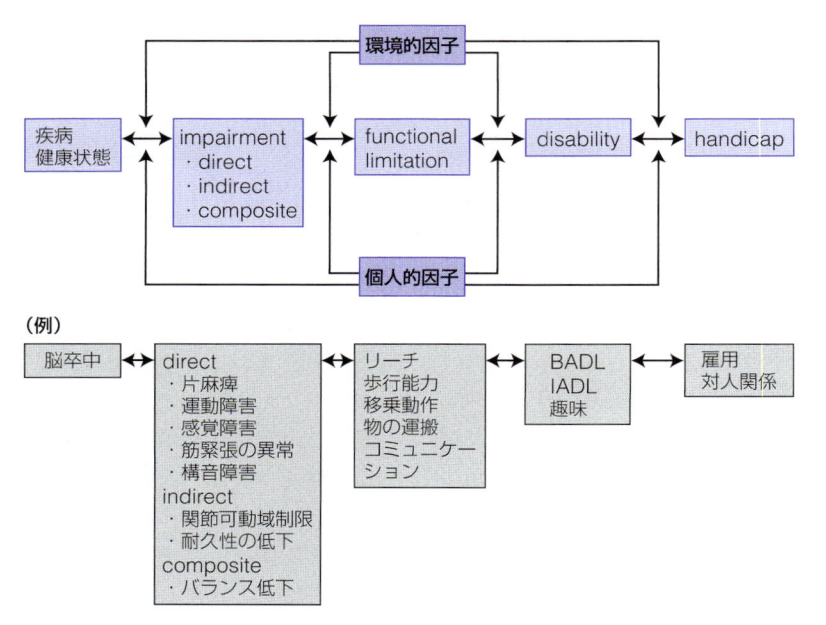

図5　理学療法における障害過程モデル

係した物理的な問題や，家族などの人的な環境，経済的因子などがあり，個人的因子として性別，年齢，性格，行動様式などがある．

このモデルにおいて動作分析の対象は多くの場合は functional limitation に含まれる動作である．動作分析を治療に役立つために展開するには，分析対象の動作から右の方向あるいは左の方向へ推論を展開し，そこで提示された仮説を検証することが重要である．

具体的には，動作分析の結果，問題がある場合には，その問題となる動作が BADL あるいは IADL に実際にどのように問題を発生させているかを確認し，その動作のもつ問題の重要性を検討する必要がある．当然，disability に大きな影響を及ぼしている動作を治療のなかで重要視すべきである．また同時に，動作の原因となっていると考えられる筋力低下やアライメントなどの impairment を評価し，それらが一次的なものか，二次的なものかも検討する．二次的な問題であれば，治療効果も高いと考えることができる．

G 課題指向型アプローチ

動作分析を中心とした理学療法の評価を，効率的に，効果的に展開するために行われる，課題（動作）を中心にすえたアプローチ（task-oriented approach）について述べる．これは，疾病から生じるさまざまな impairment を評価したうえで問題となる動作を検討する流れではなく，動作に対する評価からその原因となる impairment への思考の流れである．

1　評価の3つのレベル

まず，運動行動は以下の3つのレベルで評価される．
①客観的な動作能力の評価
②動作を遂行する際に用いられる方略の評価
③動作遂行に関連した感覚や運動，認知機能に対する評価（図6）

1）動作能力の評価

動作能力の評価は，パフォーマンスをもとにした評価であり，患者の自立度，患者自身や家族な

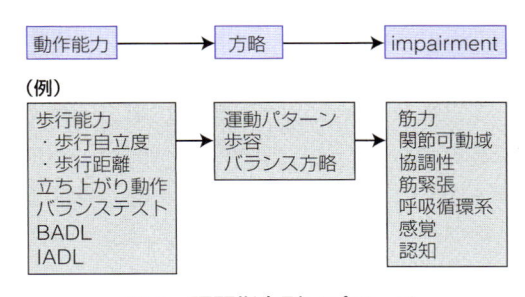

図6 課題指向型アプローチ
〔文献3, p.108より一部改変〕

どによって生活上重要な動作を明確にする．歩行の自立度，立ち上がり動作の自立度やさまざまな姿勢の保持や変換の際のバランスの程度，あるいはBADLやIADLの評価などを行う．これらは，動作の遂行状態の実用性を見極めることが目的であり，その動作遂行が依存している原因は明らかにはならない．そのため，問題となっている動作に焦点は当てられるが，それに対する治療内容は示さない．動作が障害されている原因を検討するためには，動作遂行時の方略の分析を行う必要がある．

2) 方略

動作遂行時の方略では，課題遂行に用いられる運動パターンの評価と，課題遂行に必要な感覚や知覚情報をどのように利用しているか，それらがさまざまな条件のもとでどのように変化するかを評価する．狭い意味での動作分析はこの方略に対する評価を行っていることが多い．患者の動作遂行の状態は，患者の身体的，精神的能力によって影響されるが，課題の内容や提示の方法とそれに対する患者の意欲によっても影響される．また，与えられた課題に対して最も効果的な方略を選択できる患者の能力も重要である．健常者の場合には，1つの課題に対してその際の方略にはいくつものバリエーションをもつことが多い．

人によって異なる方略を用いる場合も多く，同一の人でも状況によって異なる方略をとることがある．なんらかの障害をもつことで，一般にそのバリエーションは減少し，限定的で画一的な方略をとることが多い．

3) impairmentの評価

動作の方略からその原因となっているimpairmentを評価する．神経・筋系，筋骨格系，呼吸・循環系の運動システムと感覚・知覚システム，注意・意欲・情緒などの認知システムに大きく分けられる．どのような機能が動作に影響を及ぼしているかを検討する．そして，それらが疾病から直接発生する一次的な問題か，あるいは二次的な問題かも同時に検討する．

2 解釈の視点

最終的にはこれらの評価に対して解釈を行うが，これは容易ではない．一般的には，正常か異常かの判断を下すが，ここで何が正常であるかという基準を明確にする必要があるが，加齢変化なども考慮すると正常な運動機能と判断する標準を決定することが困難なことも多い．動作を考える際，正常か異常かということよりも，患者が運動や感覚，認知システムに問題を有するなかで，最適な方略を用いているか否かを決定することが重要である．

治療効果との関係を考えると，動作能力，方略の原因となるimpairmentを治療によって正常に改善できる場合には，異常な部分を正常化することが可能であるが，治療効果に限界がある場合には，存在する問題のなかで，動作の実用性や安全性をどのように高めるかが重要な視点となる．

このような課題指向型アプローチを進めることで，動作分析を評価の中心に位置づけることができ，評価を時間的，費用的に効率的なものにすることができる．これらは，演繹的な推論過程であるが，前述したように，これには知識，認知，メタ認知が重要な役割を果たす．

H 動作分析の目的，対象，方法，解釈

　理学療法で行われる評価は，評価自体に目的があるのではなく，あくまでも目の前の患者に対して効果的な治療・介入計画を作成することが目的である．また，評価の展開のなかで，動作分析は重要ではあるが，評価そのものではなく，他の検査・測定と時間的には前後するが並行して行われるべきものである．したがって，あらかじめ動作分析を何のために行うのかをある程度明確にし，その目的に見合った方法や応用をすべきである．前述した臨床的意思決定，推論過程，障害過程モデルと課題指向型アプローチを踏まえ，動作分析の目的，対象とその方法，解釈について述べる．

　これらの展開は1回のみで完結するわけではなく，同時に複数の目的で分析を行う場合や，1回の分析で新たな問題が発見され，それに対して分析を反復する場合などもあり，臨床的推論過程の流れである．表1に主な動作分析の目的，対象と方法を示した．

1　目的

　動作分析は，動作の自立度，動作パターン，環境への適合度を把握するために行う．

1) 動作の自立度

　その安全性，実用性，効率性をみる．安全性で最も重要なことは転倒の危険性の有無であり，心循環器系にリスクがある場合には，その負担度が重要となる．実用性は，実際の生活のなかで動作が機能するだけの応用性，冗長性があるかが問題となり，動作の効率性とも関係する．努力すれば可能な動作であっても，その努力度や時間がかかりすぎる，あるいは動作を行う環境，患者の意欲などとの関係から，日常生活で遂行されるかが決定される．これらは，障害過程モデルにおける functional limitation と disability の関係である．

2) 動作パターン

　動作の方略である．どのように動作が遂行されているかをみることで，問題となっている impairment を推定する．運動，感覚システムの問題が主であるが，認知システムの問題も考慮する必要がある．

3) 環境への適合度

　入院患者の場合には病室や理学療法室が主になるが，在宅の場合には自宅やその周囲のいわゆる住環境での適合度である．また，特に認知システムとの関係で，治療環境に対する適合度を検討する必要もある．さらに，下肢装具や座位保持装置なども環境の1つと考えられる．

2　対象

　動作分析の際に，何をみるのか，分析するのかを検討する必要がある．動作全体の流れをまず観察したうえで，1つの動作をいくつかの相に分け，それぞれの特徴や問題と相の間の連続性をとらえる．また，問題となっている身体の部位が明確であれば，動作中のその特定の部位の運動をとらえるが，その際にもその部位だけではなく，身体の他の部位との関係を把握することが重要である．その典型的な例が代償方法であり，他の部位の使い方も観察する．また，動作に要する時間や速さ，円滑さを対象とする場合もある．

　認知システムに問題のある場合，特に学習能力をみる場合もある．このときには，ある状況で何回か反復した動作が，ある時間経過したあとに再現できるかをみる．時間的には練習した直後のこ

表1　動作分析の主な目的，対象，方法

目的	対象	方法
●自立度	●動作全体の流れ	●観察
●動作パターン	●特定の部位と他の部位の関係	●徒手的操作
●環境への適合度	●代償方法	●機器を用いて
	●学習能力	●場所
	●時間，速さ	

ともあるが，翌日あるいは1週間後のこともある．その際にも直接観察する対象は，動作全体や特定の部位，あるいは代償方法であるが，そのなかで学習の課題としたものを対象としなければならない．

3 方法

多くの場合には観察，つまりセラピストの視覚的情報を用いる．これに加えて，理学療法における動作分析の特徴的な方法は，徒手的な操作とその際の手の感触である．ある動作に対して介助や誘導を行い，そのときの抵抗感や介助量などのセラピストの手に加わる触覚を利用することが多い．同時に，口頭指示に対する反応をみることがある．これらは，視覚的情報に頼る方法よりも，より具体的な治療・介入プログラムを示唆することが多い．しかし，この能力には，臨床的な経験や治療技術の熟練度が大きな影響を及ぼす．

また，簡単な機器を用いて情報を収集する場合もある．特にストップウォッチを用いて動作に要する時間や速さを測定することが容易である．また，メジャーを用いて立ち上がることのできるいすの高さや昇降可能な段の高さを計測するなどの，動作遂行時の環境を定量的に測定しておく．このような定量的な情報を得ておくことで，環境調整の際，治療効果・経過の判断に利用することができる．

このような情報収集の方法と同時に，情報収集する場所も検討する必要がある．運動療法室はある意味で特殊な環境であり，環境への適合度をみるためには生活の場である病棟の病室や自宅などで動作分析を行う必要がある．運動療法室のみで行う場合には，少なくとも動作の実用性や環境適応能力，意欲の程度などから生活の場での状況を推測する必要がある．

4 解釈

本来，得られた情報に対する解釈までが分析である．動作の自立度やその動作パターンなどから原因と考えられるimpairment，すなわち，運動システム，感覚・知覚システム，認知システムのどのような問題が原因となっているかを推測する．そして，個々のimpairmentに対する検査・測定を実施し，動作との関連性を確認する．この作業によって説明がつく場合には，治療の主眼をimpairmentにおくことで，それらが改善するに伴って動作も改善されることが期待される．しかし，動作とimpairmentに差がある場合も多く，impairmentが比較的軽度にもかかわらず，動作がより障害されている場合に解釈を困難にする．

その場合，治療に有効な動作分析を行うためには，動作環境を変化させることで特に動作パターンが変化させられるかをみることである．動作環境には物理的な環境だけではなく，セラピストの口頭指示や徒手的操作の内容および方法なども含まれる．それによって，どのようなときに動作パターンが変化するかを注意深く観察することで，治療の手がかりを見つけることができる．

特に動作パターンを観察する場合，同一の患者で1つの動作でもバリエーションがあるため，細かく観察することのみが重要ではない．ある動作において重要な部分とそれに付随した部分がある．たとえば，寝返りや起き上がり，立ち上がりなどの動作においては，体幹の運動に着眼することが重要であり，上下肢にみられる運動は付随的なものである．また，着眼した動作パターンがどのようなときに再現されるか，異なる姿勢や動作においても共通して観察される運動があるかをみることも重要である．

また，観察された動作が正常か異常かを解釈することが重要ではなく，患者の動作の実用性や効率性をどうしたら改善できるかを思考することが重要である．どのような状態で動作する場合も，そのことが患者にとってなんらかの価値があると考えたほうがよい．その価値を思考することが患者を理解するために役立つ．

I 実際の流れ

患者の状態やこれまでの理学療法の経過などによって，動作分析を行う状況，目的，方法は異なる．ここでは，理学療法開始時の患者を想定し，前述した臨床的推論過程，障害構造モデル，および課題指向型アプローチをもとにした動作分析の展開について解説する．

1 動作分析施行前の情報

患者の依頼状，紹介状，病棟や外来カルテからの情報を分析する．患者の診断名や手術の内容，現在行われている治療の内容などの情報から，現在の状態を推測する．また，これまでの歩行能力やADL自立度，職業など，これまでの経過情報があれば，より参考になる．つまり，いつから歩行障害が発生し，どのように経緯してきているのか，いつごろから身のまわりの動作に介助が必要となっているのかなどを把握し，現病歴と比較してそれらの原因も推測する．この際，複数の疾病を有している患者も多く，理学療法に依頼された診断名だけではなく，他の医学的状態も含めて把握できるとより有用である．

さらに患者の同居家族やあるいは独居なのかなどによって，求められる社会的な能力を考え，それに必要となる動作能力を見極める．

以上の情報から現在の状態を障害過程モデルに当てはめ，どのような問題が考えられ，どのような関係が成り立っているかを推測する．

2 観察と面接

患者が理学療法室に入室するときや，患者の病室をセラピストが訪れたときに患者の状態を観察する．これはなるべく自然な状況で行うことが望ましい．観察すべきことは，まず，セラピストの存在に対して患者が気づくかどうか，また，そのときの表情などの反応を観察する．これは認知機能の大まかな把握となり，患者の意欲や見当識（人，場所，時間），言語能力，コミュニケーション能力，あるいは記銘力などの指標となる．見当識に問題のある患者では，新たな運動課題の学習や再学習，あるいは治療に対する理解などが困難な可能性がある．身体的には体の姿勢，アライメント，四肢の位置などを観察する．この状態から全身状態，筋力低下や筋緊張の異常の影響の有無をみる．また，装具や車いす，眼鏡，補聴器，杖などの歩行補助具などの有無から，筋力低下や視聴覚の問題などが想起される．

同時にコミュニケーションが可能な患者であれば，現在の状態やそれに対する患者の認識やニーズを聴取する．また，このときの患者の表情からも患者の心理面も推測される．家族がいる場合には，家族からできるだけ客観的に現状を把握し，それに対する家族の心理面も同時に把握する．これらから，事前の情報で不足している社会的背景や経過などの情報を補足する．

これら観察や面接のなかからのきっかけを出発点として，直接セラピストが患者の身体に触れたり，口頭指示にて運動を確認するが，このときの運動に反応する能力（言語的，四肢の運動，体幹や座位バランスなど）をみる．

これら患者から直接得られた現実の状態と，事前の情報から推測した状態の比較を行い，それが大きく異なる場合には，その原因を推論する．その原因は大きく医学的な管理に問題がある場合と，明らかとなっていない患者自身の問題が背景にある場合がある．

ここまでの情報や観察および面接の結果，特に問題となる動作，つまり動作分析を行うべき対象となる動作を決定する．

3 動作の観察

理学療法において一般的に評価，治療の対象となる基本動作は，寝返り，起き上がり，座位保持，移乗動作，立ち上がり，立位の保持，歩行，階段

昇降などの動作である．これらは，多くの患者でADLを遂行するために不可欠な動作である．

　最初に，動作の自立度（安全性，実用性）を観察する．この際，たとえばベッドの種類やベッド柵の有無，いすの種類と高さなどの環境的因子によって自立度が影響される場合がある．どの動作が比較的容易で，どの動作が困難なのかを明確にする．そして，困難な動作については，動作パターンの観察を含めて数回繰り返し観察することで，これまでに経験したことがないためなのか，なんらかのimpairmentによる影響なのかを判断する．経験したことがない動作であれば，環境的因子も考慮して数回の繰り返しで自立度や動作パターンに変化があるかもしれない．また遂行可能な動作であれば，実際のADL場面で用いられているかどうかも情報収集することが望ましい．

4　impairmentに対する評価

　動作観察によって遂行困難な動作分析について，原因と考えられるimpairmentを推測し，それらに対する評価を行う．それらは，関節可動域制限，アライメント，筋力低下，協調性，筋緊張の異常，呼吸・循環系機能の低下などの運動システムや，感覚・知覚システム，あるいは注意力，理解力，記銘力などの認知システムなどである．これらは動作の観察と並行して推測する必要があり，原因と考えられる項目について個々に評価を行う．

5　解釈と治療プログラムの作成

　まず，障害過程モデルにおいてfunctional limitationとdisabilityを同定する．社会的背景を考慮して，社会的に要求される能力と実際の能力の差を明確にし，それらに関連するfunctional limitationである問題となる動作を明らかにする．そして，その問題となる動作に関連するimpairmentを整理し，疾病から直接発生しているものか，二次的に発生しているものかを判断する．さらに，理学療法によって改善の可能性が高い問題かどうかを判断する．また，1つの動作に対して複数の原因が想定される場合が多く，それらに対して並行して働きかけるのか，どれかの原因に絞って当面働きかけるのかを決定する必要がある．

　このような解釈や分析を通して，impairmentに対するプログラムを主体とするのか，動作そのものに対するプログラムを主体とするのかを決定する．

　また，プログラムによる効果や障害過程モデルの妥当性を検証しなければならない．そのためには短期間プログラムを遂行し，その後に焦点を絞った再評価を行い，障害過程モデルやプログラムの修正を行う．

　臨床における動作分析において最も重要な点は，どのような動作を問題とするのか，さらに動作のなかに問題があると判断するかである．いかに詳細な観察を行ってみても，その結果に対する解釈が不十分であれば，治療には役立つものではない．解釈，つまり問題の認識にはあるべき状態についての知識や考えがなくてはならない．それには，正常な動作の方略に対する知識も重要であるが，実際に障害を有する患者の実際の状態において，どうあるべきなのかという臨床的経験を蓄積した知識が必須となる．そして，セラピストの意思決定や推論過程を活用した，効果的な治療に役立つ動作分析を展開する必要がある．

●引用文献
1) Higgs, J., Jones, M.: Clinical Reasoning in the Health Professions. Butterworth-Heinemann, 1995.
2) Guccione, A.A.: Geriatric Physical Therapy. Mosby, 1993.
3) Shumway-Cook, A., Woollacott, M.: Motor Control. Williams & Wilkins, 1995.

●参考文献
1) Bennett, S.E., Karnes, J.L.: Neurological Disabilities. Lippincott, 1998.

III 動作分析の実際

1 急性期脳卒中片麻痺患者の適応活動の分析から考えるアプローチ

1 情報

85歳，男性

脳梗塞右片麻痺で病巣は大きく，失語症を伴っている．既往として高血圧，心不全，糖尿病，慢性気管支炎，発作性頻脈がある．1人暮らしであったが，毎日娘が見に行っており，性格は頑固ながら身辺については清潔好きで几帳面だった．

2 予測

①高齢で合併症を伴っていることからリスクが高く，リスク管理が重要．肺炎をすでに併発しており，痰貯留や吸引刺激による咳などで，全身の屈筋が優位になりやすい．
②病巣から片麻痺，失語症は重度であり，また，意識障害もあるため本人の潜在能力をチェックする際には，健側（非麻痺側）はどの程度適応した動きがあるのかからみていく．
③安静度はベッド上フリーとなっているが，座位，立位および抗重力姿勢をとると，片麻痺としての問題が顕在化することが予測される．

3 展開

a. ベッド上背臥位での自発的動作からの分析

①健側上肢は，治療上抑制されているが，抑制帯を常に引っ張ることにより，健側上肢を介して大胸筋，頸部筋，喉頭周囲筋が連結され，喉頭，下顎の健側偏位や胸郭の拡張障害を引きおこしている．

PTメモ：抑制帯の使用は，このような機序で非対称性変形を助長しやすく，また，このことが呼吸，発声，嚥下にも大きな影響を与えていると思われる．

②健側下肢は，膝屈曲位をとり，片足ブリッジ様に骨盤の患側方向への回旋を行う．

PTメモ：現状で殿部圧迫刺激から脱出する唯一の方法のためか，ブリッジ活動を行いがちである．

③治療のため早期の頭部挙上が禁止され，枕もはずされている．また，上記のブリッジ活動の支点が後頭部になるため，頸過伸展位となり，それに連動して開口位持続となっている．このため，しばしば咽頭部に痰および唾液が落ち込み，気道を狭窄し，努力性呼吸となったり，咳をして喀出をはかるも自力喀出困難であった．

PTメモ：呼吸補助筋の短縮で胸郭は吸気位となる挙上位をとり，有効な咳がしにくく，喉頭偏位や口唇閉鎖不全のため嚥下も困難であった．

b. 誘導による動きを通した分析

　失語症および意識障害があり，右側無視傾向もみられたため，口頭指示を多用せず感覚を通した直接的誘導を行い，その反応を中心に分析した．
①健側上肢の感覚に基づく活動
- 抑制帯から手をはずす際の健側手の協力動作[*1]はみられるが，スムーズに手が抜ける方向を探せない．
- 手がはずれたあとは，顔面に手を伸ばし鼻腔カテーテルをはずす．これは不快から脱出するための動作だが，治療上抑制帯を使用せざるをえない．
- 壁を触らせてから，そこまで手を伸ばすよう要求すると，その方向へ手を伸ばしはしても壁を探索できず，視覚的確認も生じない．目と手の協調は不十分である．
- 両手を組んで挙上する動作は，最初は健側手が患側手をきちんと把持できず，健側手指が伸展位のままであったり，患側手との重さの釣り合いをとって挙上することができないこともあるが，数回誘導すると，介助しなくても正中方向に挙上できるようになる．

　このことから，健側手は条件の変化に適応して動きを修正する能力があると判断し，この分析をもとに清拭用タオルでの顔拭きや，シェーバーを使ってのひげ剃りも誘導にて後日試行するようプランニングした．

②寝返りを通した全身の動きの分析
- 健側上下肢を空中に誘導し，空中保持を要求しながら患側を下にする寝返りを通してテンタクル活動を要求したところ，わずかに保持できた．頸部の屈曲，回旋不十分，健側肩甲帯の硬さがあるため可動性を引き出すように治療しながら，徐々にアクティブな活動を要求し，支持面の変化に伴った健側肢のバランスとりや，患側支持性の確認を行った．

---
*1：理学療法士が行おうと誘導する動作に患者が協力する動きをすること

- 患側上肢を誘導して（骨盤は回旋位をとっておき），健側下への寝返りを誘導すると，数回繰り返すなかで患側肩甲帯を回旋してくる動きがわずかに認められるが，これは脊柱伸展を伴う代償動作であった．

　このような場合には，わかりやすい動作として，寝返りから初期の動く経験をうまく入れていく必要性がある．

③抗重力肢位のなかでの動きの分析
- 起き上がり時に，健側上肢の協力動作はみられるが，健側下肢はそれを阻害する動きを示すこともあった．
- 端座位では，より安定した姿勢をとるために，PTが患側殿部を前方へ引き出そうとすると健側殿部への重心移動は抵抗感があり，端座位保持でも健側上下肢は患側へ押す傾向がみられ，姿勢が崩れてもその出力を修正できなかった．

　PTメモ：健側横に理学療法士が体側をつけて座り骨盤から安定感を与えると，徐々に健側上下肢の過剰努力は低下し正常化したことから，これは患側の感覚障害による一過性の過剰代償としての現象で（いわゆるPusherではなく），安定した環境下では適応できる能力をもっていることがわかった．

- 介助立位をとる際は，健側下肢が患側へ向かって押すだけでなく，きちんと伸展せずに屈曲位で同時収縮する傾向にある．しかし介助にて伸展位をとると，患側足底がきちんと接地しないことから，患側足部の硬さがこのような立位姿勢を生んでいたことがわかり，足部の可動性をつくるなどの条件を整えて行う必要性を感じた．また，立位から座る際，座面を確認するよう視線を向け，リーチしたり，ベッド上のシーツのしわを伸ばしたり，臥位になる際の枕の位置を確認する様子がみられた．このことから立位のような刺激の高い抗重力肢位をとっていくことで，覚醒度の向上や場面に合った動作経験の学習に有効である

ことがわかった．

4　問題点および治療方針

　このケースでは，片麻痺としては重度で感覚障害を伴っていながらも，高い潜在能力がうかがえる反応を示していた．しかし，高齢で合併症も多く，意識障害，唾液処理の失敗による誤嚥性肺炎，治療環境による非対称性の悪化，社会的背景から高いゴールが必要であるなど，リハビリテーションの阻害因子は多かった．

　積極的治療が行えるようになるためには，以下の条件が必要であった．
① 全身状態の安定：肺炎，熱発の改善，覚醒向上
② 治療環境の改善：抑制帯不要となり，良肢位が保持される．
③ 異常発達の予防と良好な動きの経験による適応行動の形成

　上記の目的のため，以下のようなプログラミングを行った．
- 呼吸理学療法
  ・健側上肢の動きから，胸郭・頸部の動き，脊柱の伸展を含めて可動性を改善し，呼吸しやすい条件をつくる．
  ・痰を排出するようvibrationを伴うsqueezingおよび体位を変化させる．
  ・体位は痰を移動させるために健側下半側臥位とし，咳を有効に働かせるために患側下半側臥位をとるなど考慮し，上記アプローチを1日数回施行した．
- 健側上肢の感覚に基づく出力調整を要求する活動として，清拭用タオルでの顔拭き，シェーバーを顔面へ誘導してのひげ剃りや両手挙上動作を行った．
- 全身の動きのなかでの両側活動として，寝返り～起き上がり，座位～立位を安定した環境下で経験する．
- 良肢位の指導：支持面の多い体位をとらせることで痛みを減らしたり，健側下側臥位をとらせることによって排痰を容易にすると同時にクッションを抱かせて，穏やかな健側手の行動制限を加え，抑制帯を使わずに済むような方法など，有用な良肢位を家族に指導した．

5　まとめ

　急性期片麻痺患者は早期のリスクが高いため，呼吸理学療法や関節可動域運動，段階的起座などの予防的アプローチを中心に治療が行われることが多い．しかし早期から潜在能力を評価し，治療中につくり出される誤適応を予防するために，残された機能を引き出すような動きを支援しながら経験させ，両側活動のイメージをつくっていくことも重要である．患者の自然な動作のなかにみられる予兆を観察し，そこに介入して反応を分析し，何をするべきかといった点に結びつける動作分析が，急性期においても重要であると考える．

復習・練習問題

　このケースの経験から，急性期の治療場面における健側上肢の抑制および頸伸展位の臥位姿勢が与える影響について考えてみよう．

問題1

　一側上肢遠位端を固定した臥位をとり，引く活動をした際，以下の身体部位にどのような筋活動が生じるか観察せよ．
① 頸部　② 胸部　③ 脊柱　④ 骨盤
⑤ 対側上肢　⑥ 対側下肢

問題2

　頸伸展位で背臥位をとった場合，下顎，舌，舌骨，喉頭などの解剖学的位置関係と，頸部の呼吸，嚥下に関与する筋群との関係から，呼吸運動や嚥下運動にどのような影響が生じそうか考えよ．

2 セラピストの徒手的誘導で動作しやすい条件を分析し問題解決できたケース

1 本症例の動作分析のポイント

- 腕神経叢引き抜き損傷と診断されながら，約2年間一側上下肢の不快感および脱力感に苦しんだケースに対し，治療の糸口を見つけるために治療を通して動作分析を行った．
- 不快感を軽減する条件を見つけ，それによる動作の変容の度合いから問題点を特定し，それに対する直接的アプローチや，ベルト類の工夫による条件の再現により，パフォーマンスが変化することで仮説を証明した．
- 肢位や与えた条件による反応の変化により，上肢の問題が体幹や下肢に影響し合って異常発達していたことに気づくことができ，悪循環を断つことでより根本的な問題解決ができた．
- 患者自身も，この動作分析の過程を通して自分の身体に生じている問題の原因を把握でき，自己管理能力の向上，自信の回復につながり，治療効果を維持することができた．

2 情報

a. 患者紹介

34歳，女性（未婚）
事務職は休職中．両親と同居
約2年前，交通事故による頸部挫傷から神経症状改善不良にて腕神経叢引き抜き損傷と診断された（頸部MRI上特に所見なし）．
他院で高頻度（週5回）の理学療法を2年間施行されたが，頸部〜肩甲帯の不快感および左上下肢の脱力が改善せず，家事手伝いも片手動作で不十分，日中の活動性も低い状態のため当院を紹介され，週1回の外来理学療法を開始した．

b. ニーズおよび現状

努力して左上下肢を動かそうとしているが，常時存在する不快感がさらに強まり脱力するため，上肢挙上，左手指使用困難，歩行時も跛行がみられ，しゃがみ動作，自転車駆動，走行も困難である．同一姿勢保持でも不快感が増悪するので，この不快感がとれ，筋力が回復しないと今後のことは考えられないという．しかし，周囲からは麻痺はプラトーと思われ，不快などの訴えは精神面の問題もあるのではと指摘され，本人も自分に原因があるかもしれないと自信がもてない状況であった．

3 予測

未婚の若い女性が納得して社会復帰（復職）するには，見かけ上の問題としても動作の非対称性の改善が必要であろうし，機能上の問題としても両手活動（コンピュータ操作）が必要であろう．また，それ以前に，仕事に戻らなくても，年齢相応の日中の活動や家事動作が行えない原因となっている不快感を軽減する手段は，臥位をとること以外に他の手段が見つからない状況にある．したがって，以下の点に着眼し，動作分析を進める．

①不快感は前面に出て潜在能力を隠しやすい．何が原因で出現するのか法則性を探す．
　PTメモ：どんな条件で除去できるかのヒントとして．
②末梢神経麻痺は実際どの程度存在し，その回復はプラトーなのかを確認する．
　PTメモ：不快との関係は何か．廃用症候群の要素は．
③不快やそれによる脱力の訴えは，不定愁訴やヒステリー症状のような精神面の問題の要素があるのか．
　PTメモ：自然な活動と治療中の動作の間に不適合はないか．機能を反映した動作か．
④診断名と臨床所見との不適合はなぜか．片麻痺のような状態であり，下肢や体幹，舌音の構音

障害もある．

PTメモ：全身の相互関係として，頸～左上肢の障害の影響が二次的につくり出しているのか．重複障害が異常発達により生じている可能性が高く，その発達過程を解明し，悪循環から脱出するにはどうしたらよいか，また，治療に対する反応を踏まえ，どこで手を打つべきかを検討する．

4 展開

a. 形態および姿勢分析

- 下顎の左側偏位
- 胸郭の変形と骨盤の左前方回旋位で腸腰筋短縮，骨盤挙上による見かけ上の脚長差
- 左肩甲骨の外側上方偏位

臥位は安楽肢位だが，上記形態上の変化は存在する．座位は，骨盤後傾して，左側屈・後退を含む脊柱CカーブをとÔ，立位は同傾向を示しながら右側へ重心偏位し，左側支持を減らしている．この時点では，生来積み上げてきた反応による左右差（feno type）の要素も含まれる可能性があることを前提としながらも，症状に影響され，異常発達してきた結果生じている部分としてとらえた．

治療効果を確認するために，
①下顎の位置修正へのアプローチ
②胸郭修正した対称位での保持収縮，または上肢パターン，下部体幹，下肢パターン時の修正をチェック
③腸腰筋，股内旋筋ストレッチング，左側体幹の伸張
④左肩甲骨の位置の徒手修正

を行ってみると，③，④の2項目のアプローチにて不快軽減＝快刺激となり，突破口を見つけることができた．

b. 自然な活動を通しての動作分析

チェックされていると認識していない来室時・退室時の歩行，会話における発語，理学療法準備時に靴・上衣の着脱や起居動作をみることで，訴えと症状がどの程度日常に影響を及ぼしているかを確認する．

1) 会話における発語動作

フリートークでは口唇・下顎の動きが乏しく，ラ行のような舌音の構音や変換時に努力を要し，その際，頸伸展，左側屈・回旋や口唇・下顎の非対称を強めやすい．不快症状出現後は，声量低下し，口唇・下顎の動きはさらに低下，最低限の単語レベルでの応答になってしまいやすい．

PTメモ：印象としては，頸部～左肩甲帯間を広げないよう緊張させていることが構音や声量に影響しているようだ．

2) 準備動作

慣れた身のまわり動作としては，右手中心に，狭い可動域のなかでは比較的スムーズに左手も使いながら行えており，その範囲で不快の増強はない．起居時も，体幹の回旋が入らないよう気をつけているようだが，動きとしてはスムーズである．

3) 歩行分析

自分のペースで動いているときは跛行は目立たないようコントロールされている．歩幅は小さく，スピードはゆっくりと，左肩甲帯・骨盤帯とも後退した位置を中心に体幹回旋が生じないよう，左上肢の振りはなく，左骨盤上に手を乗せることが多い．頸～胸椎は屈曲位で，左立脚期は軽度左側屈が入りやすい．不快症状出現後は，上記傾向が顕在化し跛行を呈する．

以上の観察結果より，日常頻度の多い動作のなかでは不快感が増強しない範囲を認識し，自然と不快が生じないパターンを身につけており，比較的スムーズな動きに見える．しかし，許容範囲は狭く，理学療法時，指示されたことに対し，どう動いたらよいのかわからないというような反応や，そのなかでの失敗による不快感の出現で，自信がもてなくなっている様子が見受けられる．

c. 指示・誘導下での動作分析

1) 上肢挙上動作

●支持下での動作

　端座位で左上肢前方挙上を行うよう指示すると，運動は手指伸展，手背屈から始まり脊柱左側屈，後方回旋しながら，肩水平外転方向へ挙上していく．下ろす際，肩甲-上腕間は一体化し，肩甲骨は胸郭面で引っかかり頸部は左側屈しながら防御するも不快感が出現する．この際，右上肢は脊柱の非対称を強めないよう制御していると考えられるが，両手挙上では，その制御ができず体幹の動揺は顕著になる．また，背臥位では比較的安定するため動揺は生じないが，同じ傾向の動作パターンである．

●徒手的誘導下で不快なく活動できる条件

■右下側臥位条件

　股膝屈曲位で骨盤回旋が生じない安定した肢位で，外側上方へ偏位し内側縁が浮き上がっていた左肩甲骨の位置を徒手的に修正すると，不快が消失した．動作指示を入れないのに上肢挙上運動を始め，上腕の動きに合わせて肩甲-上腕リズムを保障すると，全可動域にわたって左上腕を動かすほど楽な感じが生じる．ここでは，前鋸筋，大円筋，小円筋，大・小胸筋の短縮から，修正にはかなりの力を要し，上肢の動きに合わせて，上腕骨―肩甲骨が一体化して胸郭上を外側上方へ偏位しようとするのを分離させるためのテクニックを要し，限局された援助でしか成功しなかった．このことから，大・小菱形筋，広背筋，僧帽筋（下部）などの筋が肩甲骨の胸郭上のアライメント保持にうまく働いていないことがわかり，逆に，それ以外の上肢筋は，不快感がないと廃用性の筋力低下レベルの問題しかないこともわかった．

■端座位条件

　同様の肩甲骨の位置を修正するだけでは挙上できず，脊柱の左側屈および右胸郭後面の膨隆を防止しながら，胸腰椎の伸展をサポートすることを併用すると，左上肢挙上や頸部の動きが出現し，不快はかなり軽減した．

　これを応用し，胸郭下部～骨盤にかけて軟性コルセットで固定し，左肩甲帯を右側へ引き寄せるようにベルトをした状態では，上肢挙上には固定力不足ながら，座位での不快軽減，左下肢の出力増大，歩容の正常化につながった．

■横座り（左下）条件

　左体幹伸張位となる右側屈位になると，上肢挙上可．握力右29 kg，左9 kg → 右29 kg，左20 kgへと即時出力向上がみられ，上肢のしびれの減少，グリップ後のリリースの容易さも出現した．この経験は，日ごろの不快感軽減，歩容改善のため軟性コルセットを購入したり，自己上肢挙上練習として，右手で右胸郭を固定しての左上肢挙上の獲得へ結びつき，日常で治療効果を維持させる足がかりとなった．

■腹臥位条件

　左肩甲骨下制，内転筋へのダイレクトなアプローチとして，後方挙上（伸展），水平外転，前方挙上（屈曲）の最終域での保持収縮練習として行ったが，保持しやすくなる条件を探索し，右骨盤の下制，前方回旋方向への固定や，同じ条件となる右大腿を下方へ牽引しながら右股伸展，内旋方向へ固定すると，左上肢挙上に必要な体幹の左後方回旋がしやすいことが判明した．逆に考えれば，左股屈曲・内旋筋の短縮の存在は，右股伸展・内旋を阻害し，より左上肢挙上をしにくくしているといえる．

2) 歩行動作および関連した下肢動作

　指示下でも自然な活動のなかでの歩容と変わらず，軟性コルセットを装着すると歩幅増大，左右の上肢の振りが出現する．このことから，コルセットなしでも右手による側胸部固定での歩行で近い効果を出せることに結びついた．

　また，端座位で左股関節を下方に牽引しながら外旋方向へ誘導すると，左上肢の不快が軽減することをヒントに，骨盤帯＋股外旋誘導ベルトを装着すると，上肢挙上，歩行の改善に加えて，走行，しゃがみ動作，片足立ちの安定がはかられたが，自

転車駆動および両足ジャンプは困難であった．

この動作の観察から，足–膝–股の分離した協調運動が阻害されていることに気づき，左外側ハムストリングスの圧迫で，膝伸展位での足背屈がスムーズになることから，大腿下1/3に圧迫ベルトを追加し，自転車駆動，両足ジャンプも可能となった．

これらの条件を除去すると，即，動作における異常性が出現するため，ベルトが代償した機能を整理して，アプローチを展開していった．

5　問題点および治療方針

a. 問題点

①左肩甲骨下制，内転筋群の麻痺
　上肢活動に同期して肩甲骨が外側上方に偏位して神経を圧迫し不快感が出現するため，肩甲骨の偏位が生じないよう動作がプログラム化されていると考えられる．たとえば，全身の活動レベルを下げることで左右の分離をはかり，右側の活動が左側に影響しないようにしたり，体幹の回旋や胸椎伸展を避け，脊柱左側屈・後方回旋位で胸郭上の肩甲骨の重力方向に対する見かけ上のアライメントおよび筋の走行方向を変更することで，小さな範囲での上肢活動を許せるよう常に準備していたとも考えられる．また，理学療法場面でこの範囲を超える動きを要求すると不快が出現し，逃避反応の強化，自信喪失，反射性筋力低下をまねいてしまっていた．

②左大胸筋や前鋸筋と筋連結をもつ筋の活動により左肩甲骨を引き出されないよう，これらの筋群を抑制的不使用にしていることが習慣化することによって左腹斜筋群の麻痺様状態，およびそれによる体幹不安定性がさらに上肢活動条件を悪化していると考えられる．骨盤–胸郭間の連結は，左腰方形筋などによる左側屈中心であった．

③左胸郭の後方回旋によりバランスをとるため骨盤は左前方回旋位となり，左股内旋筋，左腸腰筋の短縮条件をつくった．これにより下肢の動きが不快感に結びつきやすかった．

①は診断名や受傷機転からも一次的な問題だが，不快からの逃避過程で全身の姿勢応答パターンとして②，③が重複化し，片麻痺者のような問題を呈していたと考えた．①の解決策として，肩甲骨のアライメントを他動的に修正できても，抗重力肢位では，上肢活動条件である体幹の活動が②，③により阻害され，悪循環をひきおこしていると考え①〜③すべてにアプローチをして，もともとの問題である①がどの程度潜在能力をもっているか，一定期間の治療効果で判断し，①の問題が残る場合でも全身への影響を最小限にすべきと考えた．このため，不快のない運動経験による自信回復，快刺激の強化による情緒的変化，自己の身体に対する知識の向上により自己管理能力が向上し，治療効果が維持されながら進むようなアプローチをする必要があった．

b. 治療プログラム

①に対して
- 全身の抑制から本来の活動水準に戻すための準備として，健側上下肢の固有受容性神経筋促通法（proprioceptive neuromuscular facilitation; PNF）パターンによる促通
- 肩周囲筋のアンバランスの改善，正常な肩甲–上腕リズム下での活動経験のために右下側臥位，肩甲骨アライメント修正下での左上肢活動
- 左肩甲骨下制，内転筋へのダイレクトな筋力強化として，
  ・腹臥位で左肩伸展–内転–外旋位での空中保持およびその位置までの後方挙上
  ・肩水平外転，肩最終屈曲位での挙上
  ・PNFの肩甲帯後方下制パターン

②に対して
- 左体幹の筋力および可動性の改善のため，
  ・PNF骨盤帯後方下制–肩甲帯後方挙上の組み合わせによる全伸展パターンから骨盤帯前方挙上–肩甲帯後方下制など体幹回旋を伴うパターンへ

- PNF 体幹下部パターンの中間域での等尺性収縮と求心性収縮，遠心性収縮の組み合わせ運動
- 腹斜筋トレーニング
● 胸郭−骨盤間の連結機能の改善のため
  - 四つ這い位バランス練習
  - 腹臥位で匍匐(ほふく)運動
● 日常生活における不快軽減と活動量向上のためのコルセット装着指導

③に対して
● 二次的な硬さによる下肢から体幹に与える影響をなくすため，腸腰筋，股内旋筋のPNFのhold relax手技を用いたリラクセーションおよびストレッチ
● 足部の動きの改善のため，PNF 左下肢屈曲−外転−内旋パターン（膝屈曲を伴う）での外側ハムストリングスの促通
● 不快感が出現しない条件下での活動経験による自信回復のため，外旋誘導ベルト＋大腿下1/3のベルト圧迫でのパフォーマンス再学習（走行，歩行，ジャンプ，自転車駆動など）
● 治療効果の維持のための自主練習として，
  - 日常生活における股内旋筋ストレッチ
  - 左下横座りでの左上肢使用指導

6 帰結

問題点を絞ってアプローチしてから2か月後には，常時存在していた不快感は消失し，コルセット，ベルトなどがなくても走行，自転車駆動などを行えるようになったため，日中の生活範囲は広がり，家事も両手で行えるようになってきている．しかし，肩甲骨のアライメント異常は改善したものの，残存しており，体幹の不安定性および以前の動作パターンの記憶から，注意していないと逃避パターンが出現してくる現象がみられるため，さらにフォローアップが必要である．

アドバンスドコース

われわれはよく事前情報から予測して領域を絞り動作を観察するが，ケースの呈している症状への意味づけは，数少ない知識をもとに行ってしまいがちで，多くの事実が示す法則性から意味を考えていけるよう諸動作を関連づけてみていくべきだろう．

この際，観察によって得られた視覚情報だけでなく，セラピストの治療的介入によって手を通じて感覚として得た情報，環境条件を変更して得られた反応およびその継時的変化から，治療すべきケースの問題点を明確化できるよう情報を意味づけし関連づける必要がある．

今回のケースでは，以下のポイントでみていくことができた．

①徒手的操作による不快感の消失がもたらした動作の変化
  ● 不快がないときの動作能力
  ● 不快が生じる際の修正行動
②臥位−座位−立位と抗重力肢位への段階化のなかでどう動作が影響されるか．
③日常的に使用できるもので環境条件を設定し，どの程度のパフォーマンスが可能か．
④援助条件を減らした際の動作遂行度
⑤直接的治療の際に，より効果を引き出す条件としてどんな援助が必要だったか．
⑥1か所の影響がどう全身に波及しているか，また，1つのアプローチがどのような間接的アプローチになりうるか．
⑦難しいパフォーマンスのなかで顕在化する問題は何か．
⑧日常の自然な活動のなかにどの程度治療効果が現れるか．
  ● 動作を行おうとする際の準備反応からわかること（どのように動ける気がしているか）
  ● 情緒的反応（表情，結果に対する発言内容，自分で気にしてやっていることのチェック）の変化

復習・練習問題

今回のケースが呈した症状から，上肢活動条件として全身の関連性を考えることができた．

問題1

① 健常者どうしでも2人1組となり，上肢挙上の左右差を観察し，全身のアライメントチェック，胸郭の形状，肩甲骨のアライメント，脊柱および骨盤と股回旋方向の関連性を調べてみる．
② 左右差の生じている原因を予測してみる．
③ 予測に基づいてなんらかの治療を加え，左右差を変化させられる条件を探してみる．

問題2

座位で胸郭の動き，形状をコントロールして，肩挙上しにくくなる条件，挙上しやすくなる条件を2人1組で探してみる．

3 動作練習から動作を阻害する原因の治療へと切り換え，動作の安定化がはかられたケース

1 情報

a. 患者紹介

64歳，男性，無職

どんな状況でも在宅で介護する覚悟をもった妻との2人暮らし

今回，脳梗塞再発3回目（前2回は，脳幹・小脳梗塞にて軽い失調症状はあったが軽快し，独歩安定にてADLは自立していた）で，中大脳動脈の完全閉塞による広範な病巣により，全失語，右側無視，右重度片麻痺および感覚障害を呈したケースである．

発症翌日より理学療法，6日後より言語療法，9日後より作業療法が開始され，約2か月後には車いす移動レベルを前提に退院前訪問指導が行われた．その後，歩行の可能性が指摘され，理学療法は歩行練習を中心に展開されたが，麻痺側下肢の支持性不良により妻1人の介助では自信のもてない状況であった．発症後3か月半で事情により前任PTより引き継ぎ，新たな目で再評価をして治療的アプローチを行い，約3週間後に再度退院前訪問指導を行ったうえで，室内歩行移動レベルで自宅退院したケースである．

b. 前任PTの問題分析と対応

① 重度の片麻痺と感覚障害に加えて，右側無視も存在することから，姿勢の非対称性や健側（非麻痺側）中心の動作になっているが，麻痺側の改善の見通しも低く，麻痺側への治療よりも動作を通してアプローチすべきと考えていた．

② 動作は起居・移動動作を中心として，麻痺側への注意を喚起しながら，体幹の抗重力伸展活動，座位で骨盤前傾を伴った前方への重心移動，介助下での麻痺側への重心移動などに慣れるよう援助して，トランスファー，介助歩行の介護負担の軽減を反復練習を通してアプローチしていた．

③ 初回訪問指導の内容は，室内移動は車いすと設定したうえで，和室を居室としてベッドを導入，居室掃き出し口にスロープの設置，通路幅拡大のための家具の整理，トイレはL字手すり取り付けまたはポータブルトイレ導入とした．入浴については，シャワーチェアー，バスボードを利用した浴槽の出入りは介助が2人必要となり実用的でないことから，自宅ではシャワー浴でデイサービスの利用がすすめられた．

その後，プログラムの進行に伴い，室内介助歩行レベルへと変更されたためスロープ設置をとりやめた．ベッドが借りられず，自費購入は躊躇している状況であったため，いすを使った床からの立ち上がりを指導し，外泊時はなんとか布団で対応していた．また，前任者から引き継いだ時点では必要な物品の手配はまだ行われていなかった〔靴べら式装具（shoe horn brace; SHB）の作成とT字杖の購入は済んでいた〕．

2 予測

a. 麻痺側の機能について

発症以来積極的にPT，OT，STによる治療が行われてきたことを考えると，機能上の大きな変化は今後とも期待できない．しかしながら，前任PTは，あまりに早期に麻痺側機能へのアプローチから動作中心のアプローチへと移行したため，麻痺側は動作を補助するどころか阻害するようになってしまっていると考えられた．もしそうならば，麻痺側がどの程度動作に参加できる能力をもっているかを確認しアプローチすることが，動作の安定化をはかるうえで必要であると思った．

b. 1人介助では，妻がまだ不安だと感じている要因について

① 日常生活全般にかかわる起居・移動動作が，麻痺側下肢の支持性が低いため不安定であること
PTメモ：支持性が低い原因は，運動麻痺がBrunnstrom（ブルンストローム）Stage IIレベルだからか，感覚障害および右側無視により出力の必要性が生じないのか，ほかに原因があるのか．処方された装具で問題は解決するのか．

② 介護者の動作指示や誘導にうまく従えず，自己修正能力も低いことから，介護の許容範囲を超えるバランスの崩れにより転倒の危険があること
PTメモ：失語症はあるが，非言語的コミュニケーション下での動作誘導における成功経験が十分与えられていなかったのではないか．自己修正能力が低いのは，視覚情報を含めた感覚情報を動作のコントロールに利用することができないからではないか．

③ これまでの指導に基づいた外泊練習は，必要な生活環境の設定は準備されないままで行われており，妻1人介助下でトイレ，入浴を含めた生活全般を楽に行えたという体験はしていない．またベッド導入などいくつかの大きな環境条件が未確定な状況であった．
PTメモ：治療的アプローチを通して具体化された問題点を把握できれば，妻への介護指導，生活環境設定も具体化し，より機能に合った生活レベルに近づけることができ，負担も軽減するのではないか．

3 展開

a. 姿勢分析

1）臥位

●**現象およびそれが示す意味**

- 頸部左回旋位をとりやすく，視点はさらに左側へ引かれやすい（左側への過注意および右側無視の存在）．
- 健側上肢はベッド端を把持し，健側下肢は内転・内旋筋を緊張させている（健側から麻痺側を引き寄せ安定性を得ようとするため，自由に動けない状況にあると考えられる）．
- 麻痺側下肢は，股屈曲–外転–外旋位，膝屈曲位，足部底屈位で軽度の拘縮をつくっている（この硬さが麻痺側が伸展支持しにくい二次的な要素になっている）．

●**対応策**

- 麻痺側への注意を持続させながら，麻痺側下肢の関節可動域運動を行いその拡大した可動域が動作に生かせるよう，特に伸展最終域での持続的な保持収縮を促す．
- 健側上下肢の過剰努力を緩和し，いろいろな方向へスムーズに動き出せる筋緊張にするため，最低限の力で誘導に従うよう要求した．
- 健側上下肢を空中に誘導することで麻痺側の支持面を拡大させ，麻痺側への寝返りを通して支持面の変化が感じられるよう指導した．

●**結果**

- 関節圧縮や伸筋の圧迫などの促通を加えながら運動を反復すると，患側は徐々に収縮力が増大し，さらに収縮が持続することで麻痺側への注

意も持続するようになった．これは準備的アプローチとして有効だった．

- 一時的ではあるが，健側の過剰努力が減少するという効果は得られた．しかし，それ以上に有効であったのは，非言語的コミュニケーション下での動作誘導が可能になったことである．すなわち徐々に動作中に理学療法士の表情や口元を確認しようとすることが減少し，セラピストの手を通した指示に従えるようになってきたのである．

2) **座位**

◉現象およびそれが示す意味

- 健側上肢で体幹を支持し，重心は健側殿部にあり骨盤は後傾して脊柱Cカーブをとり，麻痺側の骨盤は後退して股外転–外旋位となり，足底は外側接地しやすかった．（麻痺側足底から殿部にかけては支持面になりにくく，きちんと体幹を伸展させることが困難で，健側上肢の支持やそこからのバランスどりに依存せざるをえないと考えられる．）
- 他動的修正を加えて，体幹の左右対称化と伸展位（上肢支持なし）での保持を要求しても，体幹を健側に側屈する．また，骨盤前傾と頸椎・胸椎の他動的伸展に対しては抵抗感が強く，硬さも存在する．上肢の支持をはずすと肩すくめの動作がおこる．また，修正のためセラピストの徒手で外力を加えると，そこに寄りかかるような反応が生じた．

PTメモ：垂直軸のずれ，屈曲位でバランスをとることによる二次的な硬さの存在，感覚障害もあり，ハンドリングのポイントやその面積，持続的誘導か間欠的誘導にするかなどに注意を払う必要がある．

◉対応策

二次的に生じた麻痺側下肢と骨盤から脊柱にかけての硬さを除去しながら，麻痺側下肢，骨盤，体幹が支持する動き（たとえば健側下肢を挙上位保持したり，麻痺側の下肢を上に組ませたり，座位での前後への殿部いざり移動など）を通して，麻痺側の支持性を高め，立ち上がり，歩行の準備として健側の動きを可能にする．

◉結果

麻痺側股・膝・足関節に圧縮を加えた状態では，左右の対称性や体幹の伸展保持がしやすくなり，静的姿勢での修正はなんとかできるが，交互動作（殿部いざり移動など）は難しく，麻痺側下肢の支持性が姿勢や動作に大きく影響を与えていることが推測された．

b. 動作分析

1) **寝返りから起き上がり動作**

寝返りは自力でなんとか行えるが，その動作方法はベッド端を健側上肢で強く引き寄せて，健側下肢を屈曲して外旋位に倒し，患側の上肢体がついてこないにもかかわらず体幹を強引に回旋させようとする．また，起き上がる際も，麻痺側が後退したままで必要な修正ができず，健側上肢の力で上半身を起こすため，必要以上の力が必要であった．

PTメモ：こういう動作の反復が，健側を中心とした動作を強化し，動作の交互動作を不可能にしていると考えられる．

◉対応策

麻痺側上肢，肩甲帯，骨盤帯の感覚刺激の入力およびその動きの促通をPNFパターンを用いて行い，健側上下肢による動作を抑制し，麻痺側上肢による健側方向への寝返りを誘導下で行った．

◉結果

誘導下では，麻痺側自体の活動で寝返り方向に回旋してくることは可能になり，Brunnstrom Stage II レベルに合った麻痺側上肢の動きも，空中保持，空中肘屈曲–伸展の随意運動などができるようになった．

2) **立ち上がり，トランスファー動作および歩行動作**

- 健側上肢および健側足底面に重心を移して立ち上がろうとするが，十分前方へ重心移動できずなかなか殿部挙上せず，はずみをつけて立ち

上がると連合反応と思われる麻痺側下肢の屈曲，骨盤の後退がみられ，麻痺側足底は接地不良で，支持した健側上肢も座面から離せず，健側下肢も伸展できない．
PTメモ：麻痺側下肢が立ち上がりに同期して伸展し，安定した支持面を提供できないことが動作を阻害している．

- また，この健側支持による殿部を浮かせた姿勢では健側上肢と体幹が一体化するため，健側下肢のステップ動作による方向転換は転倒する確率が高かった．
PTメモ：これは歩行時も共通した問題で，妻の介護不安の最大の原因であると考える．麻痺側下肢の支持が得られない原因は，健側下肢が麻痺側の重さと回旋コントロール不良を補うため，常に麻痺側を引き寄せ，回旋を止める方向に努力しなければならないことによる連合反応のためと思われた．

- 杖歩行は杖―麻痺側―健側の3点歩行を呈した．麻痺側の振り出しでは，健側股関節を屈曲―外転―外旋位に保持して骨盤を安定させ，杖を大きく前外方について頸体幹を側屈させながら健側上肢で姿勢を安定化させ，目で確認しながら麻痺脚の動きをコントロールする．一方健側下肢の振り出し時には，麻痺脚での体重支持がほとんどなされず，その結果おこる健側上肢の過剰な体重支持は，姿勢や麻痺側の筋緊張をさらに異常にするという悪循環をおこしていると考えられた．しかも，視点は麻痺側足部に固定されたまま異常な姿勢には気づいていないようで，その修正はほとんどなされることがなかった．
PTメモ：麻痺側下肢の支持条件を整えずに歩行練習を繰り返したことにより，麻痺側の支持を当てにしない歩行パターンができあがってしまったと考えられた．

●対応策

- 準備的アプローチとして，麻痺側足底や足・膝関節および周囲の筋などに対し固有受容器感覚への刺激を入れ，麻痺側のみで支持する場面を与えて強調したうえで，殿部挙上までの立ち上がりを上肢支持をはずして行い，両側の活動化をはかる．

- 壁際など空間的手がかりを多くして垂直定位しやすい条件に設定し，また，膝折れしないように安定化させた立位姿勢で，視覚代償をはずして麻痺側へ荷重し，健側をステップすることを繰り返す．これに順応してきたら，上肢の支持なし立位保持からの歩行と練習をすすめる．また，バランスを崩すような操作をして自己修正の必要性を感じさせ，立位・歩行の安定化を試みた．

●結果

- 立ち上がり初期の下肢伸展動作は麻痺側にも得られたが，最終立位までの持続的伸展は困難であった．

- 歩行時の健側の接地音を小さくするよう要求することで，麻痺側伸展支持の改善ははかられた．20m程度の手放し歩行が近位監視下で可能となった．その後のT字杖歩行の安定性は向上し，妻に偏位幅が大きいときだけ修正する歩行介助を指導し，介護負担は軽減した．

- SHBをつけての歩行は足底接地条件を改善し，膝折れ防止に役立つため，日中自宅での使用をすすめた．治療の際は入浴時のことなどを考慮し，装着せずに行った．

c. 再度の訪問指導における生活環境設定

① 実施形態：本人および妻と，PT，OT，在宅介護支援センターの医療ソーシャルワーカー（medical social worker; MSW）が同行し，約2時間かけて以下のポイントにつき実際にチェックしたうえで，介護方法および必要物品を検討し，退院に向けて行うべき準備を総括した．

② チェックポイント
- 家屋への出入り方法
- ベッドの必要性の検討
- 室内杖歩行移動の危険性（段差，ドアの開閉など）

- トイレ手すりの必要性（取り付け可能か）
- 自宅での入浴方法の検討
- 在宅サービス利用など，退院後の生活サイクルについて

③動作チェックから行った指導
- 現在妻が行っている，居室掃き出し口からの出入りといすを利用した床からの立ち上がり動作について：靴を脱いで座位いざり移動で室内に入ったあと，あぐら座りから，健側上肢によりいすにつかまり殿部挙上して片膝立ち位をとるが，前方へ重心移動しにくく殿部挙上までに介助を要した．その際，麻痺側下肢の位置が連合反応でずれやすく，安定した支持基底面をとる位置に修正するのが大変であった．また，片膝立ち位から立ち上がっていすに座る際，麻痺側体幹が前方へ回旋しやすく，殿部挙上が健側下肢の力では不十分で介助を要した．ベッド導入の必要性は明確となり，MSWもベッドの必要性を認識したため，貸与手続きはスムーズに行われた．また，ベッドを置く場所は，エアコンの使える居間とした．また，家屋への出入り口として玄関は，アプローチ前が置き石など不整地だったため選択外となっていたが，改善は容易で，妻は整地する気であったこと，自家用車の乗降にポーチがあり雨でも濡れないなどの利点から，上がり框の20 cmの段差を約40 cmのいすを上に置いて，腰掛けてクリアする方法をとり，家屋の出入りに伴う床からの立ち上がりをなくした．
- 入浴について（図1）：前任PTは，浴槽の向きからシャワーチェアーの位置をaに設定し，健側手はつかまるところがなく立ち上がりが困難なことから患側へ向かって座位いざり移動する方法を選択し，そのためにバスボードも設定した．しかし，いざり移動時の麻痺側下肢の位置変えや，浴槽内につかる際のバスボードの取りはずしなど介助量が多く，実用的でないため，デイサービスの利用をすすめ

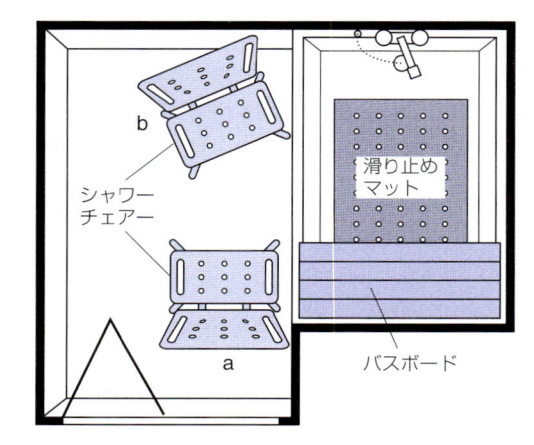

図1 入浴動作時の環境条件（右片麻痺）

る指導をしていた（本人は失語症によるストレスからデイサービスの利用を拒否していた）．健側手が立ち上がりの際に有効に支持できるところ（ここでは蛇口を利用）が健側にあるbの位置にシャワーチェアーを設置し，両下肢を浴槽内に入れ，足底が十分に浴槽底につく位置にずらしておけば，自力で立ち上がることが可能であった．また，この場合困難が予想される浴槽内立位での方向転換も，蛇口を把持した状態では予想以上にスムーズであり，逆動作も含め手をそえる程度の介助で行えたことから，滑り止めマットとシャワーチェアーの購入で妻1人介助による自宅での入浴が可能となった．
- トイレについて：前立腺肥大傾向もあり尿意が時に頻回となることも考え，排尿は尿器で自立することにした．排便はトイレで行えるために，トイレの手すりが必要と思われ，手すりの設置場所について具体的に指導した（しばらく座位をとったあとの麻痺側下肢の伸展が不良であるため）．しかし，尿器を麻痺側下の側臥位で使用する場合，排尿後の尿器を横にあるいす上へ運ぶときにこぼすことが多いため，健側上肢の硬さによる水平保持不良も考え，縦に置けるよう尿器置きの作成をOTに依頼した．

- 室内歩行移動：家の中は狭い空間で垂直定位しやすいこともあり，室内段差程度は安定して，軽介助にて行えることを確認できた．

この指導を通して，妻の不安はすべて解消し，早期に手配した物品が揃って訪問指導の3日後に退院することができた．

4 問題点および治療方針

a. 疾患を前提条件としてケースがもっている問題点

①重度片麻痺では，麻痺側を動かない半身として認識してしまい，動作遂行上役に立たないものあるいは邪魔なものと考えやすい．
②感覚障害のためフィードバックが不良になり必要に応じた出力量のコントロールが困難で，連合反応も誘発されやすい．視覚代償が多くなり，頸椎屈曲から脊柱・骨盤のアライメントが規定されがちとなる．
③右側無視により，両側の情報をうまく統合して姿勢を対称的に保つための左右の相互関係がつくりにくい．
④失語症により，動作指示が入りにくいため自分の行為に自信がもてず，介護者の表情から確認しようとする行為が混入しやすく，非言語的誘導下での動作の成功経験が少ない．
⑤安定した肢位での注意散漫や，不安定な肢位での過剰注意および動く最中の注意の持続障害により，筋出力のon-offを含め，視覚情報や他の感覚情報を動作のコントロールにうまく利用できない．

b. 今までの治療経験およびそれに基づいた生活のなかでの動作経験から生じた問題点

①麻痺側から介助されて他動的に動く経験が多く，自己修正の必要量について正確に入力されていない．
②健側上肢支持および視覚代償を中心としてバランスをとり，全身をコントロールする動作中心に経験が積まれた．
③動作中心の同じパターンの運動により異なった条件に適応する能力は，非言語的コミュニケーションの確立不足で困難であった．
④麻痺側上下肢の動きを感じられず，それに必要な体幹の活動も生じない状態で動作練習を行っても，麻痺側下肢の筋収縮は生じにくい．このため，麻痺側下肢の支持性不良が抗重力姿勢の非対称化，動作の安定性欠如による健側中心のバランスとりと，それに伴う連合反応および連合反応がもたらす二次的問題を引きおこし，さらに支持しにくい条件ができあがり，動作の安定化を阻害していた．

c. 動作の安定化をはかるための治療方針

①麻痺側が動作に参加するための準備としてのアプローチ
　①–1　非言語的コミュニケーションの確立による環境適応能力の向上：健側上下肢を誘導するセラピストの手から入力される感覚に基づき，必要なだけの出力量で正確な方向に追従できるコントロールを学習し，成功する経験を積み重ねていく．この際，健側の過剰努力を認識し必要なレベルに調節できることが期待できる．
　①–2　麻痺側の動きと感覚の同一化により，出力を促通し，麻痺側への注意も向上させる．まず動きを保証するため，関節可動域運動にて二次的硬さを除去した．そのうえで，麻痺側皮膚・関節・筋などへの感覚刺激を入力しながらPNF手技を用いた出力促通と，最終域での保持収縮，運動の切り換えタイミング，動きを保証するために必要な体幹の促通をはかった．この際，麻痺側への注意の持続をも要求できるよう，筋収縮の持続や動きの持続的コントロールを要求した．
②麻痺側が動作に参加する段階的アプローチ
　②–1　麻痺側の活動から動作を開始する経験を健側下への寝返りを通して行った．
　②–2　麻痺側下肢で支持した位置を保持する経

験を端座位で健側下肢挙上位保持や殿部のいざり移動を通して行った．
②-3　立ち上がりを通して，両側活動における麻痺側の参加を要求した．
②-4　視覚代償除去下での立位バランス，麻痺側支持の経験的学習を試みた．
②-5　介助なしでの立位や歩行でバランスとりに必要な自己修正量および方向を入力した．
②-6　異なる条件下（たとえば杖使用など）でも麻痺側使用に影響が出ないか確認した．これは本ケースが，座面の高さやつかまるものの位置，空間の広さ，段差，方向転換に必要な角度などの環境条件の変化に影響され失敗する危険があり，環境適応能力を養った．
③自宅での動作の安定が継続するためのマネジメント
　③-1　妻への介護指導：ハンドリングのしかたにより，本人に与えてしまう影響と，現在の能力で注意を払うべきポイントを具体化して，負担や不安を最小限にするようアプローチした．
　③-2　訪問指導を通して，根拠に基づいた具体的な生活環境設定およびその条件でどの程度本人が動け，どの程度の介助でよいのかを実際に見て確認することができた．

d．経過

　予測に基づき治療的アプローチをするなかで，1週間くらいのうちに，麻痺側下肢の伸展方向への出力向上を認め，セラピストの手を介した合図に気づいて運動方向を切り換えることも成功する確率が高まってきたり，置いてある靴に対し，麻痺側の足を浮かして入れていくなどのコントロールも出現してきた．また，10日目くらいからは20m程度の歩行のなかで，麻痺側立脚期の荷重面への誘導と関節圧縮による支持性向上をはかったところ，その後20m程度の手放し歩行が健側中心でありながらもなんとかバランスをとって行えるようになった．その後の杖歩行はさらに安定化して，前方を確認するチャンスも増えたことから，外泊練習時の妻の介護負担はかなり軽減した．しかし，それらの機能の向上があっても，ADL動作を行ううえでは環境の影響を受けやすく，再度の訪問指導は必要であった．退院後，外来でフォローするなかで，妻とのコミュニケーションを確実にしたり，ADL場面での麻痺側への認識を向上させるに従い，さらに動作は安定していった．

5　帰結

　明らかに麻痺側下肢の支持性不良が動作を不安定にしており，かつ他の動作阻害因子に対しても認識しながら，具体的治療のなかに反映できずに動作を中心にアプローチすることで問題解決が不十分であったケースである．しかし，あきらめていた機能に対してこのケースは数回の治療のなかで反応し，それが動作，ひいては行為に不十分ながらも生かせたことにより，3週間の短期間のなかで動作の安定化がはかられた．

　われわれPTは，動作を阻害する原因への治療とそれに対する反応をもって，より機能に合った生活を実現するお手伝いができるものと考える．病院でも在宅でも，治療的視点をもって動作を分析していくことの大切さを認識したケースであった．

復習・練習問題

　このケースのように右片麻痺で障害体験をしてみて以下の各動作を遂行するうえで困難な動作箇所を明確にし，どんな運動要素がなぜやりにくいのか根拠を考える．
　また，やりやすくするために必要となる環境条件の設定について考え，その環境条件がどの運動要素に対する助けになるのかを明確にしてみる．
①トイレ動作：洋式トイレ使用時
　　　　　　　尿器使用時（ベッド上）
②このケースの浴室での入浴動作

4 移乗動作時の転倒既往を有する左片麻痺患者の移乗動作に対する動作分析の展開

1 本症例の動作分析のポイント

- 動作の安全性や自立度の確認
- 代償動作の提供と活用
- 動作の反復による学習能力の確認
- 立ち上がり動作と立位保持能力
- 転倒再発の防止

2 情報

78歳，女性

脳梗塞による左片麻痺発症より3か月経過し，一般病院入院中である．既往歴として，右（非麻痺側）変形性膝関節症があるが，現在局所の炎症所見は認めず，病棟内での生活では疼痛は認めなかった．

麻痺側運動機能はBrunnstrom Stageにて上肢・手指Ⅱ，下肢Ⅳであり，上下肢の感覚障害は表在，深部感覚とも鈍麻であった．車いす上の姿勢は特に問題はなく，頭部，体幹もほぼ対称的であった．コミュニケーションは表面的には問題ないが，同じ話題を繰り返すことがあった．また，体の左右どちら側からのこちらの質問や指示に対しても，患者の応答に問題はなかった．

現在の病院に転院後約2か月経過しているが，最近2週間以内に2回病棟で転倒していた．1回目は車いす用トイレにて，排尿後の移乗動作時の転倒であり，2回目はベッドから車いすへの移乗動作時の転倒と，いずれも移乗動作の場面であった．病棟内の移動は車いす駆動にて自立しているが，移乗動作に関しては，原則として看護師による監視下であり，2回の転倒とも看護師を呼ばずに動作を行い，その結果転倒していた．

3 情報から得られた予測と動作分析の関連性

脳梗塞発症後，回復期の左片麻痺患者であり，麻痺側運動機能障害は上肢・手指にて重度，下肢にて中等度で，感覚障害も認められる．転倒の原因として，半側無視や注意障害などの高次脳機能障害が疑われるが，車いす座位姿勢，車いす駆動やこちらとのコミュニケーションなどの場面からは，大きな影響はないものと推測される．その他の転倒原因としては，入院後2か月が経過し，自分の姿勢や動作の管理および病棟内の環境にある程度慣れ，日常生活場面での自発性や動作遂行に対する積極性が徐々に増えている一方で，特に，移乗動作の安全性を保障する姿勢調節機能が十分に獲得できていないことと，動作方法の習得に対する記銘力あるいは学習能力，環境に対する適応性にも問題があることが推測された．

したがって，まず，移乗動作の自立度や安定性を確認したうえで，代償方法に対する学習能力の確認と，必要があれば，移乗動作，立ち上がり，立位保持に必要となる姿勢調節機構の問題を探索することを目的に動作分析を展開した．

本症例に対する情報収集・動作分析の展開から治療方針への流れを図2に示した．

4 展開

a. ステップ1

● 目的

移乗動作の自立度・安定性，転倒の危険性を確認すること．移乗動作全体の動作パターンを観察すること

● 対象

移乗動作全体，動作の流れ，困難な段階

● 方法

動作の場面を理学療法室での車いす〜プラットフォーム間の移乗動作とし，口頭指示や介助を極

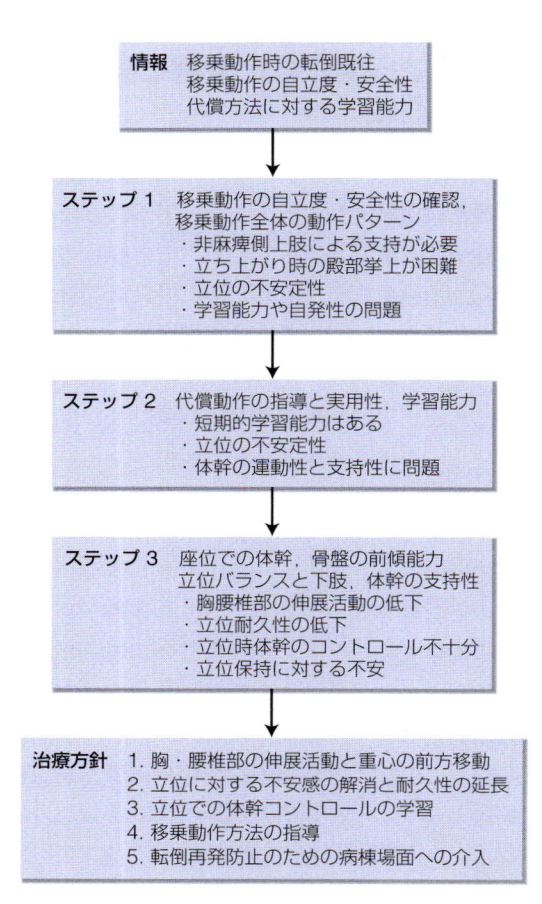

```
情報    移乗動作時の転倒既往
        移乗動作の自立度・安全性
        代償方法に対する学習能力
              ↓
ステップ1  移乗動作の自立度・安全性の確認,
          移乗動作全体の動作パターン
          ・非麻痺側上肢による支持が必要
          ・立ち上がり時の殿部挙上が困難
          ・立位の不安定性
          ・学習能力や自発性の問題
              ↓
ステップ2  代償動作の指導と実用性,学習能力
          ・短期的学習能力はある
          ・立位の不安定性
          ・体幹の運動性と支持性に問題
              ↓
ステップ3  座位での体幹,骨盤の前傾能力
          立位バランスと下肢,体幹の支持性
          ・胸腰椎部の伸展活動の低下
          ・立位耐久性の低下
          ・立位時体幹のコントロール不十分
          ・立位保持に対する不安
              ↓
治療方針  1. 胸・腰椎部の伸展活動と重心の前方移動
          2. 立位に対する不安感の解消と耐久性の延長
          3. 立位での体幹コントロールの学習
          4. 移乗動作方法の指導
          5. 転倒再発防止のための病棟場面への介入
```

図2 動作分析の流れ

力少なくし,患者本人に動作を企画させ,実際に遂行してもらった.

◉結果

■車いすからプラットフォームへ(非麻痺側方向)

プラットフォームへの車いす駆動による接近は,非麻痺側がプラットフォーム側にくるようにすると可能であった.ブレーキ,フットプレートの操作も,非麻痺側上肢を用いて可能であった.車いすからの移乗動作は,体幹を前傾させ,非麻痺側上肢をプラットフォームに支持することで開始された.その姿勢から殿部の挙上を何回か試みたが,挙上できなかった.そのため,体幹,腰部から殿部挙上を介助した.プラットフォームに非麻痺側上肢を支持した立位は,保持は可能であるが,荷重は非麻痺側下肢優位であった.さらに,非麻痺側下肢を前方へステップし,方向転換することには介助を要した.プラットフォームに座ったあとの座位保持は安定していた.

■プラットフォームから車いすへ(非麻痺側方向)

PTにより,車いすの位置を非麻痺側に配置し直した.動作がなかなか開始されないため,非麻痺側上肢で車いすのアームレストを把持するよう,口頭指示した.非麻痺側上肢で引くことにより,体幹を前傾し,殿部の挙上が可能であった.さらに,非麻痺側上肢を支持したままの立位保持は可能であり,立位での荷重は非麻痺側下肢優位であったが,方向転換し車いすの座面に座ることは,ほぼ自立レベルであった.

◉解釈と疑問

非麻痺側上肢でアームレストなどの支持物を把持して,支持できれば移乗動作は自立レベルであるが,支持物がなければ要介助レベルであった.移乗動作の流れのなかで,殿部を挙上することが特に困難であり,非麻痺側下肢による支持が優位の立位姿勢と立位の不安定性が認められた.殿部が挙上困難である原因として,体幹,骨盤が十分前傾し,重心が前方へ移動しているかどうか,下肢筋力の低下があるか,動作のなかで全身の運動の協調性,あるいは筋活動のタイミングに問題があるか,という疑問が生じた.また,移乗動作の実用性や代償能力という点では,支持物がなくても,車いすのアームレストを非麻痺側上肢で押すことで,殿部挙上が可能どうか確認することが必要であった.

さらに,両方向の動作全体を通して,患者本人からの訴えなどはなく,積極的な代償方法の使用がみられない.理学療法開始後2か月以上を経過していることから,学習能力や自発性などに問題があると考えられた.次のステップとして,移乗動作の実用性,代償能力,学習能力を確認することを目的とした.

b. ステップ2

●目的
車いすからプラットフォームへの移乗動作時に,非麻痺側上肢にて車いすのアームレストを押すことにより,殿部の挙上が可能か否かを確認すること

●対象
動作のなかでの非麻痺側上下肢による代償能力と,動作方法の提示に対する学習能力

●方法
車いすからプラットフォームへの移乗動作(非麻痺側方向へ).非麻痺側上肢で車いすのアームレストを把持し,押すように口頭指示を行う.数回繰り返すことで,短期的な学習能力を把握した.

●結果
1回では殿部の挙上が困難であるが,数回試みることで殿部挙上が可能であり,非麻痺側上肢を支持した立位保持も可能であった.その姿勢から非麻痺側上肢をプラットフォームへ移す際に,立位が不安定であり,バランスを保つために軽度介助の必要があり,方向転換し,座位となった.また,一連の動作を2,3回反復することで,非麻痺側上肢の使用方法を口頭指示する必要はなくなったが,立位でのバランス介助は必要であった.

●解釈と疑問
短期的な学習能力はあるが,翌日同じ方法が可能であるかどうかについては疑問が残り,今後も同じ方法で試みることが必要である.

移乗動作のなかでの立ち上がりの際,非麻痺側上肢による代償は可能であるが,立位の不安定性があり,手の移し替えはバランスを崩す危険がある.立位の不安定性については,非麻痺側優位での支持であり,支持基底面が狭いことが不安定性の一因と考えられる.また,麻痺側下肢への荷重が不十分であることも問題であるが,非麻痺側下肢および体幹での代償能力にも問題があると考えられる.非麻痺側変形性膝関節症の影響も考えられるが,疼痛の訴えはなく,表情や動作の流れからみても,疼痛はなさそうである.

車いすからの立ち上がりにおいて,非麻痺側上肢でアームレストを押すことは,体幹前傾による重心の前方移動の不足を補い,頭部,体幹を上方へ移動させる力源となる.しかし,移乗動作やベッド,トイレでの立ち上がりなどの際の実用性を高めるためには,重心の前方移動を活用するほうが望ましく,また,非麻痺側上肢で押すことにより,左右足部にかかる荷重は非麻痺側に偏りやすいため,体幹および骨盤の潜在的な運動機能を評価するために以下のステップ3を行った.

c. ステップ3

●目的
座位での体幹および骨盤の前傾能力(重心の前方への移動能力)を確認すること.立位バランスと立位時の下肢,体幹の支持性を確認すること

●対象
座位での体幹および骨盤の運動性と支持性.立位姿勢,立位耐久性,立位でのバランス維持能力

●方法
プラットフォーム上端座位での体幹および骨盤の前傾に対して,口頭指示と適宜徒手的操作(ハンドリング)を加えた.立位の場合,立ち上がりは介助し,非麻痺側上肢を支持しない立位で,観察と徒手的操作を加えた.

●結果
■座位での体幹および骨盤の運動性と支持性
端座位から非麻痺側上肢を前下方へ床にリーチすることはバランスを崩さずに可能であるが,その際,麻痺側肩甲帯の後退が観察された.また,胸椎部および腰椎部の屈曲は観察されるが,骨盤の前傾は不十分であった.徒手的操作による胸・腰椎部の運動性の確認により,伸展運動に対して重さがあり,胸腰椎部の伸展活動の低下が認められた.また,端座位および背臥位にて股関節の可動性の確認により,屈曲の可動域制限は認められなかった.同時に,非麻痺側膝関節の視診と徒手的操作により,局所的炎症所見はなく,軽度内反変形は認めるものの,可動域制限や運動痛は認めな

かった.

■ 立位姿勢,立位耐久性,立位でのバランス維持能力

立位姿勢は,非麻痺側下肢への荷重が優位であり,体幹軽度前屈,両股・膝関節軽度屈曲位を呈していた.麻痺側肩甲帯,骨盤の後退はほとんど認められなかった.立位保持は,立位をとってから数秒は介助が必要であるが,その後は介助なしに立位保持が可能であった.徒手的に麻痺側下肢への体重移動を促すと,麻痺側の大殿筋や大腿四頭筋,前脛骨筋などの収縮を認め,麻痺側下肢での支持力があることは確認された.同時に,麻痺側足底への荷重感覚はあり,主に麻痺側膝関節の屈曲の程度を認識できていた.また,立位時非麻痺側膝関節の疼痛の訴えはなく,表情などからも疼痛はないようであった.立位保持後しばらくすると麻痺側方向に体幹が崩れ,自己修正は困難であり,徒手的操作が必要とされた.全体として,立位耐久性は2分程度であり,表情や訴えから立位を保持することに対する不安感が認められた.

● 解釈

端座位にて体幹の屈曲方向への運動は可能であるが,胸椎部および腰椎部の伸展活動の低下を認めた.また,股関節の可動域は問題なかった.したがって,胸腰椎部の伸展活動の低下のため,体幹を前傾させようとしても,屈曲が主となり,骨盤の前傾と組み合わさりにくく,結果として,重心の前方への移動が不十分となっていると考えられた.

立位では耐久性の低下が認められた.また,立位でのバランスを保持するための,非麻痺側および麻痺側下肢の支持性はあるものの,体幹のコントロールが不十分であった.同時に,立位を保持することに対する不安感を認め,発症初期にはPusher様の症状があったのではないかと推測された.

5 問題点および治療方針

a. 問題点

以上の動作分析の結果より,下記の問題点が考えられた.
① 胸・腰椎部の伸展活動の低下
② 立ち上がり時の殿部挙上が困難
③ 立位姿勢の不安定性:体幹のコントロールが不十分
④ 立位保持に対する不安
⑤ 立位耐久性の低下
⑥ 移乗動作の安全性の低下
⑦ 学習能力の低下
⑧ 転倒の再発の可能性

①〜⑤の問題点は互いに関連があると考えられる.まず立位保持に対する不安を解消する手段を探し,不安が減少することで立位耐久性の延長も期待できる.そして,立位での体幹コントロールを学習することで,胸・腰椎部の伸展活動も活性化され,立ち上がり時の体幹コントロールの改善も期待される.実際的には転倒の再発防止が重要であり,当面,移乗動作方法の指導と病棟への介入〔家族,看護師への指導など〕を行う必要がある.

b. 治療方針

① 立ち上がり動作時の殿部の挙上を容易にするために,座位での胸・腰椎部の伸展と骨盤の前傾の組み合わせを獲得し,十分な重心の前方への移動を確立すること.方法としては,前方からの両上肢を介した徒手的操作や,前方の台に両上肢を支持した座位での重心の前方移動などが考えられる.
② 立位を保持し,両下肢への荷重と体幹のコントロールを経験させ,その不安感を解消し,耐久性の延長をはかること.方法としては,非麻痺側に台を置き,非麻痺側上肢での支持や,後方に置いた台へ殿部で寄りかかるなど,外的支持

を与える．Pusher様の症状から考えると，後方からの外的支持のほうが反応がよいかもしれない．静的に立位保持が可能であれば，できるだけ徒手的操作を少なくし，左右方向に体重移動を誘導する．
③学習能力にも問題があると推測されるため，移乗動作の動作方法を明確にし，反復する．現在の状況では，車いすのアームレストを非麻痺側上肢で押す代償方法は，立位や方向転換に不安が残るため，前方の手すりを利用する方法が安全と思われる．日常生活のなかでも，ベッド周囲やトイレなど，一貫した方法で動作を行う．
④現在の移乗動作の自立度は転倒の再発を防止するために監視レベルである．そのために，病棟での移乗動作を看護師が監視するよう確認する．また，本人にも，移乗動作を行う際はナースコールをするよう確認し，実行されない場合には，日中，看護師や家族の監視が及ぶ範囲で生活を送るよう設定する．

復習・練習問題

問題 1
健常者の立ち上がり動作の流れと構成要素を記載してみる．

問題 2
立ち上がる際に，体幹を屈曲した場合と伸展位を保持した場合の立ち上がりの容易さを比較してみる．

5 成人脳性麻痺者の感覚情報の利用と姿勢制御の関連に対する動作分析の展開

1 本症例の動作分析のポイント

- 筋緊張の変動
- 感覚情報と姿勢・運動制御
- 動作課題による影響
- 動作の社会的実用性

2 情報

a. 全般的な情報

30歳，女性

正常分娩にて出生．生下時右目の先天奇形あり，のちに義眼を使用する．1，2歳のころより運動発達の障害が指摘され，学齢前には治療を受けていた．歩行は歩容の異常を認めるものの可能であり，小学校，中学校と普通学校に通学．高等学校は養護学校高等部に通学し，その後，大学に進学した．大学卒業後は，一時就職を希望するものの希望に合わず，これまで家庭で生活をしてきた．学校時代は移動，特に階段の昇降や物を運ぶこと，給食当番など，周囲の友人の手を借りていたが，基本的な日常生活は自立していた．しかし，日常生活のなかで，座位，立位姿勢の保持が困難なため，両手動作が困難であり，さまざまな面で支障をきたしていたが，自分自身で工夫してこれまで生活をしてきていた．また，移動は主に歩行にて移動していたが，20歳ころに自動車運転免許をとり，改造を施した自動車であれば，両手を使って運転することもあった．また，車いすも所有しており，家族での遠出の場合には使用していたが，車いす上での座位姿勢の保持も安楽ではなかった．

b. 日常生活で特に問題となる点

1） **座位での活動**

食事や更衣など，座位での両手および頭部，体幹の協調した動作が困難であり，特に両手動作が難しい．また，その際，座位保持自体が困難となり，体幹が後方へ倒れ，両下肢（特に右下肢）が伸展あるいは下肢全体が屈曲し，足底を接地しておくことが難しくなる．

2） **立位での活動と歩行**

主に左下肢優位に体重を支持して，立位保持して

いる．両下肢とも外転，屈曲位であり，右下肢は足関節底屈位で足尖で支持していることが多い．そのため，立位での両手による活動は不安定であり，実用的には施行されていない．歩行は，Lofstrand（ロフストランド）杖（右）を使用していることもあるが，杖なしでも短距離は歩行可能である．体幹の左右の動揺が著しく，立脚側に体幹が側屈する．しかし，歩行時に途中で立ち止まることができず，必ず壁や柱などで支持を伴う．また，方向転換も同様に支持物がないと困難である．さらに，手で何かを持って運搬することも困難である．

c. 四肢の運動機能と感覚（車いす上座位にて）

上肢は左右ともに近位部，遠位部とも基本的な分離運動は可能である．ただし，両手関節とも背屈のコントロールがやや困難である．下肢は股，膝関節の分離運動はほぼ可能であるが，左下肢のほうが容易である．足関節は左右ともに分離した底背屈運動は困難であるが，ハンドリングに対する反応からみて，潜在的には両足関節とも底背屈運動が可能であると推測される（左足関節のほうが容易）．四肢に関節可動域制限はなく，表在，深部感覚も正常である．

d. 車いす座位姿勢

車いす上座位は，主に左後方へバックレストを押し，両股関節を外転していた．そして，主に右大腿部外側でアームレストを押しているか，右足部をフットレストのフレームに引っかけて固定，同時に，右手関節を掌屈し，アームレストに引っかけていることが多かった．床あるいはフットプレートに両足を接地させておくことが困難であった．

3 情報から得られた予測と動作分析の関連性

観察や徒手的操作から得られた情報からみて，両上下肢，体幹に障害があり，正常からやや高い範囲に筋緊張が動揺するアテトーゼタイプと考えられた．四肢の運動機能や日常生活で問題となっている点を考えると，四肢の運動機能よりも座位や立位姿勢の制御と，その際の四肢の筋緊張のコントロールが主要な問題と考えられた．これまでの経過からみて，認知面には大きな問題はなく，運動に対する学習能力もある程度高いことが推測された．しかし，先天的な右目の視覚障害があり，運動障害との重複から，発達過程のなかでの感覚-運動経験には十分影響があったであろうことが推測される．

このような点を考慮し，治療プログラム立案の手がかりを探索する目的で，日常生活上機能的な姿勢として重要である座位姿勢から，感覚情報との関係を考慮して動作分析を展開した．

本症例に対する情報収集・動作分析の展開から治療方針への流れを図3に示した．

4 展開

a. ステップ1

●目的
座位保持能力とその際の体幹の制御を確認すること

●対象
座位姿勢とその際の体幹，四肢の制御，学習能力

●方法
プラットフォーム上端座位で背もたれのない状態．観察と適宜徒手的操作，口頭指示を加えた．

●結果
両手を両脇に支持した状態で，体幹はやや後方に傾き，そのために頸部は軽度前屈していた．左坐骨で主に体重を支持し，前後のゆっくりとした動揺を認めた．左足底は床に接地していたが，右膝関節は伸展し，右足部は内反，底屈位であり，床から浮いていた．右足を接地するよう口頭指示するも，運動は困難であった．徒手的に右足を接地するよう操作すると，体幹の動揺が増加し，後方

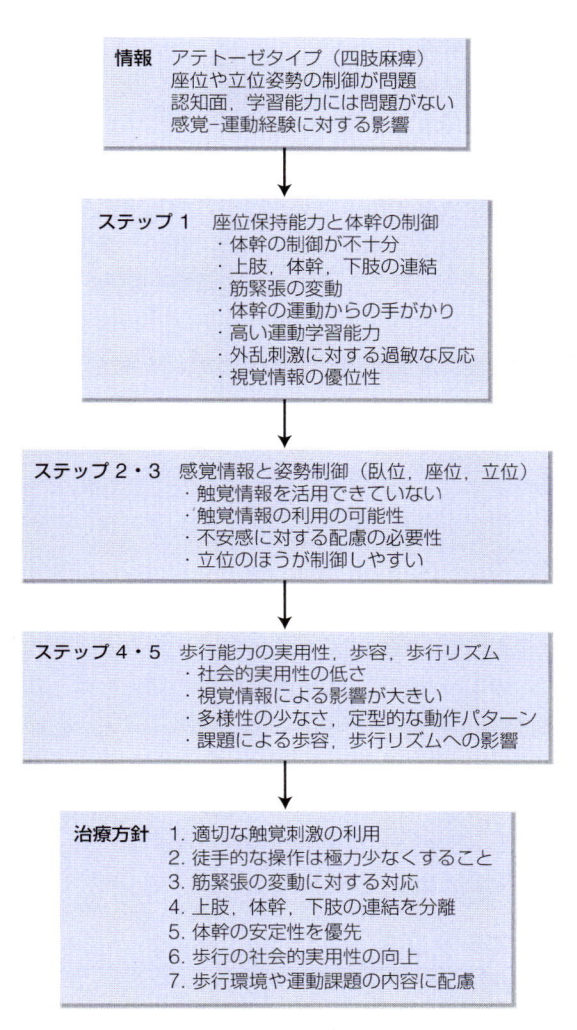

```
情報   アテトーゼタイプ（四肢麻痺）
       座位や立位姿勢の制御が問題
       認知面，学習能力には問題がない
       感覚-運動経験に対する影響
                    ↓
ステップ1  座位保持能力と体幹の制御
         ・体幹の制御が不十分
         ・上肢，体幹，下肢の連結
         ・筋緊張の変動
         ・体幹の運動からの手がかり
         ・高い運動学習能力
         ・外乱刺激に対する過敏な反応
         ・視覚情報の優位性
                    ↓
ステップ2・3 感覚情報と姿勢制御（臥位，座位，立位）
         ・触覚情報を活用できていない
         ・触覚情報の利用の可能性
         ・不安感に対する配慮の必要性
         ・立位のほうが制御しやすい
                    ↓
ステップ4・5 歩行能力の実用性，歩容，歩行リズム
         ・社会的実用性の低さ
         ・視覚情報による影響が大きい
         ・多様性の少なさ，定型的な動作パターン
         ・課題による歩容，歩行リズムへの影響
                    ↓
治療方針 1. 適切な触覚刺激の利用
        2. 徒手的な操作は極力少なくすること
        3. 筋緊張の変動に対する対応
        4. 上肢，体幹，下肢の連結を分離
        5. 体幹の安定性を優先
        6. 歩行の社会的実用性の向上
        7. 歩行環境や運動課題の内容に配慮
```

図3 動作分析の流れ

へ倒れそうになったため，中止した．

両手を脇から挙上するよう口頭指示すると，体幹と頭部の屈曲を増しながらもやや挙上することができたが，さらに挙上を促すと，体幹の後傾と下肢の伸展を示した．再度両手を脇につき，後方より体幹を直立位に修正するよう徒手的に操作すると，体幹の後方への押しが強まり，両下肢とも伸展位（特に右）となった．そのため，接触を中止した．

しばらく筋緊張の変動が落ち着くのを待ち，両手を支持したまま，口頭指示にて足底を接地させようとすると，再び筋緊張が高まり，体幹の後傾，両上肢の挙上，両下肢の伸展と，驚愕反射様の運動が観察された．

四肢の運動に対する口頭指示や，徒手的操作に対する反応が望ましくないため，両手を支持した状態で，体幹の前傾と後傾を随意的に少しずつ反復し，徐々に体幹が直立から前傾へと口頭指示した．運動の範囲が徐々に前傾方向へ拡大したことを見ながら，両足底（特に右）を接地するよう口頭指示した．体幹の運動を反復することで，両足底とも接地可能となった．

● 解釈と疑問

潜在的には背もたれや上肢を支持しなくても座位保持は可能と思われるが，現在の状態では，座位で実用的に両上肢を使用する際の体幹の制御は不十分であった．特に，四肢を動かそうとしたときの体幹の後傾と下肢の伸展の組み合わせが，安定した座位を保持することを妨げており，上肢，体幹，下肢の連結を分離させていくことが必要と考えられた．また，体幹の随意的な運動により，徐々に筋緊張の変動が減り，下肢の随意的運動も可能となっており，四肢の運動を求めるよりも，体幹の運動を行うことで，四肢の運動が容易となり，姿勢保持にも有利になると考えられた．

このような新しい運動課題に対して，数回の反復で運動が可能となることから，運動に対する学習能力は高いのではないかと考えられる．しかし，徒手的な操作に対して過敏な反応を示すが，それはどうしてなのか．外部からの外乱刺激に対する過敏さは，姿勢を保持し，制御している際に利用している感覚情報の問題があるのではないかと推察される．また，自らが運動を企図して行う場合には比較的制御しやすいが，外からの刺激に対しては，その反応が混乱してしまうのではないかと考えられた．特に，座位を保持する際の感覚の手がかりとして用いているものを推測すると，車いす上座位姿勢での体幹や足，手による固定の様子とも合わせて，座面などとの接触による感覚を十分利用できないための強い押しつけと，視覚情報に頼っているのではないかと考えられ，次のステッ

プとして，感覚情報と姿勢保持の関連性について分析を進めた．

b. ステップ2

●目的
感覚情報と姿勢保持，制御との関連性を確認すること

●対象
感覚情報を変化させた際の姿勢制御の変化

●方法
支持面が広く，重心の低い，物理的に安定している座位と臥位にて視覚情報を操作し，触覚情報を提供した際の姿勢制御を観察した．また，極力徒手的な接触や操作は避けた．

●結果
まず，背もたれと肘掛けのあるいす上での寄りかかり座位をとった．その姿勢で，閉眼するよう口頭指示した．閉眼と同時に頸部，体幹の伸展，両上肢の挙上，両下肢の屈曲と驚愕反射様の運動が観察された．そのため，ゆっくり時間をかけながら筋緊張の高まりが落ち着くのを待ったあと，随意的に背もたれから背中を離すことと寄りかかること（体幹の前傾と後傾）を繰り返しながら，手，前腕，殿部，足部，背部での接触を意識してもらい，その後，再度の閉眼にて，数秒はその姿勢を保持できた．

次に，臥位にて分析した．現在まで，背臥位にはほとんどなったことがなく，いつもは左下の側臥位を主にとっているとのことだった．右下の側臥位や背臥位では不安感が強く落ち着かず，姿勢保持を継続できなかったため，左下の側臥位をとった．この姿勢では，右手をベッドに押しつけ，右下肢も伸展位でベッドに押しつけていた．この姿勢で閉眼を指示しても，すぐに開眼してしまったが，数回反復すると，数秒は閉眼を継続できた．さらに，接触面を増やすために枕やタオルを巻いたものを体の前面と背面に置き，特に前面では両手で枕を抱きかかえさせると，閉眼はより長く継続できた．

●解釈と疑問
過去の経験による姿勢，運動制御に及ぼす影響が大きい印象を受けた．裏を返せば，学習能力は高いものと推測された．感覚情報としては，視覚による情報を主な手がかりとし，触覚情報を十分活用していないものと思われた．特に，側臥位の左右差からみて，右半身は触覚情報を利用しづらいと考えられた．座位と臥位ともに，視覚を絶たれると混乱し筋緊張が変動するが，接触部分を増やし触覚を意識することで，やや落ち着く様子であり，触覚情報を利用していける可能性は見出された．また，通常休む姿勢である左下側臥位でさえ，閉眼を指示されると混乱してしまう状況があり，繰り返すことで可能となることから，自ら運動を企図し，能動的に動作を行うことで不安感を減少させることが重要であると考えられた．

このような感覚情報と姿勢制御の関連性は，基本的には立位，歩行でも同様と考えられる．しかし，臥位や座位よりも支持基底面が狭く，重心が高い立位では，物理的には不安定性を増す反面，臥位に比較すれば特に視覚情報は得やすいため，実際に立位の観察，分析を行った．

c. ステップ3

●目的
立位能力と感覚情報の関連性を確認すること

●対象
立位姿勢，その際の四肢，体幹の制御

●方法
外的支持の提供と，視覚情報を操作した際の立位姿勢の変化

●結果
支持なしでの立位姿勢は，左下肢に主に荷重しており，体幹も左方へ若干傾斜していた．両下肢とも外転，軽度屈曲位，体幹はやや前傾位であり，右下肢は足関節底屈位で，足尖で支持していた．立位自体はこの姿勢で数分にわたり保持は可能であった．この姿勢から，右下肢への荷重と右足底の接地を口頭指示するも，姿勢の修正は困難であった．

次に，外的支持を与え，触覚情報を提供するために，壁面に寄りかかった立位をとった．寄りかかった当初は，背中で寄りかかることが難しかったが，少し時間をとることで，体幹の前傾が減少し，背中で寄りかかることができた．口頭指示にて右足底の接地を促すと，右下肢への荷重は不十分ながら足底を接地できた．そのまま閉眼を指示すると，臥位や座位に比較すると姿勢を崩すほどの反応は認められないが，数秒しか閉眼を保持できなかった．背中で寄りかかることと，両足の接地している感覚を意識させ，反復することで，閉眼の保持が延長する感触はつかめた．

次に，前方にテーブルを置き，両手をテーブル上に置いた立位をとった．壁面に寄りかかったときの姿勢は維持されず，再び非対称的で，体幹が前傾した立位姿勢となった．両手をテーブルについた指示では，姿勢の安定にあまり変化がないようであった．

● 解釈と疑問

臥位，座位と同様に，視覚情報と触覚情報の操作による立位姿勢制御への影響が観察されたが，臥位，座位に比較すると，不安感は強くなかったようである．これは，立位に比べて臥位あるいは座位は，触覚情報が多い反面，視覚情報は制約されるため，視覚情報に頼っている場合には，物理的な安定性という点では不利な立位のほうが制御しやすいのではないかと考えられた．また，壁面に寄りかかった立位では，背面と足底の触覚情報を利用できる可能性が示されたと考えた．しかし，前方のテーブルに両手を置いた際には，支持基底面が広がることで安定し，姿勢制御が容易になる可能性があるが，現段階ではあまり変化がない．通常，立位での手による支持は，柱などにつかまることで行っており，今回のような手掌面を水平面に接触させるような場面がないためと推測され，反復することで手掌面からの情報も手がかりとして利用できる可能性はあるものと考えた．

d. ステップ4

● 目的

歩行能力の実用性と歩容の確認をすること

● 対象

歩行の状態，歩容

● 方法

理学療法室内の平地での杖なし歩行（歩行路は約10 m）を観察した．

● 結果

杖なしで，10 mの直線の歩行は可能であった．方向転換時には，柱や置いてあるいすなどにつかまって行い，歩行の途中で立ち止まることはできなかった．歩容は，左右の体幹の動揺が著明で，立脚側に側屈していた．全体として立位姿勢と類似した姿勢で，右下肢立脚相では，右足尖で接地し，右下肢立脚相の時間は左に比べ，明らかに短縮していた．口頭指示にて右足底を接地するよう促すと，歩き始めて数歩から接地できることがあった．また，歩行路の行きと帰りで歩行のリズムが変化し，歩行路の帰りでリズムが乱れ，歩行速度が増し，右足尖での接地が著しくなることが観察された．また，歩いて前方のいすに座るよう指示すると，いすの手前2，3 m手前から同様に歩行リズムが乱れた．

● 解釈と疑問

歩容の問題はあるが，杖なしでも平地歩行は可能である．しかし，体幹の動揺が著しく，物を運ぶなどの実用性は低いと考えられた．さらに，方向転換や途中で立ち止まることが困難であり，屋内などで柱や壁などの支持物がある環境では可能であるが，社会的な実用性は低いと考えられた．また，理学療法室内の歩行路で，進行方向によって歩行リズムが変化することや，いすに座ろうとするとやはり歩行リズムが乱れるなどの現象は，視覚情報や課題によるのではないかと考えられ，その原因を特定することが必要であった．

e. ステップ 5

● 目的

なぜ，歩行リズムが乱れ，歩容が変化するのかを確認すること

● 対象

歩容，歩行リズム

● 方法

視覚的な環境を操作することと，歩行時の課題を操作することで，歩容，歩行リズムの変化を観察した．

● 結果

歩行路の状態は，行きの進行方向に対して右側で，歩行している場所から約2m離れた位置に平行棒が設置されていた．この平行棒があることが，歩行リズムや歩容が乱れる原因ではないかと考えた．そこで，平行棒を撤去してから，往復の歩行を行った．その際には，行きと帰りで歩行リズムと歩容の変化はなかった．本人からの訴えでも，左側に物があると不安になるとのことだった．また，歩いてからいすに座るという課題については，歩く前にその課題を提示して行う場合と，歩行路を直線に歩いてからそのあとにいすに座るよう指示した場合を比較した．その場合，やはり事前にいすに座る課題を提示した場合には，いすの手前2,3mで歩行リズムが乱れた．そして，歩行の途中で，いすに座るように口頭指示すると，その時点から歩行リズムが変化した．

● 解釈と疑問

視野の左側に物があることで，歩容が変化した．これは，視覚情報を主な手がかりとしているために，視覚情報に対して過敏に反応してしまうためと考えられた．なぜ左側に対してなのかは明らかではないが，右が義眼であり，左眼だけを使用しているためと考えられる．また，このような状況は，不慣れな家庭以外の環境で歩行する場合には，実用性に大きな問題が生じるであろう．また，いすに座ることの課題から，歩行して何をするかによっても歩行能力が影響されることが明らかであった．

健常者においても，起き上がりや立ち上がり，歩行など，どのような動作においても多様性がある．たとえば，畳の上でただ起き上がる場合と，トイレに行こうとして起き上がる場合では，多くの感覚情報の統合と用意されている運動の多様性から，最も効率的な方法で行われるように，その動作パターンは一部変化，修正される．

したがって，複数の感覚情報を統合することが困難で，定型的な動作パターンのみを学習してきたと考えられる本症例においては，課題によって求められる内容を認知できても，それに適切に対応することができず，かえって動作が乱れることは十分に考えられる．このような点は，日常生活のなかでは，歩行などの動作遂行だけを目的とするのではなく，何か実際的な目的があって動作を遂行するため，社会的な歩行の実用性はやはり低くなるものと考えられた．

5 問題点および治療方針

a. 問題点

以上の動作分析の結果より，下記の問題点が考えられた．
①上肢，体幹，下肢の連結（体幹の制御が不十分）
②筋緊張の変動
③外乱刺激に対する過敏な反応，不安
④視覚情報の優位性
⑤触覚情報の活用が不十分
⑥課題や環境による歩容，歩行リズムへの影響
⑦動作の社会的実用性の低さ

成人脳性麻痺者であるが，認知能力や学習能力が高いと考えられるため，筋緊張を調整したうえで，徐々に適切な触覚情報の利用と課題の提示により，運動学習による治療効果も期待できると考えられる．そして，運動機能としては，体幹の安定性を優先させ，体幹から上肢，および下肢の方向への運動の多様性を拡大することが重要である．また，現在の年齢，生活を配慮し，社会的実用性

を高める動作の獲得をはかる必要がある．

b．治療方針

① 適切な触覚刺激を与え，姿勢の保持や運動に利用することを経験させる．
② 徒手的な操作は極力少なくし，本人自ら運動を企図して施行すること．運動課題を単純化し，反復することで学習可能な課題とする．
③ 筋緊張が変動し，高まった場合には，ゆっくり時間をおいて，変動が落ち着くのを待ってから，運動課題を遂行すること
④ 運動面では，体幹，上肢，下肢の運動組み合わせを分離させていく．たとえば，上肢支持した座位での体幹の運動，足底を接地した座位での体幹，さらに上肢の運動など
⑤ 座位，立位での中枢部，体幹の安定性をまず優先させる．
⑥ 歩行の場面では，方向転換，立ち止まることなどを交えて，社会的な実用性の向上をはかる．さらに，歩行環境や，歩行時の運動課題の内容に配慮する．

復習・練習問題

問題 1
臥位，座位，立位で，目を閉じて，床やいすなどと接触している部分を意識してみる．

問題 2
課題によって動作パターンがどう変化するかをみる．たとえば，いすからただ立ち上がる場合と，いすから前方の目標に向かって歩こうとして立ち上がる場合を比較してみる．

6 枠を利用することで空間での体重移動の改善がみられたケース

1 本症例の動作分析のポイント

　本ケースは，理学療法開始時より，自発運動では伝い歩きまで可能だが，より体幹の伸展と下肢の支持を必要とする，後方への台への移動や歩行は難しい状態であった．また，母親は，児が"壁に手をついて立っていられる"，"1人で歩く"ようになることを希望していた．これに対して，当初，テーブルでの立位の設定で1人でテーブルに手をつき体を空間で保持した状態での立位保持を目標に運動療法を行ったところ，静的な場面では立位が可能となるが，伝い歩きや歩行練習などの動的な場面では変化がみられなかった．そこで，動的な場面でも適応できるためにどのように運動療法を進めるべきかその方法（必要性）を探す目的で，まず自然な動作を分析し，そこから必要と思われた治療の進め方を確認する目的でさらに動作分析を進めていった．

2 情報

a．患者紹介

　2歳6か月，女児，両親と弟（1歳）の4人暮らし

　在胎30週3日，胎盤剝離にて帝王切開で1,540gにて出生，胎児仮死．Apgar（アプガー）スコア1分1点，5分7点．退院後，MRIにて両側側脳室後角に脳室周囲白質軟化症の診断．他院にて暦年齢1歳3か月より理学療法開始，その後専門機関での理学療法を受けられるようにと当園を紹介され受診，暦年齢2歳より週1回のPT開始．運動障害としては痙直型両麻痺．発達経過は，定頸5か月，座位10か月，四つ這い，立ち上がり12か月，伝い歩き18か月であった．精神発達は，ほ

ぼ正常である．

b. 全体像および，母親のニーズ

● 全体像

　はじめての人や環境に対して緊張するが，短時間で慣れセラピストとも遊べる．室内は四つ這いで移動，屋外は母に抱っこまたはバギーで介助されて移動する．テーブルを使って立ち上がり1人で遊ぶことも可能だが，「後ろに倒れそうでこわい」と不安を訴えてくる．短い距離ならテーブルに寄り掛かり伝い歩き可能．コーナーは回れない．普段は床上割り座で，右手を使っておもちゃで遊ぶ．

● 母親のニーズ

　「現在テーブルには寄り掛かって立っていられるが，壁などを使って1人で立っていられるようになってほしい．将来的には1人で歩いてほしい．」

3　予測

　まず，テーブルを使ってなら立てるが，壁では難しい理由を考える．テーブルが必要な理由は，奥のほうに手をつけば体重をテーブルにあずけ下肢での支持を少なくできるためではないかと考えた．逆に，壁に手をついて立つためには，下肢で体重を支持する必要が出てくる．下肢の支持については，自発運動のなかでみていく．また，動的な場面での適応の改善を考えるうえで，体重移動が自発運動ではどう行われて，また，どのような工夫（援助）により体重移動が行いやすくなるかを，介入場面で確認する．この考えのもとに，以下3点を明確にしていく．

① 立位場面で上肢で支えていることが多いが，下肢で支えることは可能なのか．それ以前の自発運動場面で下肢で支持するのはどのようなときか，どのように支えているのか．

② このケースが自発運動のなかで体重を側方・後方に移動させる場面はあるのか，また，それはどのようにして行っているのか．

③ 次に，実際にケースに対して上記①，②を配慮

しながら介入したときにどのようになるのかを確認する．

4　展開

a. 自然な活動を通しての動作分析

　このケースの最大能力である立ち上がりから伝い歩きまでの動作より，動作の特徴と重心の移動のしかたをみる．

1）立ち上がり

　テーブルに手をつき四つ這いから全身的屈曲パターンで膝立ちとなる．不十分ながら左股関節内転内旋で固定し，両上肢と左膝で支持し右下肢を振り出す．体幹を右に側屈し右前足部に体重移動し，上肢で引き込み体重をテーブルの方向へ移動し上肢で支え，それと一緒に下肢伸展パターンをとりながら立ち上がる．左の片膝立ちから立ち上がる段階で両下肢が一体化している．

PTメモ：四つ這いから膝立ちでは下肢での支持がみられる．上肢で誘導し左片膝立ちとなるが支持時間は短い．上肢での誘導と体幹の側屈で右足部へ体重移動し，上肢で押し上げ立ち上がる．このとき，両下肢の伸展パターンとなり支持してくる．

2）テーブルでの立位

　テーブルで遊ぶ場合，腹部を寄り掛け左手で支えて立ち右手で遊ぶ．このとき，股関節，膝関節を屈曲し足部は内反尖足となる．右後方に振り向く場合，体幹を左に側屈し肘で支え首を右に回旋している．体重が側方に移動できずに体幹の側屈で代償しようとする．

PTメモ：上肢で体重支持しているため，体幹は前屈し下肢は前足部を接地するが体重はかかりにくい．体重移動は常にテーブルに接した状態で行う．

b. 伝い歩き（テーブルに寄り掛かり）

　テーブルについた上肢で主に体重支持し，股関節屈曲内旋した下肢へは体重をあまりかけない．右下肢へ体重を移動するのにテーブルに上肢と腹

部をつけ，体幹を右に側屈させ重心移動する．下肢の振り出しは，骨盤と下肢を一体に動かす．
PTメモ：下肢より上肢での支持が多く，左への体重移動もテーブルに接して上肢の誘導で行われていた．下肢の振り出しでは下肢の骨盤から分離した動きがみられない．

　以上より，下肢での支持は，立ち上がり場面での膝立ち，左片膝立ちのときにわずかにみられたのみで，立位場面では前足部が接地しているが体重はかかっていない状態であった．また，重心移動については，テーブルで支えながら上肢で誘導する．右へは体幹の側屈で移動し，左には股関節の内転内旋により骨盤を側方移動させていることが，立ち上がり，立位，伝い歩きの場面で共通してみられた．このとき，姿勢が高くなるほど，また動的な場面になるほどテーブルに寄り掛かる場面が増える．このことより，普段姿勢を安定させ，重心を移動するために，体の前面をテーブルに接地して情報を得ているのではないかと予想し，枠に沿ってなら体重移動が可能ではないかと考え治療場面を設定した．

c. 治療的介入における動作分析

1）テーブルの周囲に枠を設定した状態での立位（図4）

①枠の前壁に腹部をつけて上半身の伸展方向の動きを誘導した．
　PTメモ：股関節の内転内旋は残り，踵は接地しない．このとき，下部体幹と殿筋が収縮しやすくなる．
②枠の左側部に骨盤を接し，沿わせながら前後への体重移動をセラピストが誘導する．
　PTメモ：左下肢は内旋し足部も内反尖足の状態であるため，足底，特に踵が接地しにくいため，足部を他動的に動かし中間位に修正をしていくと，踵も接地し後方に重心がかかる．すると前方に押し返すようになり，後方への転倒の不安の訴えが聞かれなくなった．
③踵が接地した状態で枠に腹部をつけて重心の側

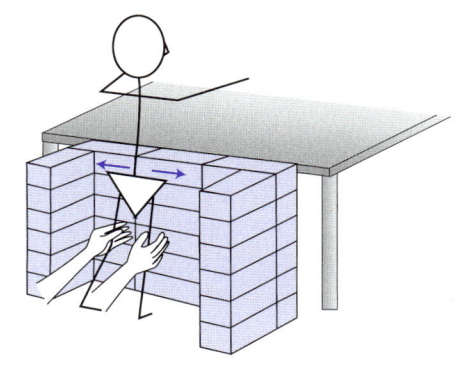

図4　枠の中での治療
牛乳パックで作成した枠の中でセラピストがハンドリングし誘導する．

方への移動を誘導する．
　PTメモ：枠の端に着いたところで立ち直りがみられるようになった．時に，自分から課題を行うためにリーチする場面で体重移動がみられるようになってきた．

　以上より，このケースの場合，枠に接していれば後方や側方への体重移動が比較的行いやすくなり，下肢へ体重がかかりやすくなる．はじめのうちは大腿部や骨盤を操作しながら枠に沿うかたちで体重移動を経験させていくと，自発的にも可能となってきた．この設定を次の目標である歩行場面にも応用できないかと考え，postual control walker（PCW）での歩行場面で，歩行器の枠を利用して重心移動を促しながら，歩行練習へとつなげていった．

2）歩行器での歩行場面での分析
●前押し型歩行器での歩行

　上体は丸く，上肢で歩行器を前方に押すため，前方へ走り出すのを止める必要がある．左の立脚では，下肢は股関節屈曲・内転・内旋で止めるため，骨盤が足部より左後方に移動し，右下肢を振り出す．右の立脚では体幹の右へ側屈で重心を右下肢に移し，左下肢を振り出す．右足のほうが出しやすい．全体を通して体が進行方向に対し右を向き，股・膝関節は軽く屈曲し内反尖足での支持となり，踵での支持はみられず立脚の時間も短い．

● PCWでの歩行

　横のバーを上肢で支え，後ろのバーにお尻を当

てることで上体を起こし，主に上肢で体重支持．足部は尖足となり体重はあまりかからない．左の立脚では，下肢は股関節屈曲・内転・内旋で止め，右下肢を振り出す．右の立脚では，骨盤を後ろのバーに沿って右へ重心を移し左下肢を振り出す．右足のほうが出しやすい．全体を通し上肢での支持が中心で，下肢には体重をかけてこないが，前押し型歩行器より安定している．

　PCWでの歩行では，枠をうまく利用し歩行時の体重移動が前押し型の歩行器よりスムーズとなり，1人で3m程度の歩行が可能となる．

5　必要性および治療方針

a．必要性

　通常は問題点をここで抽出する場合が多いが，筆者は，何を補えば（必要性）目標となる動作が可能となるかを探すようにしている．このケースの場合では，運動機能面のみでなく，治療場面の設定も大切であり，環境面と運動機能面の両方から検討してみた．

1）環境面
●体重移動する範囲を限定する

　体重移動時に動く方向，範囲を誘導するガイドが必要と考え，立位場面では牛乳パックでつくった枠をテーブルにセットして空間を区切る．歩行場面ではPCWにて空間を区切る．
●移動する方向への触覚情報を与える

　体重移動時，枠に接していることによる触覚情報を与える．

　枠がない立位では，全身の屈曲パターンで姿勢の安定性を高め手を支持点としたため，体重移動が難しかったが，枠を設定することで，体重移動が行いやすくなった．このことから，体重移動時は触覚情報があると行いやすくなることがわかった．

2）身体面
●立位場面
①足底が接地しての，股関節，膝関節の段階的運動
②足底が接地しての前から後ろへの体重移動
③左右一側ずつでの体重支持
④足底内での側方への体重移動
●歩行場面

　立脚時：支持脚の強調（一側支持の強調）

PTメモ：片側ずつ支持した経験がないため，右と左を分離して使えない．

b．治療方針

①体重を移動することに対して不安があるため，枠に接することで感覚情報を増やし，その枠に沿って動くなかで体重移動をはじめは他動的に，そして最終的には自動的に経験させる．

PTメモ：足底内での前後，側方への体重移動を促す．側方移動においては，枠に当たったところから体幹が立ち直るように端の認知を促す．
②歩行場面でも枠を利用することを考え，PCWを利用して歩行練習を行う．

PTメモ：枠の中では体重移動が可能となっているが，歩行場面での立脚期に，支持側をより明確にするために，反対側の下肢の股関節を伸展方向に介助し，一側での体重負荷と左右の分離を強調する．

6　帰結

　立位での体重移動に不安をもつケースに対し，当初広い空間で体重移動を行っていたが，空間を枠で区切り，その枠に沿わせて動かすようにすると前後，左右への体重移動に改善がみられた．静的場面では，手の支持がはずれ空間での操作も可能となり，バランスも改善し，下肢での体重支持，一側での支持が明確となり，歩行もPCWで3m程度可能となった．しかし，安定した支持面での手の支持がなくなると全身屈曲パターンで姿勢を安定させ，体重移動が困難となる．今後は，より不安定な支持（Lofstrand杖）で移動可能となるためには，外的な安定が得られない空間でも下肢での支持と体重移動が可能となる必要がある．

📎 アドバンスドコース

今回，展開のなかに記載していないが，子供の動作を分析する場合，運動のみを分析するだけでなく，その運動を引きおこす要因となる感情・知的興味なども同時に分析する必要がある．子供は大人と異なり，見通しをもって行動するわけではないため，課題（遊び）の設定がとても大切となる．このことは，子供のレベルに合わない課題を設定した場合，子供は成功感を感じられずにやる気を失い，実際より低く評価されたりする．逆に，少し難しいレベルの課題の場合，挑戦的に取り組むことにより普段以上の能力を発揮する場合もある．そのため，子供の運動発達のみでなく，精神発達，社会性なども知識としてもっておくことが大切だと考える．

今回のケースの年齢（2歳～2歳6か月）での発達の特徴を育児書[1]でみてみると，次のように書かれている．

『2歳から2歳6か月くらいの子供は，運動面では，走るのも上手になり，手すりにつかまりながら階段を1人で登るようになります．10cm程度の段差なら楽に越えられるようになります．低い台から飛び下りたり，その場でピョンピョン跳ねたり，非常に活動的です．

指先の細かい運動も上手になり，スプーンを使いほとんどこぼさず食べられ，コップでも上手に水分を飲めるようになります．積み木を積んだり，ドアの取っ手を回して開ける，型はめパズルなどもできるようになります．社会性では，自己主張が始まり，「いやっ」などの反抗も多くなってきます』．

上記のようなことを念頭において，挑戦的な課題へ向かっていくように課題の設定を心がける必要がある．今回のケースでは，この年齢の子に対して少し簡単な型はめパズルから徐々に難しいパズルへ挑戦させていくなかで，課題に対する集中力が増すことができ，必要な治療が可能となった．

📝 復習・練習問題

今回のケースにおいて，治療場面でポイントとなった体重移動を実際に経験してみる．

問題1

重心移動を感じてみる．
① テーブルの前に立ちテーブルに触らず普通に立った状態から右足に体重を移動する．次にテーブルにお尻や背中を当て沿って動いてみる．このときの足底で感じる違いは何か．
② 2人1組で一側への体重移動を経験してみる．
　②-1　骨盤を横から押して体重負荷させたい足の方向へ押してみる．
　②-2　体重負荷させたい側の手を上にまっすぐ上げてみる．
　②-3　体重負荷させたい足の大腿部を内外からしっかり圧迫する．

　以上のどれが一番体重がかかった感じがするか．

●引用文献
1) 山口規容子, 仁志田博司：はじめてのパパとママのための育児の本. 主婦の友社, 1996.

●参考文献
1) 中村隆一ほか：基礎運動学. 第4版, 医歯薬出版, 1995.
2) 今川忠男：脳性麻痺児の歩行. PTジャーナル, 25:259-264, 1991.
3) 金子誠喜：理学療法における動作分析の意義. PTジャーナル, 28:39-44, 1994.
4) 高木昭輝ほか：動作分析の進め方. PTジャーナル, 30:485-490, 1996.
5) Bobath, B.K. (著), 梶浦一郎 (監訳)：脳性麻痺の類型別運動発達. 医歯薬出版, 1985.

7　簡便な指標を用いた動作分析により問題点を検討したケース

1　本症例の動作分析のポイント

本症例では，病棟内歩行は自立していたが歩行

による疲労を訴えていた．今回その原因を明確にし，治療プログラムを立案することを目的として以下を行った．
- 動作観察を行い結果をまとめた．
- 簡便な指標（10m歩行時間，10m歩数，歩行時間変動係数，歩数変動係数，歩行効率など）を用いた測定を行った．
- 動作観察結果と簡便な指標による測定結果との関連性を検討し，治療プログラムを立案した．

2　情報

a．患者紹介

48歳，女性

下肢の"重さ"を1年4か月前から自覚しており，当院整形外科外来を受診し頸椎症性脊髄症と診断される．受診の翌月より約1か月半入院し，保存的治療を行い，軽度改善するも仕事（理容師）に支障は残った．さらに1か月後，頸椎椎弓除圧術を施行．手術直前の移動能力としては病院内独歩にて自立していた．

b．現状

病院内では独歩自立で，日常生活はすべて自立していたが積極的に屋外に出ることなく，歩行中の下肢の重さおよび立位保持における下肢の疲労感（「足が固くなる」）を強く訴えていた．外見上，歩行については側方への動揺が頻繁に出現していた．

術前，自営にて理容業を営んでいたが，術後は休業中．

3　予測

理容業については休業中であるが，今後職業上長時間の立位を要求されるであろう．また，主婦としての役割を考慮しても立位・歩行の耐久性の改善は不可欠と考えられる．現在，立位・歩行の制限となっている要因として"下肢の重さ"，"下肢の疲れやすさ"があげられる．

●歩行中における下肢の"重さ"

術前経過の長いケースのため，これまでの活動性の低下による下肢筋力低下があるのではないか．

PTメモ：徒手筋力テスト（manual muscle test; MMT）にて筋力を確認する．

●立位保持における"疲れやすさ"

下肢筋力低下および筋緊張異常による影響があるのではないか．

PTメモ：MMTおよび筋緊張検査を行う．

●歩行中の側方動揺

歩行バランスの不安定性が歩行速度，歩行持久性に影響を及ぼし活動量の制限となっているのではないか．

PTメモ：歩行速度（10m歩行時間），歩行バランス（歩行時間，歩数変動係数），歩行効率（Physiological Cost Index; PCI）を測定する．

4　展開

a．理学療法評価

理学療法評価として機能障害・能力障害および動作分析結果をまとめる（**表1**）．

b．問題点および治療方針

歩行観察では歩く速さは問題なく，そのことは計測値においても快適歩行速度4.5km/時であり正常範囲といえる．歩幅についても観察上問題なくそのことは歩数から算出した重複歩距離は0.78/statusであり，これも正常範囲という結果となっている．歩行中のエネルギー効率を示すPCIも0.27 beats/mであり，このことから快適歩行中の速度，効率性ともに問題ない範囲であったといえる．しかし上肢の振りがほとんどなく，また下肢の内転位および足部の内反位での接地に伴う側方への動揺が時々認められていたことについては，歩行中の速度の変動を示す歩行時間変動係数（TCV）が3.7％，歩幅の変動を示す歩数変動係数

表1 理学療法評価の結果

1. 機能検査・測定
1) 身長・体重：152.0 cm　47.0 kg

2) MMT：

		（右側）	（左側）
上肢	三角筋	5	5
	上腕二頭筋	5	5
	上腕三頭筋	4	5
	前腕回外筋群	5	5
	前腕回内筋群	5	5
	手関節伸筋群	5	5
	手関節屈筋群	5	5
体幹	腹直筋	4	
下肢	大殿筋	4	4
	中殿筋	5	5
	腸腰筋	4	5
	大腿四頭筋	5	5
	ハムストリングス	4	4
	前脛骨筋	5	5
	下腿三頭筋	4	4

3) 握力：　　　　　　　　　　　18.8 kg　　19.5 kg

4) 筋緊張：

		右側	左側
	上肢	正常	正常
	股関節内転筋群	軽度痙性	軽度痙性
	下腿三頭筋	軽度痙性	軽度痙性

5) 感覚：

		右側	左側
	表在	正常	正常
	位置・運動	正常	正常

6) 腱反射：

		右側	左側
	膝蓋腱	亢進	亢進
	アキレス腱	亢進	亢進

2. 能力障害
1) 基本動作
　寝返り，起き上がり，端座位保持，立位保持：すべて自立
2) 歩行能力測定
　① 10 m　最速歩行時間　　　　　　　6.86 秒 → 歩行速度 5.2 km/時
　　　　　快適歩行時間（平均値）　　　7.93 秒 → 歩行速度 4.5 km/時
　　　　　歩数（平均値）　　　　　　　16.9 歩 → 歩行率 128 steps/分
　　　　　歩幅（歩行距離/平均歩数）　　59.2 cm → 重複歩距離 118.4 cm
　　　　　身長あたりの重複歩距離　　　0.78/status
　　　　　歩行時間変動係数（TCV）　　3.7％
　　　　　歩数変動係数（SCV）　　　　3.4％
　② 6 分間歩行距離（6 MD）　　　　　356.5 m
　③ 歩行効率（PCI）　　　　　　　　　0.27 beats/m

3. 動作観察
1) 起居動作：
　側臥位からの起き上がり時に両上肢で床面を押し体幹を押し上げる動作が目立っていた．
2) 歩行動作：
① 全体的な観察
　観察上歩行速度は問題なく，歩幅についても特に小さい印象はない．また転倒に至るような大きなふらつきは認められない．歩行動作の対称性としてはほぼ左右対称である．しかし上肢については肩関節軽度外転位で両上肢の振りはほとんど認められず体幹の揺れがある．また直進しているとき下肢が時々過度に内転内旋位の接地となり，そのときに軽度の側方動揺が認められた．
② 局所の観察
a. 前・後方向からの観察：やや肩関節外転位に開かれている．両下肢の遊脚期に時々ではあるが股関節内転内旋位となる傾向が認められ，そのとき足関節内反位にて接地することが認められた．通常，頭部・体幹の左右への異常な動揺はない．
b. 左・右側方からの観察：上肢の振りがほとんどないことのほかは頭部，体幹，下肢ともに目立った異常はない．

（SCV）が3.4％とやや高い値を示していることと関連性があると考えられた．

　その原因を機能障害に求めると，検査結果より関節可動域・筋力については歩容に影響を与えるような結果は得られておらず，下肢においては筋緊張検査における股関節内転筋群および下腿三頭筋の緊張の亢進が影響していると考えられた．本人の訴えにも"下肢の硬さ"がありこれも下肢筋緊張の亢進と関連性があるものと考えられた．

　起き上がり動作においては体幹筋力は軽度の低

下（腹直筋 MMT 4）であるにもかかわらず動作上，体幹による抗重力運動が少なく両上肢による代償動作が大きいことが認められ，四肢と体幹の協調した動作が不足しているものと推測された．これらの現象より，下肢筋緊張の亢進および体幹と四肢との協調性のある動作の不足が歩行中の下肢振り出し時のコントロール不良および上肢の協調性のある動きの低下に関連し，歩行中の動揺，歩行バランスの低下に結びついていると考えられた．

1）問題点の整理

歩行中の動揺の原因
① 両下肢股関節内転筋群・下腿三頭筋の筋緊張亢進
② 体幹筋力の低下
③ 両下肢遊脚期でのコントロール不良
④ 上肢・下肢の協調性の低下

2）治療方針

① 両下肢股関節内転筋群・下腿三頭筋の筋緊張亢進（痙性）に対して，
- 両下肢他動的伸長を行う．
  （目的）痙性の抑制および運動療法に対する準備
- ストレッチ体操指導を行う．
  （目的）運動療法場面のみでは頻度は少なく，自主的に筋の伸長が行えることで治療効果を高めるため

② 体幹筋力の低下に対して，背臥位からの起き上がり動作を行う．
  （目的）腹筋群を意識して起き上がること（抗重力運動）を学習する．筋力増強よりも腹筋群の収縮を意識する学習を目的とするため介助下にて反復

③ 両下肢遊脚期でのコントロール不良および上肢・下肢協調性の低下に対して，端座位での股関節屈曲交互運動を行う．
  （目的）端座位のまま "歩くように手足を動かす" ことで体幹・上肢・下肢の協調性のある動作を学習する．

5 帰結

術後約 11 週経過．前述した治療プログラムを施行し 8 週経過した時点で，以下のとおりとなった．
① 両下肢股関節内転筋群・下腿三頭筋の筋緊張亢進（痙性）については改善が認められ，右下腿三頭筋にわずかに亢進を示しているのみである．
② 体幹筋力の低下については筋力的には MMT での変化は認められていないが，観察上起き上がり動作の円滑さは改善が認められている．
③ 歩行中両下肢遊脚期でのコントロール不良および上肢・下肢協調性の低下については遊脚期～踵接地時に過度に内転位となる現象はほぼ改善し，両上肢の下肢と協調した運動が出現し，さらに歩行中の動揺も消失した．

表 2 に歩行能力測定値の変化を示す．治療プログラム施行前と比較して大きな変化はないが，歩容の改善に伴い歩行速度の変動を示す歩行時間変動係数（TCV），歩幅の変動を示す歩数変動係数（SCV）に改善がみられ，6 分間歩行距離（6 MD）に増大が認められた．また患者の自覚症状にあった下肢の "重さ" についても改善が認められた．

現在退院し外来にて経過観察しているが，まだ仕事（理容師）には復帰していないものの外出の回数は増え，プールを利用しての水中歩行，帰宅後の両下肢のストレッチ体操など積極的に行っており，経過順調である．

表 2 治療プログラム前後の歩行能力測定値の変化

(10 m 歩行)

	前		後
最速歩行時間	6.86	→	6.26 秒 (5.7 km/時)
快適歩行時間	7.93	→	7.55 秒 (4.77 km/時)
歩数（平均値）	16.9	→	17.2 歩
歩行時間変動係数（TCV）	3.7	→	2.9%
歩数変動係数（SCV）	3.4	→	2.4%
6 分間歩行距離（6 MD）	356.5	→	390 m
歩行効率（PCI）	0.27	→	0.15 beats/m

アドバンスドコース

歩容に異常が認められた場合，その原因を究明し効果的な運動療法などを行うために異常歩行を分類することは有効である．頸髄症の場合その病型により，以下の4つに分類される．

① I 型：中心部型（上肢運動障害型）
② II 型：後側部を含む後足部型（上下肢運動障害）
③ III 型：前側部を巻き込む横断性型（上下肢運動，知覚障害型）
④ IV 型：中心部と半側部を障害する半側部型〔Brown-Séquard（ブラウン・セカール）型〕

臨床場面ではこれに加え運動障害が片側に目立つ片麻痺に似たタイプ，運動機能の低下と比較し感覚障害が目立つタイプなどがある．したがって出現する可能性のある異常歩行としては，以下のようなものがあげられる．

① 原因別分類
- 筋の麻痺に関した異常歩行
- 筋緊張異常に関した異常歩行
- 失調に関した異常歩行
- 疼痛に関した異常歩行

② 歩容による分類：鶏状歩行，分回し歩行，痙性歩行，尖足歩行，失調性歩行，酩酊歩行，疼痛を避けるような歩行

あらかじめこれらに分類して原因を推測し，さらに動作分析，歩行能力測定を行うことで原因の究明が行いやすくなり，信頼性が高まるといえる．

復習・練習問題

復習

歩行分析の目的は，異常の原因を探索し改善あるいは予防のためのプログラムを施行し，その効果判定を行うことにある．そのためには観察による歩行分析のみではなく，客観的な変化を計測しておくことが大切である．

経験上臨床場面で簡便に使用できる指標としては，以下があげられる．

- 歩行時間：10 m の歩行路にかかった時間の計測
- 歩数：10 m 歩行に要した歩数の計測
- 歩幅：計測した距離（10 m）を歩数で割ることで算出可能
- 歩行距離：単位時間内での歩行距離
- 心拍数：安静時・歩行時に心電図モニターで記録
- 歩行効率：安静時と歩行時の心拍数の差と歩行速度で算出可能
- 歩行時間・歩数の変動係数：10 m 歩行に要した時間または歩数を 10 回計測し，その平均値（mean）と標準偏差（SD）より，

$$CV (\%) = SD/mean \times 100$$

を算出する．

練習1
上記の指標を用いて健常者を対象に計測を行う．

練習2
同様に理学療法対象者についても計測を行う．

練習3
1と2の計測結果をもとに比較検討する．

●参考文献
1) 丸山仁司：PTのための臨床運動学．第1版，pp.211–234，アイペック，1998．
2) 清野恵美子ほか：脳卒中片麻痺患者の歩行バランスの検討—10 m 歩行時間と歩数およびその変動から．理学療法学，21(suppl):43, 1994．
3) 津山直一：頸椎・腰椎外科 診断指針と治療の実際．pp.67–74, 南江堂，1990．

8 呼吸パターンの異常と動作時の筋活動を力学的観点から観察することにより，呼吸困難の改善が得られた肺気腫の症例

1 本症例の動作分析のポイント

肺気腫の症例では，その病態の進行により換気に不利な解剖学的特徴を呈し，そのため胸−腹壁の非協調的換気運動や代償としての呼吸筋の過剰な

活動を示し，非効率的呼吸パターン（換気仕事量の増大）による呼吸困難の増強，ADLの低下をまねく結果となる．呼吸器疾患におけるADL障害に対しては，動作に必要な筋力強化や耐久性改善のための運動負荷練習が行われることが多く，運動耐用能の改善とともにADLも改善されるため，動作分析という言葉には違和感をいだかれるかもしれない．しかし，頸部や体幹，肩甲帯の呼吸筋は，上肢の使用や姿勢の維持，変換時の動筋や固定筋としての機能も有しており，姿勢や動作と異常呼吸パターン（呼吸筋の過剰な活動）を関連づけて分析することにより，呼吸困難や動作を阻害している原因を探ることが可能となる場合もある．

よって本症例では，呼吸困難の原因と動作に与える影響について以下の点をポイントに検討を行った．

- 呼吸パターンの異常を解剖学的変化とそれによっておこる換気運動の特徴と，代償としておこる呼吸筋の過剰な活動に分けて観察した．
- 座位姿勢や座位での上肢の使用を筋活動の点から異常呼吸パターンと関連づけて観察した．

2 情報

a. 患者紹介

75歳，男性

診断名は肺気腫で，10年前より労作時の呼吸困難出現．2年前より在宅酸素療法開始．1か月前より呼吸困難が徐々に増強．入院3日後PT開始となる．

b. 入院時検査所見

血液ガス値は低酸素・高炭酸ガス血症（O_2 3l/分吸入下，PaO_2 53.2 mmHg，$PaCO_2$ 57.9 mmHg，pH 7.424）を呈していたが，ヘモグロビン量，栄養状態，電解質の異常や炎症所見は認められなかった．胸部X線写真では無気肺や肺炎像は認められなかったが，横隔膜の平低化が著明に認められて

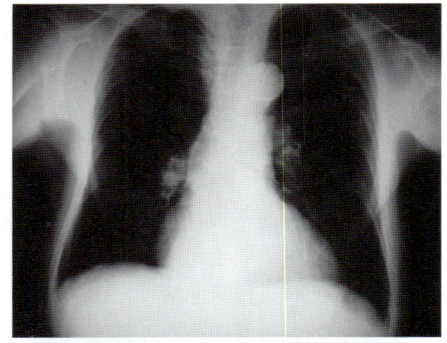

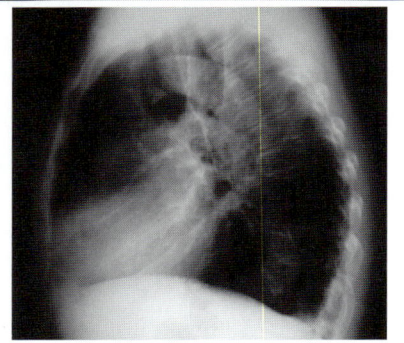

図5　横隔膜の平低化

いた（図5）．

c. PT評価

体格は標準〔肥満指数（body mass index; BMI）21〕．胸郭の著明な樽状変形と円背が認められた．胸郭の拡張性，柔軟性はともに中～下部で著明に低下しており，聴診上ラ音は認められなかったが，両側下部で呼吸音が低下していた．関節可動域（range of motion; ROM）では頸部（特に側屈，回旋）の低下が認められ，両側の斜角筋，胸鎖乳突筋の肥大が認められた．また両側の斜角筋，胸鎖乳突筋，僧帽筋上部線維，脊柱起立筋には圧痛が認められていた．四肢の筋力はMMTで上肢4～5，下肢3～4レベルであった．Hugh-Jones（ヒュー・ジョーンズ）の分類はV度で，ほぼベッド上の生活であり，会話や食事にも息切れを呈していたが，排泄はポータブルトイレを使用し自立．更衣動作ではボタン掛けは可能だが，袖を通す動作で呼吸困難の増強が認められ介助を要していた．呼吸機能検

査は測定不能であった．

3 予測

本症例は，入院時検査所見からは肺炎などの炎症所見は認められず，徐々に呼吸困難が増強してきていたこと，労作時のみでなく安静時にも呼吸困難を呈していたことから，換気に不利な解剖学的変化とその結果としての呼吸パターンの異常（非効率的換気運動と呼吸筋の過剰な活動）による呼吸筋疲労が呼吸困難の増強の原因と考えられた．

a. 解剖学的変化がどのような換気力学的変化をもたらし，どのような異常呼吸パターンが出現しているのか（表3）

肺気腫の解剖学的変化の特徴と異常呼吸パターンについてまとめると次のようになる．
①吸気に必要な圧の変化を得るための横隔膜のピストン運動には zone of apposition（横隔膜が胸郭の内面と接している部分）の存在が重要である．しかし肺気腫患者では，肺の過膨張による横隔膜の平低化により zone of apposition が減少するためピストン運動を行える範囲が減少し，換気に必要な圧の変化が得られにくくなってしまう（図6）．
②筋は，適度な伸長域（横隔膜では安静呼気位）でより収縮力を発揮しやすくなっているが，横隔膜の平低化は筋の短縮を生み，有効な収縮力を得にくい状態としている（図7）．

表3 肺気腫における解剖学的変化と異常呼吸パターン

解剖学的変化	換気力学的変化	異常呼吸パターン
横隔膜の平低化	下部胸郭の拡張制限	Hoover 徴候
横隔膜の短縮	筋出力の低下	吸気筋の過剰な活動 脊柱の伸展運動
zone of apposition の減少	圧変化の減少	
肺の過膨張	気道抵抗の増大	呼気筋の過剰な活動，呼気延長
胸郭の樽状変形	換気仕事量の増大	呼気筋の過剰な活動

③吸気時の横隔膜の収縮は腹筋と協同して下部胸郭の左右径を増大させる機能も有しているが，平低化した横隔膜の収縮は下位肋骨を内側へ引き込む方向へ作用し，吸気時の腹壁の膨隆に反して下部胸郭は狭小化するという異常呼吸パターン〔Hoover（フーバー）徴候〕を示す（図8）．

このような呼吸パターンでは有効な換気量が得られにくくなってしまうため，代償として上部胸郭を引き上げ拡張させるための頸部呼吸筋の過剰な活動やそれを助けるための頸部の伸展運動，胸郭の拡張を補助するための脊柱の伸展運動が必要となってくる．しかし，肺の過膨張による樽状胸郭では安静呼気位でも肋骨は挙上位となっており，筋の収縮力や胸郭の拡張性（コンプライアンスの低下）の点からも換気仕事量の増大が考えられる．

また，肺の過膨張や気道の虚脱は気道抵抗を増大させるため呼気時には腹圧を高めるための腹筋群や，肋間筋の活動を観察することができる．

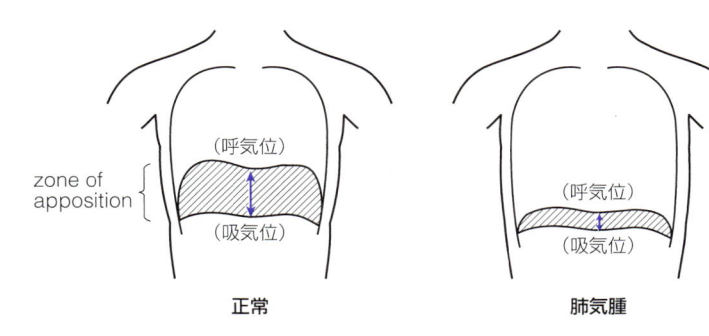

図6 横隔膜の平低化による zone of apposition の減少

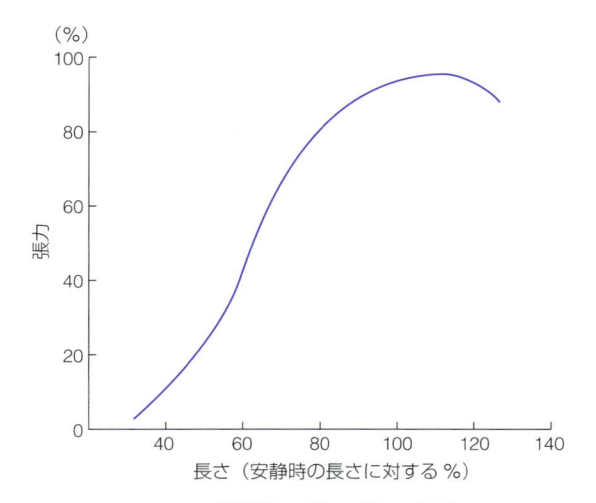

図7 横隔膜の長さ–張力関係

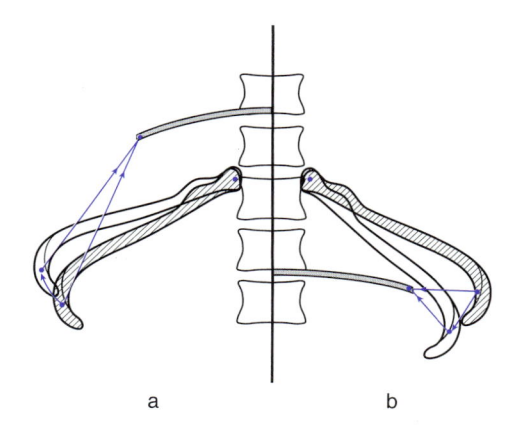

図8 横隔膜の平低化による肋骨の動きの変化
正常では横隔膜は腹部内臓器による固定により，その収縮は下位肋骨を外方へ挙上する力として働く（a）．横隔膜の平低化では内方へ引く力として働く（b）．

よってX線写真による横隔膜の形態や，胸郭・脊柱の変形，ROM制限と出現している異常呼吸パターン（胸-腹壁の動きと呼吸筋の過剰な活動）を関連づけて観察する必要があると考えた．

b. 異常呼吸パターンは座位での動作にどのような影響を与えているか

更衣動作を行うための座位姿勢について考えてみると，肺気腫の症例では座位での安楽姿勢の1つとして図9に示すような姿勢を示すことが多い．この姿勢は，換気力学的に次のような利点をあげ

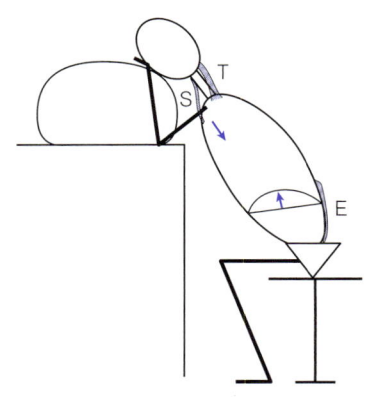

図9 安楽姿勢
E：脊柱起立筋，S：斜角筋，T：僧帽筋

ることができる．
① 体幹を軽度前傾，円背傾向にすることによって腹部内臓器による横隔膜の挙上，肋骨の下制による機能的残気量の減少を促す．
② 上肢によって頸部，体幹を支持することにより，呼吸補助筋である脊柱起立筋の活動を軽減させる．
③ 頸部を支持，固定することにより，頸部呼吸筋による上部胸郭拡張の働きを助ける．

これに対し座位で両側上肢を挙上位で使用する動作では，以下の点が力学的に不利となる．
① 上肢によって頸部，体幹を支持することができなくなってしまうため，姿勢維持のための脊柱起立筋の活動が増大する．
② 上部胸郭拡張のための頸部固定筋（僧帽筋上部線維）の活動が増大する．また固定力が不十分な場合には，斜角筋や胸鎖乳突筋の収縮による首振り呼吸が出現し換気効率が低下する．
③ 上肢挙上位保持のため，頸部，肩甲帯の呼吸筋の活動が増大する．

本症例は更衣動作，特に上着に袖を通す動作で呼吸困難の増強が認められており，異常呼吸パターンによりすでに過剰な活動を呈している呼吸筋にさらに活動を必要とされたことが呼吸困難増強の原因と考えられた．

よって座位での呼吸パターンの変化，姿勢の特徴，呼吸筋の動作への参加について観察する必要があると考えた．

10月20日（臥位）　　　　10月20日（座位）　　　10月28日（座位）

胸鎖乳突筋
斜角筋
僧帽筋

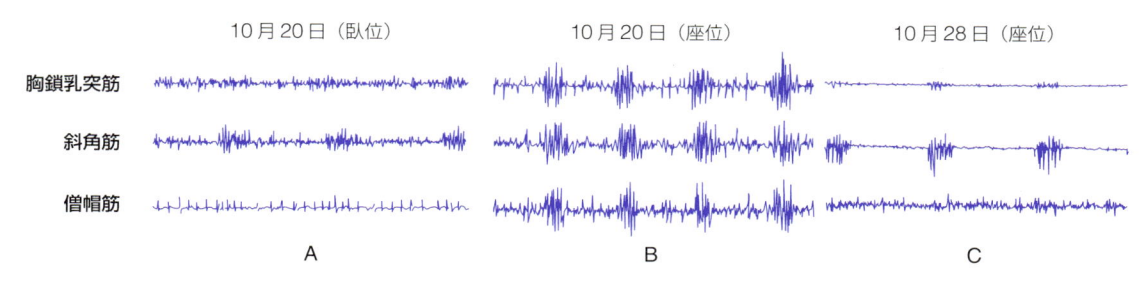

A　　　　　　　　　　B　　　　　　　　　C

図10　頸部呼吸筋の筋活動の変化

4 展開

a. 本症例の臥位での安静時呼吸パターンはどのような特徴を示しているのか

① 胸‐腹壁の運動：呼吸数36回/分．吸気時に腹壁の膨隆は認められるものの，下部胸郭の拡張は認められず，両側下部肋間と鎖骨上窩の陥凹が認められた．
② 代償としての呼吸筋の活動：視診，触診により，吸気時には斜角筋，胸鎖乳突筋，僧帽筋上部線維と下部脊柱起立筋の活動が認められ，呼気時には腹筋の収縮が認められた．

b. 臥位と比較して座位での呼吸パターンに変化は認められるのか

座位では円背とそれに伴う頸椎前弯の増強が認められ，上肢を側方につく姿勢が多く認められた．呼吸数は26回/分に減少するものの，吸気時の下部胸郭の狭小化（Hoover徴候）が認められた．また吸気時には脊柱の伸展運動が認められ，その動きは上肢の支持を除くと増大していた．また，このときの酸素飽和度は臥位95%，座位93%と座位姿勢をとるだけで低下していた．

本症例は胸郭の樽状変形を呈しており，X線写真からも肺の過膨張による横隔膜の平低化が認められていた．また吸気時の下部胸郭の拡張は認められず，両側下部肋間の陥凹や肺胞呼吸音の低下から，横隔膜の機能低下により換気量の減少がおきているものと考えられる．また，このような横隔膜による換気量の低下を代償するために，斜角筋や胸鎖乳突筋などの頸部呼吸筋や脊柱起立筋の著明な活動が認められ，座位では脊柱の伸展運動が出現していた．

図10は安静呼吸での斜角筋，胸鎖乳突筋，僧帽筋上部線維の筋活動を比較したものである．A，Bの比較では3筋とも座位での活動が著明であり，特に吸気時の僧帽筋の活動が著明である．これは上部胸郭の拡張を有効に行わせるための頸部の固定筋としての僧帽筋の働きを示唆するものである．またこれらの筋には圧痛を確認することができ，頸部のROM制限からも持続的な収縮による短縮が生じていたことが確認できる．

このような呼吸筋の過剰な活動による代償作用は，胸郭の樽状変形（肋骨の挙上による頸部呼吸補助筋の短縮）や円背（重心の前方移動による脊柱起立筋の活動量の増加）により，より強調されていたと考えられた．

c. 更衣動作で特に呼吸困難の増強が認められたのはなぜか

更衣動作，特に上着に袖を通す動作では，上肢の挙上とそれに伴う体幹の伸展運動を必要とする．本症例は，座位では円背を呈しているため，さらに肩関節の屈曲や外転，体幹の伸展運動を必要とした．また座位では円背とともに上肢を側方につく姿勢が多く，自然に安楽姿勢をとっていたものと考えられる．

しかし，更衣動作では上肢は支持として使用することができず，換気運動以外に脊柱起立筋は姿

勢の維持や体幹の伸展運動の動筋として働かなくてはならないこと，また頸部呼吸補助筋は上肢の挙上時には頸部，肩甲帯の固定筋として働く必要が生じることが更衣動作での呼吸困難をより強める結果となっていたものと考えられた．

実際，できるだけ低い位置で袖を通すこと，両上肢を同時に挙上することは避け，片手は可能なかぎり支持として使用するような動作方法をとらせることにより，更衣動作時の呼吸困難の軽減をはかることができた．

5　問題点および治療方針

以上の結果より次の問題点があげられた．
① 肺の過膨張（病態の進行）による横隔膜の平低化とそれによる横隔膜の機能不全
② ①を代償するための呼吸筋の過剰な活動とその持続
③ 胸郭の樽状変形と円背による換気運動と座位での上肢の挙上における力学的不利
④ ②，③による座位での上肢使用動作における呼吸困難の増強

よって本症例では，まず非効率的な呼吸パターンを改善させることにより，呼吸困難の軽減とADLの拡大をはかることが必要と考えた．しかし，横隔膜はすでに換気力学的に不利な状況にあり，このような状態で横隔膜呼吸練習を行うことは困難であり，代償としての呼吸筋の活動をさらに強め，呼吸困難を増強してしまうことが考えられた．そこで次のような治療方針があげられた．
① 肺の過膨張による機能的残気量増大を改善させ，呼吸筋の働きやすい状況をつくる．
　（例）呼吸介助手技，胸郭モビライゼーション
② 頸部呼吸筋のリラクセーションをはかり，呼吸困難の改善と動作での筋の活動を行いやすくする．
　（例）deep transverse massage（深部筋横断マッサージ），ストレッチ，温熱療法
③ 呼吸筋への負担を軽減するための動作方法の指導
　（例）可能なかぎり片手を支持として使用しながら動作を行う．動作を呼気時に合わせて行う．
④ 上肢使用時の呼吸困難の軽減をはかる．
　（例）上肢挙上筋の筋力強化

6　帰結

約1週間の治療により呼吸パターンの改善（呼吸数の減少，Hoover徴候の改善）と呼吸困難の改善が得られ，座位での酸素飽和度の低下もみられなくなり，介助を要していた更衣動作時の呼吸困難も改善が認められた．図10B, Cは頸部呼吸筋の治療前後の比較である．吸気時，呼気時ともに活動量の減少を確認することができる．また座位での吸気時の脊柱伸展運動や脊柱起立筋などの圧痛も減少しており，代償として出現していた呼吸筋の過剰な活動が減少したことにより動作時の呼吸困難の改善が得られたと考えられる．

🔍 アドバンスドコース

① 本症例では呼吸パターンの異常とその動作に与える影響について力学的観点より検討を加えているが，これはあくまでも呼吸器疾患患者の評価，治療の一部分であり，情報としてのPT評価，呼吸パターンの評価については関連のある項目のみとなっている．姿勢の変化による影響としては換気血流比についての検討も重要である．

　また多くの呼吸器疾患は進行性であり，われわれはその病態の進行自体を改善することは不可能である．しかし，病態の進行による換気力学的不利を補いやすい状況を維持するために，姿勢への注意や呼吸訓練の継続による筋力，運動耐用能，ROMの維持など教育的プログラムの重要性を確認することができる．

② 呼吸はすべての人間が生きている限り休むことなく行われる行為である．よって，たとえば脳血管障害やParkinson（パーキンソン）病の患

者などの嚥下時や起き上がり動作時の頸部の自然な動きの減少，あるいは高齢で円背を呈する大腿骨頸部骨折患者の歩行練習における杖の使用時の耐久性の低下など，われわれが日ごろよく経験する患者でも，呼吸機能の問題が動作に影響を与えている場合もある．すべての患者において，呼吸機能の問題が動作に影響を与えている可能性があることも認識すべきと考える．

復習・練習問題

問題 1

最大吸気位での安静呼吸で上肢挙上位での動作を行い，自覚症状の違いとその理由について考えてみる．

問題 2

腹部内臓器が換気運動に与える影響について，臥位，座位を比較しながらまとめてみる．

問題 3

洗髪動作が呼吸困難を生じやすい動作といわれる原因について，筋活動と力学的観点よりまとめてみる．

9 高齢大腿切断者に対する ADL 改善を目的とした動作分析

1 本症例の動作分析のポイント

快適な義足歩行を提供するためには，断端の管理，義肢装着前練習，義肢装着練習などの理学療法を展開することが重要である．また，義肢装着練習のなかでは，歩行を中心とした動作分析による種々の要因を考慮したアプローチが必要となってくる．本症例は，①高齢で，②歩行時の健側膝関節痛があり，③可動性のある膝継手（以下可動式膝継手）の使用希望をもっていた．本症例に対して，この3点を考慮し，図11に示すように動作分析をもとにアプローチした．その結果，可動式膝継手を使用することが可能となり，歩行時における健側の膝関節痛を消失させるに至った．

2 情報

a. 患者紹介

70歳，女性，無職

夫（75歳）と2人暮らし．家事はすべて本症例の患者が行う．

小学校6年生のころ，左下腿部の骨髄炎にて手術施行し，手術以降左膝関節は伸展位にて拘縮し可動性を失っていた．

8か月前に骨髄炎創部自壊と扁平上皮癌の診断にて左大腿切断術を施行した．術後3週目から仮義足による歩行練習を開始した．明るく，理学療法に対しても積極的であった．本義足の作製と本義足における歩行の習熟を目的に，外来で週1回の理学療法を開始した．

b. ニーズおよび現状

術後3か月で，仮義足で屋内杖なし歩行可能，屋外は杖歩行可能であり，毎朝散歩をするようになっていた．術前より，左膝関節（切断肢）は完全伸展位で拘縮していたため，跛行を呈していた．右膝関節には変形性膝関節症を認め，立ち座りや義足歩行中に膝関節痛を訴えていた．

本人は，小学生のころから左膝関節を屈曲させた経験がなく，「膝の曲げ伸ばしのある歩行をしてみたい」との希望をもっていた．同時に，歩行時の右膝関節痛の軽減，消失を望んでいた．

3 予測

障害をもつ配偶者との2人暮らしのため，家事はほとんど本人が行わなければならない．家事動作を安全に施行するためには，立脚期の安定性が重要となってくる．それに加え，本人の望む膝の曲げ伸ばしのある歩行への希望を充足するために

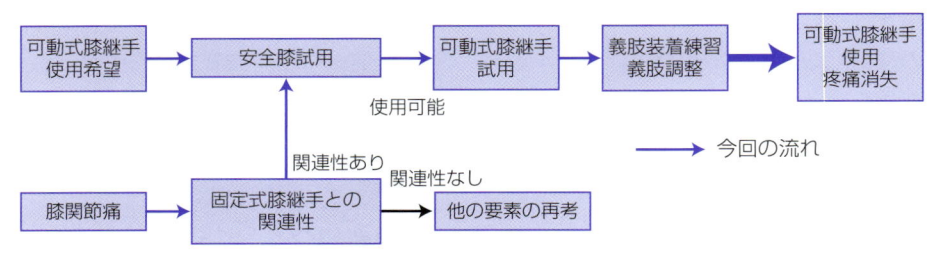

図 11　動作分析とアプローチの流れ

は，膝継手の可動性が必要となってくる．また，本症例は健側の膝関節痛もかかえている．そこで，膝継手の安定性，可動性を考慮した選択が本義足に導入でき，膝関節痛を減少させる歩行を提供できるかについて，義足歩行を中心とした動作分析を通して検討した．

動作分析の主な方向性としては，以下の項目を念頭においた．
①膝関節痛と現在の膝継手を主とした仮義足との関連性の検討
②可動式膝継手の試用とその適否の検討
③本義足に最も適すると考えられる膝継手の選択と歩容を正常歩行に近づける運動療法，アライメント・膝継手の調整方法を検討

4　展開

a．固定式膝継手での歩行分析

高齢大腿切断者が義足を使用する際には，固定式膝継手が処方される場合が多い．一般に固定式膝継手を使用する場合は，実用性を得るために健側より 3 cm 以上義足長を短くする．このため，エネルギー消費量が多く，疲れやすくなる．

固定式膝継手を使用している本症例に関しても同様のことが当てはまると考えられる．義足側の立脚期においては，固定式膝継手により膝折れをおこすことはないが，立脚後期では，膝継手が伸展位固定のため骨盤前傾，腰椎前弯が強くなった．また，遊脚期中期では膝が固定されているため，下腿部の振り出しに必要なモーメントは大きくなり，同時にフットクリアランスを得るために健側への体幹側屈や股関節の外転などの代償もみられた．このため，義足側の遊脚期は，健側の遊脚期より長くなった．また，脚長差を 3 cm にしていることにより体幹の上下動と側屈も大きかった．このような歩行は，健側の立脚期においては，健側下肢，特に下腿の回旋を増大させ膝関節痛の原因ともなっている．これらのことは，固定式膝継手は歩行効率が悪く，健側下肢への負担が大きいことを示していると考えられる．

本症例の場合，術前より健側の膝関節痛をかかえているため，義足歩行による膝関節への負担は術前以上のものとなり，膝関節痛も増強していく可能性も考えられた．本症例にとって可動式膝継手を使用することは，義足側立脚後期および遊脚初期の骨盤前傾，腰椎前弯を減少させることができ，フットクリアランスを確保し，体幹の上下左右の動きを減少させ，義足側および健側立脚期の時間を均等にすることを可能にすると考えられた．これらのことは，膝関節痛を減少させると考えられ，可動式膝継手を導入する必要性があると判断した．

可動式膝継手は股関節伸展筋の作用が必要とされ，高齢者には固定式膝継手が選択されることが多かった．本症例も高齢者であり，その適否が重要となると考えられた．

b．可動式膝継手の適否および条件

本症例に，実際に理学療法室内で可動式膝継手

表4　本症例における仮義足と本義足の特徴

	仮義足	本義足
ソケット	差込み式	吸着式（四辺形）
膝継手	固定式*	Total Knee（bouncing機構）
足継手	J-FOOT（LAPOC）	J-FOOT（LAPOC）
歩容	脚長差3cm，体幹の上下左右の動きが多く，健側膝関節に負担が大きい	脚長差は1cm程度で，体幹の上下左右の動きは仮義足より少ない
膝関節痛	＋	－

* 仮義足の膝継手はLAPOC，SL0720を固定膝として使用した．

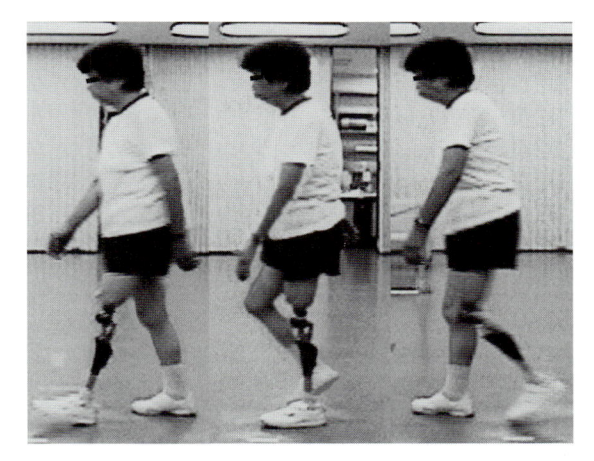

図12　Total Kneeを使用しての歩行

である荷重ブレーキ付きの単軸膝継手（安全膝：Otto Bock 3R15）での義足歩行を試行した．試行時の断端長は23cm，断端筋力は股関節屈筋，外転筋，伸展筋はMMT 4レベル，患側の股関節伸展可動域は15°であった．膝継手の軸を後方に設定し，やや安定膝にしたこともあるが，平行棒内および平行棒外で膝折れをおこさず可動式膝継手にて歩行することが可能であった．このことより，可動式膝継手が使用可能であることがわかったが，日常生活において，屋内歩行や屋外歩行，特に不整地歩行では，膝折れをおこす危険性は十分考えられた．

ここで，本症例に求められる可動式膝継手の条件は，遊脚期の可動性とともに立脚期の膝折れに対する安定性であり，義足のアライメントおよび股関節伸展筋の作用に依存するのみならず，より強固で確実な安定性が求められると考えた．したがって，立脚期に膝軽度屈曲位で体重支持のできる（bouncing機構）立脚相制御膝継手〔TK-2000（Total Knee）〕を最終的に本義足に採用することとした．

c. 立脚相制御膝継手Total Kneeにおける歩行分析

本義足に向けソケットは吸着型四辺形ソケット，膝継手はTotal Kneeを装着し歩行分析を行った（表4，図12）．

立脚相制御膝継手を使用した時点での歩行には，義足側立脚期における体幹の側屈，股関節屈曲，腰椎前弯がみられた．同時期の上肢は義足側において外転位で振りは大きく，健側では振りは小さかった．歩幅は不同で，義足側の歩幅が健側より短かった．歩行中の体幹内の回旋はほとんどみられなかった．

5　問題点および治療方針

a. 義足側立脚期の体幹側屈の原因

①術前および仮義足での患側膝関節伸展位歩行の影響
　術前は，長年にわたり患側膝関節伸展位で歩行し，仮義足でも固定膝継手を使用していた．
②股関節外転筋筋力低下
　股関節外転筋筋力はMMT 4レベルで低下を認めていた．
③義足長が短い．
　義足長は，遊脚期のフットクリアランスを考慮し，当初脚長差1.5cmとしていたものをほぼ同じ高さに設定したが，歩容に大きな変化は認め

なかった．
④初期内転角の不足

初期内転角は，角度を増加させてみたものの，歩容に大きな変化を認めなかった．

⑤ソケットに対する足部の外側設置

足部の外側設置（フットアウトセット）は，足部を内側に移動させても，歩容に大きな変化を認めなかった．

⑥ソケットの適合性

ソケットの適合性については痛みのある部位もなく問題はなかった．

以上の結果より，立脚期の義足側体幹側屈の主な原因は，①術前および仮義足での歩行の影響と，②股関節外転筋筋力低下にあると考え，筋力増強運動と歩行パターンの改善を実施した．

b. 義足側立脚期の股関節屈曲，腰椎前弯の原因

①術前および仮義足での歩行の影響
②股関節伸展筋筋力低下

股関節伸展筋筋力低下は，MMT 4 レベルで低下を認めていた．

③初期屈曲角が大きい．

初期屈曲角は角度を減らすことにより，義足側立脚後期の股関節屈曲，腰椎前弯を減らすことができた．

④ソケット適合性の問題

坐骨支持に関しては，ソケットの適合性も問題なく坐骨の痛みもなかった．

この結果より，立脚期の股関節屈曲，腰椎前弯の主な原因としては，①術前および仮義足での歩行の影響，②股関節伸展筋の筋力低下，③初期屈曲角の過大とを考え，体幹側屈と同様筋力増強運動と歩行パターンの改善を実施し，初期屈曲の調整を行った．

c. 義足側の歩幅が健側より短かった原因

①初期屈曲角が大きい．
②膝継手の後方への蹴り上げに対する油圧抵抗が強すぎる．
③膝伸展補助の油圧が強すぎる．

確認として①初期屈曲角を減らす，②膝継手の後方への蹴り上げに対する油圧抵抗を減らす，③膝伸展補助の油圧を弱くすることを行った．3 項目ともに歩幅を均等にするという変化を得ることができた．同時に上肢の振りも改善傾向を認めた．Total Knee の場合，膝継手の膝関節 60°以内の後方への蹴り上げの油圧抵抗は，膝伸展補助の油圧と同じ油圧シリンダーで調節するため，両者の均衡をとる必要があった．

6 治療の結果

今回の一連の理学療法の展開を通して，本症例の歩容は改善した．歩行スピードも固定式膝継手使用時に 37 m/分であったものが，Total Knee 使用時には 55 m/分に増加した．術前および仮義足の歩行からの影響もあり，歩容には若干の問題を残しているが，膝関節痛も歩行時には認められなくなり，可動膝継手の使用も可能となったことより，当初のゴールは達成できたものと考えている．

アドバンスドコース

今回，本義足に採用した Total Knee は，動的安定化機構をもつ立脚相制御膝継手である．立脚相制御の種類を表5に示す．

表5 立脚相制御の種類

アライメント		種類
static stabilizing（静的安定化機構）	positive locking	固定膝* など
	non-positive stabilizing	3R15* など
dynamic stabilizing（動的安定化機構）	bouncing	Total Knee* など
	yielding	3R80 など

＊本症例に使用した膝継手
〔中川昭夫による〕

従来から使用されている固定膝や安全膝は静的安定化機構に分類されるようになっている．これらの膝継手は接踵期に伸展位にしなければならないため，歩行中の身体の上下動が大きく出現する．また，安全膝は高齢者などの股関節伸展筋の弱い場合には膝折れの危険性がある．これに対して，接踵期に軽度屈曲位で荷重できる動的安定化機構の膝継手は，ダブルニーアクションを使用することができ，身体の上下動も少ない．また，股関節伸展筋の弱い切断者でも膝折れの危険性が少なくなる．動的安定化機構のなかには，bouncing 機構と yielding 機構がある．両者ともダブルニーアクションが特徴であるが，両者の差は bouncing 機構が接踵期の軽度屈曲位をとるときロックされるのに対して，yielding 機構は，0°から軽度屈曲位まで抵抗がかかることにある．筆者の経験では，yielding 機構のほうが bouncing 機構より指導および修得が難しく，本症例を含め bouncing 機構の Otto Bock 3R60=1 と Total Knee を使用している．

動的安定化機構である bouncing 機構をもつ膝継手は，ダブルニーアクションを利用することが可能であり，小児や活動性の高い高齢の切断者に有用である．さらに，Total Knee は基本的にはロック膝状態であり，足部先端に荷重がかかったときに膝が可動するため，立脚期の膝の安定化機構として優れている．ただし，従来の膝継手に比して機構と機能が複雑であるため，治療，練習方法もそれぞれの膝継手に応じて展開する必要性がある．

復習・練習問題

問題 1

健常者で次のことを確認してみる．
① 健常者において片側膝関節伸展位固定での歩行分析．特に反対側への影響はどうだろうか．
② 健常者の歩行において，ダブルニーアクションを確認し，その働きを考えてみる．

10 効率的に起き上がり動作と下肢支持性向上に働きかけができた高齢脳卒中片麻痺症例

1 本症例の動作分析のポイント

- 起立台（tilt table）を使用した運動療法で，体幹前屈筋の収縮が強まり，起き上がり動作が円滑に自立した．その結果，日常生活が拡大し，意欲が向上した．
- 片肘支持をとらずに長座位となる起き上がり動作が可能になったことで，麻痺側（左）股関節人工骨頭の脱臼への配慮が不要になった．
- 歩行動作の習熟性が増し，安定性が向上し屋内歩行が自立となった．
- 血圧の変動，狭心症の再発をまねかずに理学療法を行うことに成功した．

2 情報

a. 患者紹介

83 歳，女性

約 1 年前に自宅にて転倒し，左大腿骨頸部骨折を発症．人工骨頭置換術を受け，T 字杖にて歩行は自立．ADL の支障なく生活していたが，2 か月前に脳梗塞を発症し，左片麻痺を呈し転入院となった．15 年前より高血圧症を指摘され，服薬．大腿骨頸部骨折後の歩行練習中に心電図 ST 低下を指摘され，無症候性労作性狭心症と診断され，投薬にてコントロールされていた．

b. ニーズおよび現状

長谷川式簡易知能評価スケールは 26 点で，痴呆はなく，高次脳機能障害も認められなかった．キーパーソンは 91 歳の夫で，2 人暮らし．夫は自己の日常生活に介助は不要であるが，難聴のため意思疎通に円滑さを欠き，妻の介護に大きな期

待がもてない．左片麻痺の程度は，Brunnstrom Stageで上肢III，手指II，下肢IIIであった．非麻痺側の握力は10 kgと低下し，全身的な廃用性の筋力低下が存在すると考えられた．

基本動作は，ベッド柵をつかんで非麻痺側方向へのみ寝返りが自力で可能であった．起き上がりは，体幹の回旋（体軸内回旋）を伴わない直線的に起き上がる動作が観察され，介助が必要であった．

座位は可能で，立ち上がりはベッド柵を用いれば監視下で可能であったが，立位での左右への体重移動は柵を用いても不安定で，立位の保持は短時間のみ可能であった．

本人のニーズは，杖歩行による屋内移動でのADL自立であった．

3 予測

高齢者では，疾病（脳血管障害）による動作の障害に対して加齢による種々の変化が影響する．つまり病的変化と生理的な加齢変化が相互に作用するため，動作の分析は容易でなくなる．

加えて，身体的，精神・心理的，また，内科的，外科的に多くの疾患を有するのが特徴である．それらを把握しながら，運動の強さ，頻度，持続時間を調節する必要がある．

表6に高齢者の動作分析の視点を示した．運動・動作の遂行能力の把握を多面的に行う必要がある．特に阻害因子の分析では身体的な側面と同時に学習能力や意欲など，精神・心理的な状態が動作の可否にどのように関与しているかを分析することが大切となる．また，ベッドやトイレなどの居住環境の整備状況や病前の生活様式との相違などが強く影響し，どの状態で評価したかにより自立度がまったく異なってくる．さらに，共同運動パターンや高次脳機能障害など，脳血管障害に特有な症状の関与の分析が合わせて必要になるが，これらを含めた分析は臨床経験を積みながら養わなければならない．

本症例では，非麻痺側の廃用性の筋力低下が疑

表6 高齢者の動作分析の視点

運動・動作の遂行能力の把握
- 運動・動作のタイミングや順序をみる．
- 運動・動作スピードから実用性を分析する．
- 運動・動作の遂行可能回数から負担度を把握する．

運動・動作の阻害因子の分析
学習能力，意欲，可動域，変形，筋力，異常筋緊張，痛み，高次脳機能障害など

運動・動作をADLとの結びつきで判断
- 自立度（自立，監視，介助）
- 介助度（全介助，中等度介助，軽介助，部分介助）
- 生活環境と関連づけて展開

運動・動作の方向やパターンを解釈
- 共同運動パターン
- 体幹（肩甲帯の後退），上肢，下肢

われ，高血圧症や狭心症などの循環器疾患がすでに存在しており，大腿骨頸部内側骨折による人工骨頭置換術もなされていた．これらのことから，循環器系に影響を及ぼす動作の強さや回数などの負荷量や，動作のパターンに及ぼす大腿骨頸部骨折の手術の影響なども考慮に入れて理学療法を進める必要があった．

4 展開

a. 起き上がり・座位動作

上肢の麻痺が弛緩性で，上肢の自重および肩甲帯周囲筋の筋緊張の軽度亢進によって肩甲帯が後方に引かれ，背臥位から片肘支持（on elbow）に自力ではなれない．麻痺側，非麻痺側を問わず，全身的，特に頸部・体幹前面の屈曲へ働く筋の収縮を強化する必要がある．

座位保持は自力で可能で，股関節・膝関節90°屈曲の座位では，靴の着脱が自力可能であった．しかし，骨盤は後方に引け，座位での麻痺側坐骨への体重のかかり具合が十分でなかった．

b. 立位・歩行動作

平行棒内立位での麻痺側股関節周囲筋は，大腿

骨頸部骨折の影響で脳卒中発症前より筋力低下が存在していたと考えられ，また，筋の緊張は低下した状態であった．下肢，特に股関節の屈筋と伸筋のバランスでは，伸筋共同運動パターンが優位であった．

足関節は，下腿三頭筋の痙性が観察された．背屈筋の働きが不十分で，常時，底屈内反位であり，麻痺側下肢へ体重はほとんどかかっていなかった．

5 問題点および治療方針

a．問題点

①非麻痺側を含む廃用性筋力低下
②体幹前屈筋収縮力の低下
③麻痺側股関節周囲筋の弛緩性麻痺
④麻痺側大腿骨頸部骨折人工骨頭置換術後
⑤高血圧症および狭心症などの循環器疾患の併存

b．治療方針とその経過

1）起立台を使用した初期治療プログラム

起立台半立位（45°）の状態で，骨盤と麻痺側の膝のみゆるく固定した．この角度では，肩甲帯が後方へ引かれない状態で起き上がりが可能で，体幹前屈筋の強化，非麻痺側の膝の固定はせず，下肢の筋力強化を同時にはかることが可能であった．疲労感や血圧の状況によって，傾斜角度を30°～75°の範囲で増減して調整した．つまり，起き上がり主体の場合は角度を降下し，下肢の強化をはかる場合は角度を上昇させて，膝の軽度の屈曲位から伸展の動作を取り入れた．

起立台の側方にスタンド型の血圧計を配置し，血圧の上昇に留意した．週に1回程度はモニター心電計によりST，T波の変化がないことを確認した．

1週間で背臥位から片肘支持が自力で可能となり，意欲の向上につながった．しかし，実際のベッド上では，片肘支持の際に両側の下肢をベッドの下へ垂らす動作が麻痺側股関節の屈曲・内転位をとることになり，股関節周囲筋の緊張の低下が認められることから，人工骨頭への脱臼の配慮が必要であった．

座位保持はすでに可能であったため，治療時間内では，可能なかぎり長い時間立位をとり，下肢の筋力の維持・向上をはかりながら，両上肢の操作を盛り込み，治療効率を改善するようにした．台からの立ち上がりや下肢の抵抗運動によるプログラムなどは，努力が必要で心血管系への負荷量が増加し，血圧の上昇をきたす可能性があると考え，避けた．

2）起き上がりの自立から歩行へ

理学療法開始3週目より，起立台を使用したプログラムから，平行棒内および理学療法室内で杖を使用した歩行練習主体のプログラムへ移行した．

この時期の起き上がり動作は，体幹の回旋（体軸内回旋）を伴わずに直線的に起き上がる動作が観察されるようになった．先述したように，本症例では背臥位から側臥位をとったあと，下肢をベッドの下へ下ろす方法で練習中のころ，麻痺側股関節にはかなり安定感があった．このため，日常生活では，背臥位から片肘支持を経ず，直接片手掌支持の長座位となり，その後に下肢をベッドの下に垂らすパターンを採用した．

筆者らは以前，起き上がりの動作パターンに体幹前屈筋筋力が関与することを報告した．起き上がり動作において，片肘支持を経由して起き上がる群に比べて，直接長座位をとる群では体幹前屈筋筋力は有意に強かった．このことより，今回の起き上がりのパターンの変化についても体幹前屈筋筋力の収縮が強まったと推測される．

麻痺側股関節周囲筋は，頸部骨折の影響もあり，筋の緊張状態は低下していた．股関節の屈筋と伸筋では，伸筋の共同運動パターンが優位であった．

足関節は，下腿三頭筋の痙性が観察された．歩行時，背屈筋の働きが不十分で，常時，底屈内反位であり，足底の接地が一定しなかった．麻痺側立脚中期に反張膝が観察され，膝が不安定で，靴べら式装具（SHB）が適応となった．麻痺側の腕

振りは観察されず，歩行パターンは四脚杖3動作後ろ型であった．

ハムストリングスには顕著な痙性は観察されず，靴べら式装具装着前には，麻痺側下肢の振り出しは十分であった．しかし，靴べら式装具の足関節背屈角度が大きいと下腿三頭筋の痙性の影響で，遊脚相の減速期での膝関節の伸展が妨げられ，麻痺側下肢全体の振り出しが円滑になされなくなった．背屈の角度は慎重に検討し，5°と決定した．

理学療法開始6週後では，四脚杖と靴べら式装具を使用して3動作揃い型歩行で連続50 m 歩行が監視下で可能となった．

3）歩行の安定性の検討へ

歩行は，四脚杖と靴べら式装具を使用した3動作揃い型パターンとなった．肩甲帯周囲筋の筋緊張は低く，座位や立位でも麻痺側の肩の位置は下がり，肩甲上腕関節に約1横指の亜脱臼を認めた．

介助なしでの歩行が可能となったが，大腿骨頸部骨折の既往があり，監視から自立への判断をするのに慎重になった．

そこで，以前に清野らが報告したように10 m 歩行所要時間を10回計測し，その変動係数（平均値/標準偏差×100）を求めた．日を変えて数回計測した結果，変動係数は4～6%であり，歩行が自立している片麻痺症例とほぼ同値であったため，自立と判断した．

復習・練習問題

問題1

動作時に生じてくる共同運動パターンの状態は把握できているか．

問題2

①高齢者に頻繁に認められる廃用性の筋力の低下は存在するか．
②高齢者に頻繁に認められる併存・合併症は存在するか．

●参考文献
1) 久保 晃：高齢脳卒中片麻痺患者の起き上がりパターンと腹筋筋力の関係．理学療法科学，12(2):73-77, 1997.
2) 清野恵美子ほか：脳卒中片麻痺患者の歩行バランスの検討―10 m 歩行時間と歩数およびその変動から．理学療法学，21(suppl):43, 1994.

11 動作分析と検査バッテリー

1 身体運動の分析レベルと方法

身体運動のもつ目的や運動協調性，運動の機能（function）を分析する過程が構造分析である．これは構造機能分析と呼ばれる．

この例を背臥位から立位になる動作で説明する．この動作では運動発達の出現順序からみて，その運動パターンは3通りの理想型に分類される（図13）．"立ち上がる"という運動の目的（機能）は変わらないが，それを遂行する運動パターン，身体各部位の運動の組み合わせ（構造）は異なっている．

構造分析は行動，運動，筋，中枢に分けて進める．臨床では行動レベル，パフォーマンス測定が多く用いられている．ある課題を行わせてスコアが低い（機能の低下）場合，運動レベルの分析を加えて異常（構造の異常）を見出すことになる．たとえば，体幹が左右に揺れて，速く歩けない患者の歩容から股関節の異常を疑う．次に，股関節運動の力，その際の筋活動の観察に進む．分析の対象が運動レベルから筋レベルに移る．さらに，筋力低下や運動麻痺があれば，神経・筋系の働きを分析することになる．

この分析法は臨床的に用いられる理学療法評価の過程である．すなわち，動作の観察から機能的制約（functional limitation）を特定し，次にその原因となる機能障害の推定（仮説設定）を行い，必要な検査測定を実施（機能障害の検証）したあと，原因を追究したり，因果関係を明らかにする（統合と解釈）という一連の過程である．この評価過程は，認知科学の分野では"演繹的問題解決法"

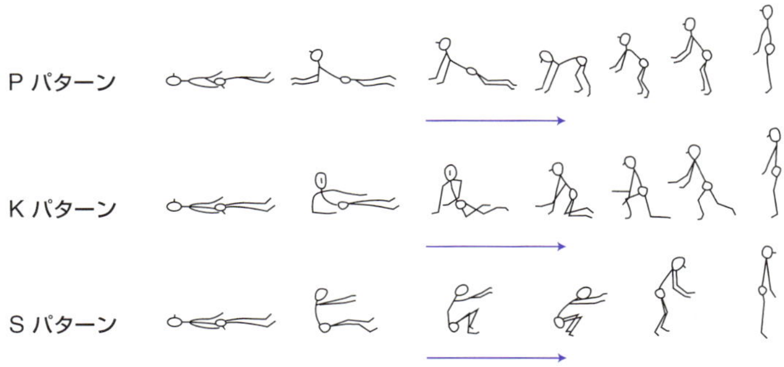

図 13 背臥位から立位になる動作の運動パターン（理想型）
Pパターン：完全に身体を回旋させて，一度腹臥位になり四つ這いから高這いを経て立つパターン
Kパターン：身体を一部回旋させて起き上がり，膝立ちから片膝立ちを経て立つパターン
Sパターン：身体を回旋させずにまっすぐに起き上がり，しゃがみ位から一気に立つパターン
〔中村隆一ほか：臨床運動学．第2版，p.12, 医歯薬出版, 1990（文献1）より引用〕

（top-down processing）と呼ばれている．

2 臨床動作分析の方法とその問題点

上述したように，理学療法で行われる動作分析では，肉眼による"観察"を通じて，一定の基準に基づいて記載する方法がとられる．実際には，健常者が行う正常な動作と比較して，その異常箇所もしくは正常からの逸脱を指摘し，その内容を記録するものである．そして，治療の対象とすべき動作上の問題箇所に対して，それを構成する複数の要素的問題（機能・形態障害のレベル）に分解して，それらの因果関係について分析する．

観察は患者の全体像をとらえるのに重要な手段であり，患者評価の最も基本であることはいうまでもない．しかし，このような方法では，観察内容に検者間の不一致や誤差を生じることは避けがたい．また，現実には個人の観察内容を他者に正確に伝達することは容易でない．これまでも臨床では動作分析の重要性が認識されていたにもかかわらず，その具体的指針や系統的な記載方法はごく一部に存在するのみであった．

このような理由から，臨床における動作分析では単なる観察内容の記述にとどまらず，観察者の主観に左右されない客観的な評価法を導入する必要がある．これは，単に障害の評価にとどまらず，理学療法の効果判定や予後予測を行うためにも重要となる．

3 臨床動作分析に用いられる主な手法

次に，臨床で用いられる動作分析の主な手法について説明する．以下で解説するモトスコピー（motoscopy）とモトメトリー（motometry）を併用することで，同一の事象に対して異なった2つの次元での評価が可能となり，またこの両者の分析法のもつ欠点を相互に補完することになる．

a. モトスコピー

一定条件下においておこる運動パターンを観察・記録して，運動力学，筋活動などの観点から解釈を加える方法であり，臨床場面で最も一般的な方法である．客観性に乏しいが，障害の全体像を把握できるほか，いつでも，どこでも利用できる．しかし，機能評価では，前述のように観察者の主観に左右されない客観的な評価法が必要である．

b. モトメトリー

ある課題の所要時間を測定したり，一定時間内

に遂行された回数を求める方法である．これはいわゆるパフォーマンスの測定に相当する．一般に，身体的機能（physical function）に関する客観的評価では，このパフォーマンス測定のほかに，生理的測定，評価（評定）尺度などが用いられる．どの水準の評価法を用いるかは評価の目的に基づいて選択されるが，いずれも実際に使用されている検査法はごく一部に限られている．

1）生理的測定

呼吸・循環機能系の測定に用いられ，身体の作業負担度や有酸素的作業能力（体力，CR fitness）を評価する．臨床では，トレッドミルや自転車エルゴメータによる運動負荷試験が利用される．

（例）酸素摂取量（$\dot{V}O_2$）
　　　PWC 170（心拍数毎分170のときのパワー）
　　　PCI（Physiological Cost Index）

2）パフォーマンス測定

標準化された各種検査を用いて遂行されるレベルを推定する．臨床の場面では，このパフォーマンス測定がその利便性や客観性の点で特に優れた評価法と考えられる．しかし，パフォーマンステストの結果から，運動能力や日常生活活動レベルの全体を推定することはできない．これは複雑な運動機能を多くの単純な要素に分解して測定するために，この水準では運動障害の一部しかとらえられないことによる．したがって，数種の検査バッテリーを用意することが必要となる．

中枢神経疾患患者を対象とした運動機能の障害度を測定・評価する目的には，このパフォーマンステスト（physical performance test）が理想とされる．

（例）10m最大歩行速度，6分間歩行（距離）

3）評価尺度（評定尺度）

評価尺度（スコア化）は，スキルなどの動作能力面の定量的評価に用いられ，個々に判断基準を設定し，基準とのかけ離れの度合いをはかることによって行われる．リハビリテーションや理学療法の分野では種々の評価尺度が用いられているが，現実にはこの水準でしか測定困難なことが多い．評価尺度による測定結果は検者の技能レベルによる影響を受ける．この評価法では動作に必要な個々の運動に関する情報は得られないが，機能状態を包括的に把握するのに役立つ．

（例）Brunnstromステージ
　　　Barthel Index
　　　FIM

4　臨床動作分析に利用可能な検査バッテリー

次に，動作分析に利用可能なパフォーマンスを主体とした検査法について解説する．ここでは，臨床で用いることを考慮して，いずれも特殊な測定器具を使用せず，測定方法が簡便なものに限定した．なお，どのような検査バッテリーを用いるかは，対象となる疾患のもつ固有の障害特性に依存するため，事前に十分理解しておく必要がある．

a. 歩行能力

● 10m（最大）歩行速度（所要時間）：速度の評価

10mの歩行路をできるだけ速く歩かせたときの所要時間を測定する．その際，3〜5mの助走路を10mの歩行路の前後に設ける．休息を挿入して2〜3回測定し，その平均値または最小値を採用する．これは下肢筋力や重心動揺との相関が高いことが確認されている．

● 6分間歩行距離：耐久性の評価

6分間連続して歩行した距離を測定する．実際の測定では，一定距離の歩行路を繰り返し歩行させることが多い．

● PCI：歩行効率の評価

歩行中の速度変化が小さくなるように，円周上または8の字の歩行路を各自の好みの速度（prefer speed）で歩行させる．安静座位時の心拍数を測定後，歩行開始後3分〜4分目までの1分間の心拍数を測定し，下記の算出式で求める．この値の意味するものは1mを移動するのに要する心拍数（心臓の仕事）であり，この値が小さいほど歩行効

率が高いことを意味する．

$$\text{PCI（beats/m）} = \frac{（歩行時心拍数 - 安静時心拍数）（beats/分）}{歩行速度（m/分）}$$

b．バランス能力

◉ timed up and go test：動的バランスおよび移動能力の評価

被検者をいすに座らせ，合図とともに3m前方の目標物のまわりをできるだけ早く回り，再びいすに座るまでの時間を測定する（定量的評価）．同時に，その間の歩容を評価するもの（定性的評価）である．

◉ functional reach：動的バランスの評価

両足を肩幅程度に開いて立位をとらせ，一側上肢を90°挙上させ，その位置からできるだけ遠方へ伸ばしたときの距離を計測する．到達距離が大きいほど，バランスがよいと判定する．

◉ Functional Balance Scale：静的および動的バランス

日常生活動作に関連する14項目の課題に対する反応を，各4点（満点56点）で評価するもので，高得点ほどバランス機能が高いと判定する（表7）．

表7 Functional Balance Scale

1．座位から立位になる
2．2分間支持なしで立位を保持する
3．2分間支持なしで座位を保持する
4．立位から座位になる
5．移動動作
6．閉眼で10秒間立位を保持する
7．1分間足をそろえて立位を保持する
8．腕を前方に伸ばす
9．床から物を拾う
10．後方へ肩越しに振り返る
11．360°左右方向へ回る
12．踏み台に足を交互に乗せる
13．足を前後に交差させ30秒間立位を保持する
14．10秒間片足で立つ

0～4点の5段階（合計56点満点）で評価する．
〔Berg, 1989より〕

c．起居動作遂行能力

◉ 床からの立ち上がり所要時間の測定：基本動作および動的バランス

背臥位から起き上がり立位になるまでの時間を測定すると同時に運動パターンを記録する．この際，運動パターンの記載では中村によって考案されたパフォーマンステストを用いるのが簡便である．これは，上記の背臥位からの立ち上がりを対象として，運動パターンの理想型を定めたうえでパフォーマンスの所要時間（performance analysis）と動作の構成要素（process analysis）を記録するものである（図14）．前者は3～5回測定し，平均値を採用する．後者は理想型を線で結んでいき，その特徴は線画の構えを修正する．

所要時間の延長，転倒や動作順序の誤りによる失敗，あるいは動作終了後の心拍数上昇や安静レベルへの回復の遅延などから，耐久性の評価も可能である．

◉ trunk control test：体幹機能および基本動作

これは次の4項目について評価するものである．自力では困難な場合が0点，ベッドの端をつかんだり，紐を引っ張ることを許せば自力で可能な場合（人的介助はなし）が12点，完全に正常な場

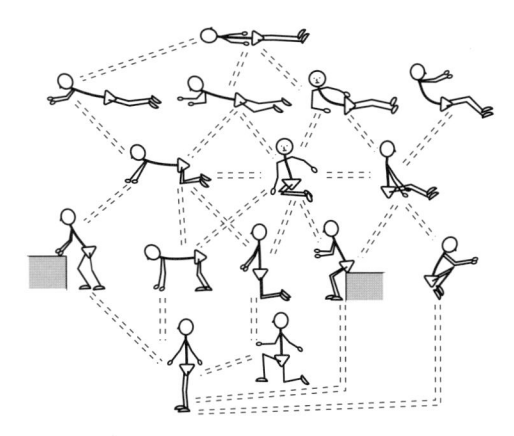

図14 パフォーマンステスト
理想型を構成する各要素を線で結び，特徴は線画の構えを修正する．立位から背臥位になる動作についても分析する．
〔文献2より〕

合を25点（100点満点）として，①〜④の合計点で評価する．

①力の強い側（健側）への寝返り
　背臥位から側臥位まで寝返る．健側肢で患側肢を補った場合には12点

②力の弱い側（患側）への寝返り
　健側上肢でベッドを押すまたは引くことは許可する．

③背臥位からの起き上がり
　上肢で押すまたは引くことは許可する．紐，シーツ，柵を用いた場合には12点

④ベッド上座位バランス保持
　足を床から離して支持なしで30秒間保持する．手で何かに触れていなければ保持できない場合は12点．いかなる方法でも30秒間保持できない場合には0点

● Motor Assessment Scale（MAS）

　この評価法の特徴は，単に当該動作の可否だけでなく，その具体的方法や遂行過程についても評価の対象としている点である．この尺度は，寝返り，起き上がり，座位バランス，立ち上がり，歩行能力，手の機能，全身の筋緊張の7項目からなっており，各項目とも0〜6の7段階で評点がつけられる．このMASの手の機能と全身の筋緊張を除いた5項目を一部修正することで，動作分析への応用も可能である（表8）．

5　症例検討

　次に起き上がり動作がうまくできない脳卒中片麻痺患者を例にあげて，運動力学的な視点に基づく治療と評価について紹介し，その動作分析における客観的評価の意義を考えてみることにする．

　患者の身体を1つの剛体としてとらえ，頭部・体幹の質点の軌跡を治療指標とする．正常者の示す諸動作では，運動の軌跡は滑らかで，かつ連続的である．これに対して，中枢神経疾患患者では運動の軌跡は円滑さを欠き，非連続的であることが多い．

　セラピストは，正常者の示す身体各部相互の関係（構え）や身体全体が重力方向に対する関係（体位）での開始姿勢および終了姿勢，さらにその間の運動軌跡の状態をあらかじめ理解したうえで，患者の示す運動軌跡と比較する．これを繰り返すことで，逸脱している差分を修正するように運動の方向，範囲，速度などを変化させ，患者の運動を正常化させる．この際，患者の努力量とセラピストの介助量とを調節して，異常な要素ならびに正常な運動からの逸脱・偏倚を防ぐようにする．その後，次第にセラピストの介助量を減らし，最終的には患者自身の力だけで行えるようにする．

　これが治療的操作によるフォームの修正の過程であるが，この間の質的な変化の過程を評価することが重要となる．一方で，所要時間からみた実用性という視点からの評価も不可欠である．前者はいわゆる定性的評価であり，後者は定量的評価である．しかし，フォームの質的変化の評価については，セラピストによる介助量の程度を尺度化したり，運動パターンの評価基準を設けることで，ある程度の定量化が可能となる．すなわち，前者のような動作の質的変化を量的変化に変換して評価するものである．そのうえで，単に当該動作に関する可否の判定だけでなく，可能であれば，どのような方法を用いているか，また不可能であれば，どの部分に問題があるのかという点を明確にすることが重要である．

　さらに，フォームの定量的評価として，動作の所要時間を反復測定（休息を入れて5〜10回）することで変動係数（標準偏差/平均値×100％）を求め，この係数の大きさから動作の安定性やパフォーマンスの恒常性を評価する方法がある．この評価では，初期には患者の示すパフォーマンスは不安定（変動が大）であり，習熟するにつれて安定してくる．すなわち，変動係数が小さいほどパフォーマンスは一定しており，動作は安定している（よいフォーム）と解釈される．以上のように，臨床における動作分析では質・量の2つの側面からの評価が重要である．

III. 動作分析の実際　117

表 8　Motor Assessment Scale（修正版）の評価判定基準

① **健側方向に背臥位から側臥位へ寝返る（開始肢位：背臥位）**
 （2～6 について所要時間を測定する）
 1. 上肢または下肢のいずれかを介助すれば側臥位がとれる．
 2. 自ら側臥位までとれる．（患者は健側の上肢で背臥位から側臥位へ引っ張り，健側の下肢とともに患側下肢を動かす．すなわち，患側上下肢を用いずに健側肢のみを使用，ベッドの端や柵の使用は許可する）
 3. 患側下肢を健側下肢に交差させるように動かし，下半身全体があとに続く．（上肢は後方に残ったままである）
 4. 一方の上肢を他方上肢とともに身体を横切るように持ち上げる．下肢を積極的に動かすが身体はひとかたまりとなってこれに続く．
 5. 上肢と下肢を動かし側方への寝返りが可能だが，側臥位でのバランスを失いやすい．（肩は前方突出し，上肢は前方に屈曲する）
 6. 3 秒以内に側臥位になれる．（いずれの上肢も用いてはならない）

② **背臥位から起き上がりベッドの端に座る（2～6 について所要時間を測定する）**
 1. 頭部を側方に持ち上げるが，起き上がることはできない．（介助により側臥位をとらせ，下肢をベッドに下ろすようにする）
 2. 自力で側臥位になり，ベッドの端に下肢を下ろすことができるが，頭部を側方へ起こすことができない．（健側の肘による上半身の保持は可）
 3. 側臥位からベッドの端に座ることができる．（セラピストは患者の動きを介助する．患者はこの間ずっと頭部の位置をコントロールできる）
 4. 介助なしで側臥位から起き上がり，ベッドの端に座ることができる．
 5. 介助なしで背臥位から起き上がり，ベッドの端に座ることができる．
 6. 介助なしで 10 秒以内に背臥位から起き上がり，ベッドの端に座ることができる．

③ **座位でバランスをとる（原則として，40 cm の高さの台またはいすを使用し，膝関節角度を 90° とする）**
 1. 支えがある場合にのみ座位がとれる．（セラピストは座位を介助する）
 2. 支えなしで 10 秒間座位がとれる．（両膝と両足をそろえたままでなく，両足は床につけて支えてよい）
 3. 支えなしで座ることができ，体重を十分前方にしかも左右均等にかけることができる．（体幹を十分に伸展させ，頭部を正中位に保つことができる．外部からの軽い力に抗して姿勢を保持できる）
 4. 支えなしで座ることができ，顔を振り向け後方をみることができる．（両足で床上に支える．両下肢が外転したり，両足が動かないようにさせる．両手を大腿の上に置く場合には手がベッドの台座に動かないようにさせる）
 5. 支えなしで座ることができ，前後・左右にそれぞれ 5 秒間体幹を傾け，再びもとに戻ることができる．（両足は床につけておく．患者がどこかにつかまらないようにさせる．また両下肢と足部を動かさないようにさせる）
 6. 支えなしで座ることができ，前方や側方（左右）に手を伸ばしてその手を床につけることができる．さらにそこからもとに戻ることができる．（両足は床につけたままとし，患者がどこにもつかまらないようにさせる．手は両足の少なくとも 10 cm 前方につかなければならない）

④ **座位から立位になる（4～6 について各所要時間を測定する）**
 1. セラピストの介助で立位がとれる．（介助方法は患側から腰部や上肢を保持するなど）
 2. 近位監視下で立位がとれる．（体重が両足に均等にかかっていなければ，両手で支えて立つようにする）
 3. 自力で立位になる．（体重が両足に均等にかかっており，両手または片手による支持があれば可）
 4. 股と膝をまっすぐ伸ばして 5 秒間立つことができる．（両足に均等に体重がかかっていなくてはならない．支持なしで自力で保持が可）
 5. 介助なしで座位から立位になり，また座位に戻る．（両足に均等に体重がかかっていなくてはならない．また股と膝が完全に伸展していなくてはならない）
 6. 介助なしで 10 秒以内に 3 回，座位から立位になり，また座位に戻る．（両足に均等に体重がかかっていなくてはならない）

⑤ **歩行**
 1. 介助により，患側下肢で体重を支え，健側の下肢を前方に踏み出すことができる．（平行棒や手すりへの支持は許可するが，体重支持している側の股関節は伸展していなくてはならない）
 2. 1 名の介助者による近位の監視下で歩行ができる．（平行棒も可）
  ＊歩行距離と歩行時間を測定する．
 3. 監視なしに 3 m 歩行可能（歩行補助具の使用の有無は問わない）
  ＊ 3 m 歩行時の所要時間を測定する．
 4. 30 秒間に 10 m 歩行可能または 15 秒間に 5 m 歩行可能（歩行補助具の有無は問わない）
  ＊歩行時の所要時間を測定する．
 5. 10 m の距離を歩くこととし，30 秒間に一度方向を変え，床から小さな砂袋を拾いもとに戻ってくることができる．（どちらの手を用いてもよい）
  ＊ 10 m 歩行時の所要時間を測定する．
 6. 30 秒間に 10 段の階段を手すりを使わずに 3 回上り下りできる．（歩行補助具の使用の有無は問わない）
  ＊ 3 回の上り下りの所要時間を測定する．

注：各レベルに該当しない場合，すなわち 1～6 のいずれも困難な場合には 0 と判定する．

●引用文献

1) 中村隆一, 斉藤 宏：臨床運動学. 第 2 版, 医歯薬出版, 1990.
2) 中村隆一（編）：脳卒中のリハビリテーション. p.159, 永井書店, 1986.

●参考文献

1) 潮見泰藏：臨床における動作分析の定量化の試み. 理学療法学, 24(3):114–119, 1998.
2) Wade, T.D.: Measurement in Neurological Rehabilitation. Oxford University Press, 1992.

第3章
疾患・症状別異常動作の特徴

I 脳血管障害片麻痺の動作

■学習目標
- 片麻痺者の姿勢・動作の特徴を説明できる．
- 支持面の知覚，適応と筋緊張に関して説明できる．
- バランスのとり方と動作の質の関連を説明できる．

A 動作の特徴

　突然の発症とともに，身体の左右どちらか一方が障害される片麻痺患者では，程度の差はあれ，非麻痺側が麻痺側の機能を代償せざるをえない状況に追い込まれる．重力のある地球上の空間では，目的行為を遂行するための手段として，非麻痺側は動いて対応するよりも，全体を固定し倒れず安定的に行うことを優先せざるをえない．また，これらの行為を調整・統合する中枢である脳の覚醒や意識レベルまで障害されることもあり，現実の場面では想像以上に混乱をきたしていると考えられる．ここでは，環境に対する適応として基本的姿勢の特徴および姿勢変換・移動に伴う動作を中心に分析を進める．

B 動作分析の実際

1 背臥位

　一般的に，背臥位は身体を支える支持基底面が広く，姿勢保持には力のいらない姿勢である．視覚的な広がり，左右への運動のしやすさ，四肢の運動の自由さなどから，臥位のなかでは自由度の高い姿勢である．反面この自由度を確保するためには，身体と支持面との相互の関係を知覚する必要があり，触・運動覚を中心とする体性感覚的な情報や視覚的な情報を持続的にとらえていなければならない．

　脳血管障害による片麻痺の場合，発症初期の医学的管理は背臥位で行われることが多い．患者にとっては，安定性を重視したこの姿勢も，安心するどころか自分自身のおかれた状況が体性感覚や視覚で知覚・認知できず，バランス的にも左右でバラバラとなり身体が不安定な状態となる．このため，患者は探索可能な非麻痺側身体を過剰に働かせ，手当たり次第に安定性を得るための手がかりとして利用しようとする．これらの反応は，不安定性を代償するための行為であるため，自己内部の知覚情報を手がかりとした修正は難しく，特異的な身体内部での固定と支持面（外部環境）への過剰な押しつけなどとして継続されることとなる（図1）．身体内部の固定では，多くの場合頭部や下肢での支持面への押しつけに伴い支持面に接した身体後面の筋の過剰な活動を引きおこし，もとより働きにくい腹部前面筋の活動を阻害する要因になる．このため，胸郭は下部が拡大し頭側へ挙上された肢位をとりやすい（図2）．頭部や下肢の押しつけは，頭部の挙上を難しくし，視覚的な探索をより阻害する要因となる．加えて腰椎の前弯は殿部の沈み込みと同時に増強される．

　このような背臥位の状態から，安心して周囲の状況を把握し，支持面との関係を知覚するためにはポジショニングが大切である．重力に引かれ落

ち込んでいく麻痺側のみならず，非麻痺側をも含めて支持面と身体の間の空間を枕やタオルで埋めて安定性を知覚させることで，頭部や非麻痺側上下肢を努力的な過緊張から解き放し，支持面との関係を知覚し，身体の傾斜や位置的な変化を視覚的・体性感覚的に感じることを促す必要がある．

また，背臥位からの頭部を含む四肢末梢の空間への動きは，体幹前面筋の活動を伴うテンタクル活動[*1]となる．多くの患者で将来的に問題とされる腹部前面筋の活動を促し，身体運動と視覚的な対応を促す意味においても，早期より獲得したい動作の１つである．

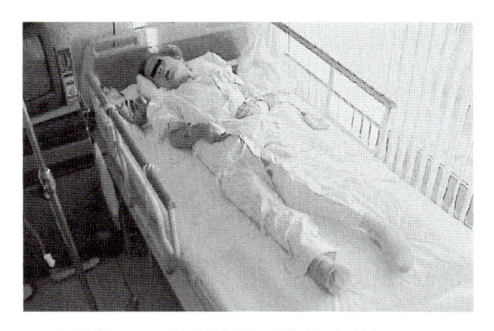

図1 急性期 ベッド上姿勢（左片麻痺）
顔は非麻痺側を向き，頸部・肩甲帯に過剰な筋活動による固定が認められる．非麻痺側上肢は衣服を握りしめ，下肢は伸展位で踵がベッドに押しつけられている．時には，ベッド柵にしがみついたり，ベッド端を握りしめたりし，なんとか安定感を感じようとする．このような努力的な姿勢保持活動のなかで，下肢の伸展痙性や麻痺側肩甲帯の引き込みなどから末梢での痙性も亢進していくこととなる．

2 座位

上肢の巧緻的使用や食事など，ある一定時間の持続的な活動が必要である場合，活動のために座位姿勢を選択することが多い．通常のいす座位では，背部の背もたれに寄りかかることにより下部体幹の支持性を補い，安定して作業を継続できる．前方へのリーチなど背もたれから離れる場面では，体幹のテンタクル活動の安定性と運動性が確保されねばならない．このため，支持面である殿部・大腿後面・足底面は圧のかかる位置の移動を知覚するとともに筋活動を伴った身体の運動で制御する．

片麻痺の場合，いすや車いすなど背部での支持がある座位姿勢でも，行為を開始する以前にすでに左右差のみられることが多い．背部への寄りかかりとともに下部体幹の支持性は放棄され，骨盤は水平近くにまで後方に傾く．このとき殿部では股関節の支持に働く筋の緊張の低下や萎縮がみられ，多くの場合骨盤は麻痺側に傾斜している．非麻痺側上肢の空中での使用に対し，支持面での圧の中心を麻痺側に移動し，重りを活性化して釣り合いをとった姿勢になることが多い．しかし，座位に対する不安感が強く座位姿勢自体に適応できていないケースでは，背臥位と同様に非麻痺側が接している支持面を強く押し，最大の抵抗感を感じるとともに身体内部の過剰な固定により姿勢を

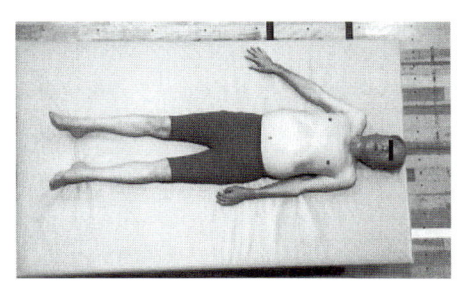

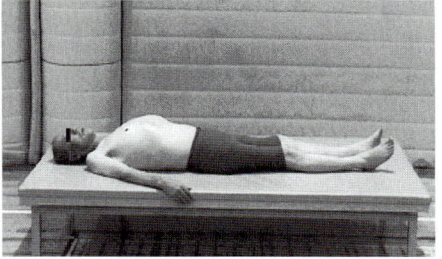

図2 胸郭挙上，脊柱伸展した背臥位（左片麻痺）
腹部前面筋の筋緊張が低下し，胸郭下部が外側に拡大し，上方に挙上している．脊柱は腰部を中心に伸展位となる．

[*1]：支持面に接する身体部分から昆虫の触覚のように空間に持ち上げた身体部分の末梢を，自由に移動したり探索する活動をいう．open kinetic chain と同義である．

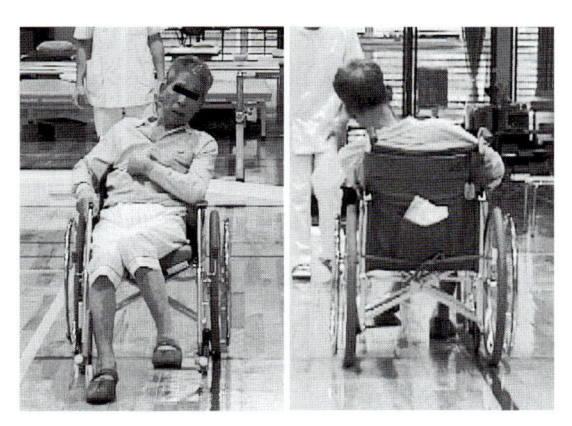

図3　背もたれのある座位（車いす上）
麻痺側座面を高くし，支持面である骨盤の傾斜を修正しているが，全体として麻痺側に傾いた姿勢となっている．非麻痺側上肢は車いすのアームレストをつかみ，固定するとともに押している．

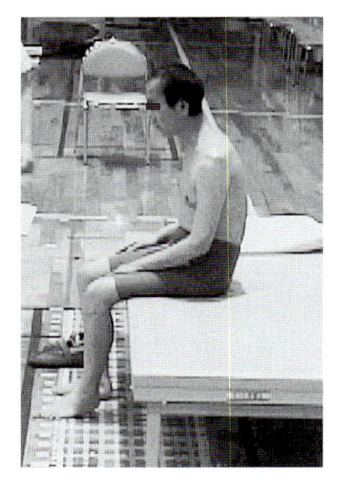

図4　端座位：全体的な屈曲位（左片麻痺）
支持面である骨盤の前後に体幹と頭部の重みを振り分ける．体幹は支持のための筋活動は乏しいが，頭部の姿勢を保持するため頸部後面の筋および胸部前面の筋に強い活動が認められる．

定位しようとする．このため，麻痺側への崩れは物理的に止められるところまで完全に倒れていくこととなる（図3）．

片麻痺では，背もたれのない，いわゆる端座位をとると，骨盤が後方へ傾斜し，姿勢保持のために体幹を全体的に屈曲し顎を突き出した姿勢をとりやすい．下部体幹の動的な安定性に関与する腹斜筋群・腹横筋などの働きが非麻痺側も含めて得られにくく，下部体幹を中間位に保持できにくいことが骨盤の傾斜や体幹の姿勢に大きく影響している（図4）．

しかし，このような姿勢をとる患者でも動作を要求すると，腰椎を中心に過剰なほどの伸筋の活動により脊柱を伸展し，体幹内部の固定性を高めることが多い．見かけ上，屈曲姿勢より活動的なイメージを受けるが，脊柱起立筋の外側列など長くて全体的な運動をする筋の活動で伸展するため，体幹内部の分節的な運動をつくれない．伸展固定された体幹は，支持面上で全体的に傾斜して，転倒につながる不安定性を生むためスムーズな動作を行えない．このような過剰な伸筋活動による姿勢も時間の経過とともに屈曲姿勢に変化することが多い．座位での目的行為を行うとき，支持面の知覚をもとに支持面内で圧のかかる位置を移動し，

体幹・頭部・上肢の安定した選択的な運動を行える必要がある．このためには，胸椎を中心とした体幹内部に動的な支持性が必要であるが，片麻痺では崩れた屈曲姿勢か伸展固定かの両極端になりやすい．

また，片麻痺では支持面に接した骨盤の傾斜した状態が通常の姿勢の基盤となっており，骨盤の傾斜は同時に骨盤の一側への偏位を生み出す．このように支持面の知覚は量だけでなく質的な問題も出てくると思われる（図5）．

これらのことが，運動を通じ支持面として知覚できる範囲と方向を非常に狭く制限している要因と考えられる．体幹内部の過剰固定や不安定性による運動制限とともに，支持面である床面からの視覚的な高さの知覚は転倒への不安を増強し，過剰な身体内部の固定への悪循環も生みやすい．

3　立位

立位では，支持面は足底面のみとなりかなり狭くなるとともに，下肢も含めた全身が合成重心（➡ Advanced Studies ①）をもつようになる．視覚的にも支持面からより高くなり，空間の広がりや周囲

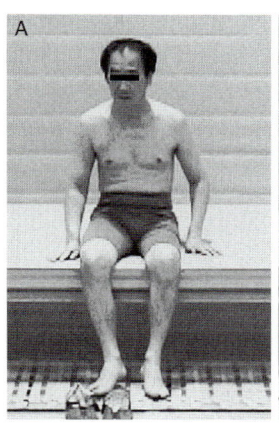

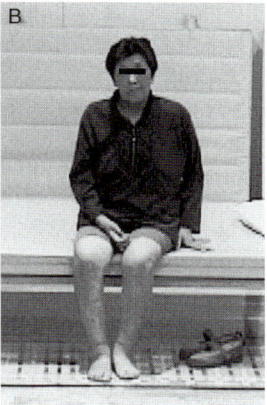

図5　支持面の麻痺側，非麻痺側への変位

A（左片麻痺）：骨盤は麻痺側に傾斜している．
麻痺側に崩れた支持面は麻痺側のみならず，非麻痺側の股関節周囲の働きをも阻害している．このため，動作に伴う重心移動はこの崩れを乗り越えての移動となり，非麻痺側方向への運動といえども支持面自体の不安定性を生みやすい．
B（右片麻痺）：骨盤は非麻痺側へ傾斜している．
麻痺側股関節に痙性などにより内転・内旋の運動制限がみられる場合には麻痺側殿部への重心移動が行いにくいこともある．この場合には非麻痺側中心の支持となる．

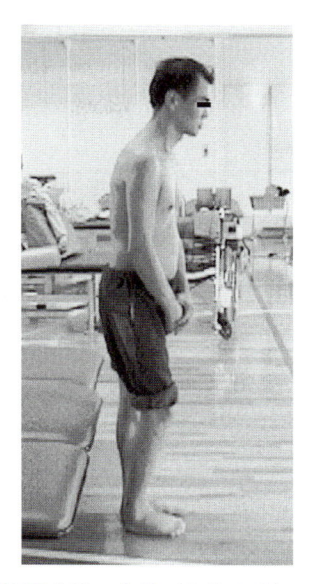

図6　股関節屈曲位の立位（右片麻痺）
このような釣り合いにおける体幹および股関節のコントロールは運動の働筋である多関節筋を主とした伸筋活動で行っており，腹部や股関節を中間位に保つための安定性に働く筋の機能が不十分なときの活動様式としてみられることが多い．

の状況が知覚しやすくなる．この姿勢では，身体の重量を利用した力強い運動や大きくすばやい運動が可能となる．

しかし片麻痺では，この視覚的な広がりが空間での自身の定位を困難にし，支持面からの高さは，支持面を遠い，決して手の届かない危険なところと感じる距離を知覚させる．これらは転倒への不安を引きおこし，姿勢制御のために身体内部の過剰な固定を強めてしまう傾向になる．立位でよくみられる股関節を屈曲した姿勢は，体幹・頭部と後方に残っている殿部を前後に振り分け，釣り合いをとっている（図6）．

このバランス制御のしかたでは支持面での活動は非麻痺側に偏っており，麻痺側へはほとんど荷重されていないか，もしくは，やや外転し突っ張った下肢への荷重とこれから受ける床反力で非麻痺側支持面との間で側方バランスをとっている．このため，見かけ以上に狭い支持面のなかでの姿勢保持となっている（図7）．外部からの姿勢を乱すような圧力や身体内部の運動に伴う重心の移動により容易にバランスを崩しやすい．

日常生活を自立的に行えるようになるためには，これらの姿勢変換を可能にしていく動作や，外部環境・物に対する適応的な動作を行う必要がある．次にこれらの動作に関して述べる．

Advanced Studies

❶合成重心

身体をいくつかの部分，たとえば上肢，下肢，頭部，胸部，骨盤という5つに分けて考えたとき，おのおのの部分はそれぞれに重心をもつ．身体の各部が同じ支持面の上に乗り，筋活動で結合され，全身が1つになった状態では各部の重心を合成して1つの重心をもった身体として扱える．端座位では下肢を除いた頭部，胸部，骨盤，上肢が合成重心をもつ．

4 寝返り

休息の姿勢である背臥位から周囲の状況を把握したり，より活動的な姿勢への変換を行うために寝返りや起き上がり動作が行われる．寝返り動作

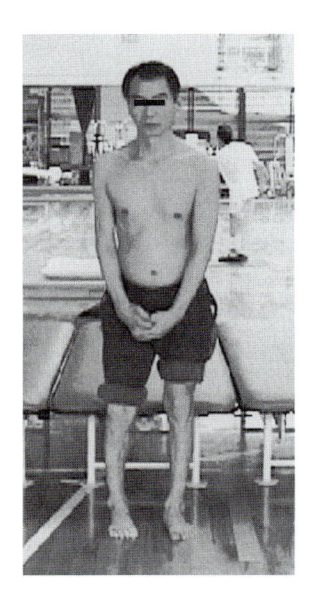

図7　患側下肢の支持の少なさ（右片麻痺）

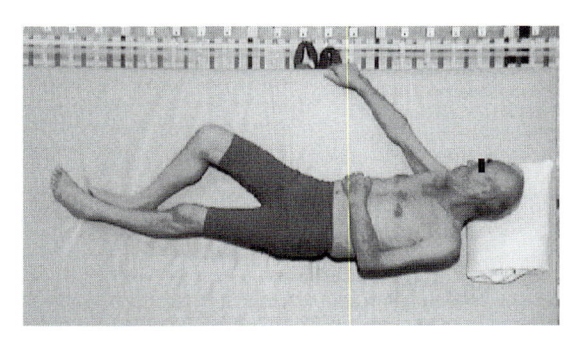

図8　非麻痺側への寝返り（左片麻痺）
頭部の押しつけや，非麻痺側踵で床を強く押したり，非麻痺側股関節を屈曲外旋し足部外側で床を押すことにより麻痺側を挙上回旋させようとする．麻痺側を空間移動させるのを嫌って下になった非麻痺側を後ろへ引いて寝返る患者も少なくない．このケースでは下肢の床の蹴り（股関節外旋屈曲位）・上肢のベッド端の引き込みがみられる．麻痺側上肢肩甲帯が回旋方向とは反対の方向への回転に働く身体の重りとして残りやすく，動作を努力的で困難なものにする．この困難性を克服するために，ベッドを強く引きつけている．しかし，強く力まかせの引きつけは，非麻痺側の本来支持面となる肩甲帯までも挙上させてしまい，より動作を困難とする要因となる．

は，背臥位から側臥位までの間，寝返る方向と反対側の上下肢体幹が重力に抗して持ち上げられ，寝返る方向へ回転して行く．このとき身体前面の筋が働き，上下肢を空間に保持すると同時に，重力によりその身体を支持面に戻そうとする力を相殺するだけの重りを，身体と支持面が接している支点に対して反対側にある身体部分を活性化して提供する必要がある．

　寝返りは，背臥位で管理された患者が，左右に向きを変えたり，苦痛から逃れるなどの目的により比較的早期からベッド上で行う動作である．

　左右の身体のつながりや協調性に問題をおこした片麻痺では，腹部前面筋のうちでも四肢のテンタクル活動を支援するための下部体幹の支持性を提供する働きのある内腹斜筋や腹横筋は，その構造上非麻痺側といえども正常には働くことはできず，四肢の活動にも不安定性がつきまとう．このため患者は，背臥位で示したように，身体内部の固定性を強め，支持面に対して末梢を押しつけるブリッジ活動を利用しての動作を代償的に獲得していくことが多い．非麻痺側へ寝返る場合（図8），麻痺側へ寝返る場合（図9）のどちらの場合にも，身体を回転させていく力源の多くは非麻痺側のブリッジ活動によることが多く，このときの支持面を強く押すことで得られる反力が運動知覚の手がかりの中心で，本来の回転の動作に伴い支持面である身体背面から側面への支点の移動を運動のなかで知覚できていない．

　安定して寝返りが行えるようになるためには，体幹前面筋の働きを促通し，ゆっくりとした回転運動を引き出すとともに，運動の支点となる身体背面と支持面の移動の知覚と視覚的な回転の知覚を促す必要がある．このためには，回転方向と反対の身体を挙上した半側臥位からの寝返りで，回転と反対側の上下肢や頭部のプレーシングを誘導しながら支持面での転がりを感じさせる．非麻痺側上肢の引きつけも，背部から肩甲帯への荷重感を十分に確かめながらの動作とする．また，これらの運動に伴う向かう方向への視覚情報の変化を視覚的にも確かめ，回転方向がわかりやすくなるような工夫が大切である．

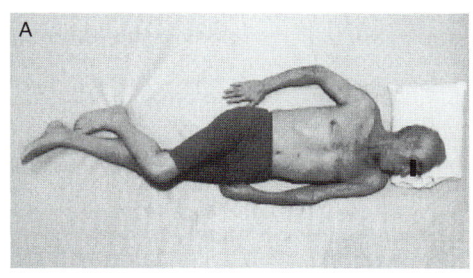

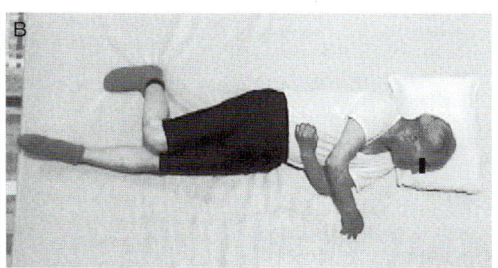

図9　麻痺側への寝返り（左片麻痺）
A：非麻痺側下肢での後方床面の蹴り
頭部と非麻痺側上肢は回転方向である麻痺側へテンタクル活動にて向かわせることができるケースでも，重量の重い非麻痺側下肢は膝を立て支持面を蹴り，骨盤を回転方向に挙上しようとすることが多い．このケースも非麻痺側下肢で支持面を蹴っている．麻痺側肩甲帯から上肢は回転を阻害している．これに打ち勝って回転していくためには，支持面を強く勢いよく押すこととなり，最終的には前方に倒れ込む身体を非麻痺側の上肢下肢で押さえるような不安定な状態となる．支持面である麻痺側の不安定性が強かったり，支持しているという感覚が得にくい場合は，非麻痺側下肢の蹴りを慎重に行うが，下肢を振り出す相では前方に崩れていってしまう．
B：上下肢の痙性による内転作用が回転を制動
非麻痺側上肢は前方に回し，下肢で支持面を蹴っている．このとき，最終的には後方に残った非麻痺側の下肢を前方麻痺側の方向に運ぶ必要があるが，支持側である下側になった麻痺側の肩甲帯や骨盤・股関節部の安定性が得られず，麻痺側の肩関節に乗り上がったり，麻痺側の肩甲帯の後退や股関節の伸展・内旋などの痙性が高まると，回転方向への運動を止める要因となる．

5　起き上がり

　臥位から座位・立位へとわれわれの日常生活において，機能的で活動的な姿勢への変換に不可欠な動作が起き上がりである．身体を支えている支持面は，頭部の挙上，体幹屈曲の運動の広がりとともに狭くなり，身体の重心はそれに伴い高くなる．最終的な支持面となる骨盤（坐骨）の上に胸郭・頭部などが位置するようになり，これらの体節は合成重心をもつようになる．この過程で頭部・体幹を支持面方向に引き戻そうとするモーメントに負けないだけのカウンターウエイト（→ Advanced Studies ②）を提供するために，頭部，胸郭，腹部，股関節などの屈筋群の働きが必要となる．

　片麻痺では運動性・支持性に乏しい腹部前面筋を主動筋として使わねばならず，支持面も減少していくことから，不安定感が大きい動作となる．視覚的にも3次元的な広がりを感じさせる姿勢への変換となる．高さの知覚は不安定感につながりやすく，身体内部の過剰な固定の反応になることもある．背臥位からまっすぐに起き上がる（図10）にしろ，上肢を体側につけて起き上がる（図11）にしろ，片麻痺患者は起き上がり動作のイメージを床に寝ている低い位置から頭部を高くしていく，伸び上がる動作としてとらえる傾向があるようにみえる．支持面の移行に伴う背部での転がり感が運動の手がかりとなっていない．前方に頭部・体幹を巻き上げるような運動で，運動の広がりとともにその方向に転がっていくようなイメージが大切である．

　一側上肢を体側につけての起き上がりでも，まずは，寝返り動作と同様に背部から肩甲帯側面への転がりを知覚するとともに上肢へ支持点を移動させ，上肢での押し上げと体幹の回旋方向の切り替えは，支持側の大転子から坐骨への支持面の転

Advanced Studies

❷ カウンターウエイト

重力の支配する環境で身体は合成重心のてこの原理で安定して動いたり，静止することができる．身体の一部を空間に持ち上げた状態で保持するには支持面に接した身体部分のどこかを支点にしてシーソーと同じように，必ず空間に持ち上がった身体部分がつくる重力による回転モーメントより大きな逆方向の回転モーメントをつくる重りが必要である．そのような重りを提供するために，筋活動で身体部分を結合したり移動する活動を"カウンターウエイトを活性化する"という．

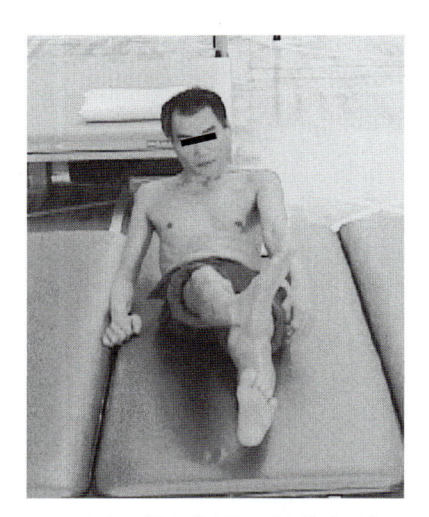

図10　まっすぐの起き上がり（右片麻痺）
麻痺側肩甲帯が後退し，下肢が屈曲して体幹の起き上がりを阻害している．頸部・腹部の屈筋活動は高まるが，脊柱の屈曲は制限されていたり，身体内部の固定により，胸郭・腰椎部は伸展位のままの動作になることもある．過剰な努力による体幹部の屈曲に伴い全身的な屈曲活動が引きおこされ，連合反応により麻痺側肩甲帯が後退し後方へ引き戻す重りとなったり，麻痺側下肢の屈曲がおこり，体幹の屈曲方向への運動の広がりを阻害することとなる（カウンタームーブメント）．

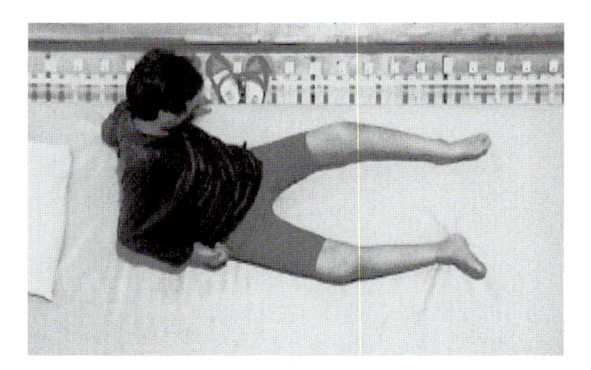

図11　上肢を体側につけての起き上がり（右片麻痺）
非麻痺側肘で床面を押すタイミングが早く，麻痺側肩甲帯や体幹を後方に押し戻す結果となったり，ベッド端などにつかまり体幹を引き起こそうとするような動作では，非麻痺側の肩が引き出され目的方向と反対の回旋をし，同様の結果を生む．このとき，背面筋の過剰なブリッジ活動となり，体幹の屈曲と拮抗する活動となる．

がりを十分に知覚してもらうことと，これらの支持面の変化をつくり出す体幹内部の同期した運動が大切となる．加えて，視覚的知覚においても運動方向の定まらない上方の大きく広がる空間への運動とならぬように，体幹支持面の転がり方向に視線を向け，運動の広がっていく方向の支持面との関係を知覚し，体幹・頭部の空間での定位を促す．このことが，不安定感からの過剰な身体内部の固定をゆるめていく手がかりになると思われる．

6　立ち上がり

座位から立位への姿勢変換の動作である．通常前方に位置する足部に重心を移すとともに，下肢の伸展に伴い重心が高くなる．重心の前方移動には体幹・頭部の前傾が必要であり，体幹内部を動的に伸展位に保持する支持性と，体前傾を許す下肢の遠心性の収縮による支持性が必要となる．足部に重心が移ると，下肢・股関節の伸展とともに体幹の前傾は減少し直立位へと戻っていく．このとき，足部を通る重心線の前方と後方に位置する体節の重さを釣り合わせるようなバランスのとり方が経済的で安定した動作となる．視覚的には体幹前傾に伴い床面は近づき，下肢の伸展相に移ると遠ざかり高くなるような流動の変化を伴う．しかし，通常，立ち上がりに続く移動を目的としたり，リーチを目的とするような立ち上がりでは，視線は目的方向に向けられていることが多いので，立ち上がるより移動を知覚する手がかりとなり，立ち上がり動作自体は，支持面との関係を中心に体性感覚からの知覚が重要である．

片麻痺の立ち上がり動作では，動作開始時の座位姿勢が，立ち上がりの構えに変化することがなく，体幹内部の筋活動が前方への重心移動に対応していないことが多い．また，支持面となる足底面を強く押しつけるような活動をおこしやすい．これは，前方への重心移動に際し，転倒の不安などから不十分な支持性を補おうとする反応である．非麻痺側の前足部，足指に過剰な押しつけがみられると十分な前方への重心移動が行えない．

目的行為が視覚的にも上方への運動を導くこともあり，立ち上がりに際して上方への伸び上がり的なイメージが強く，下肢の伸展という意識が強

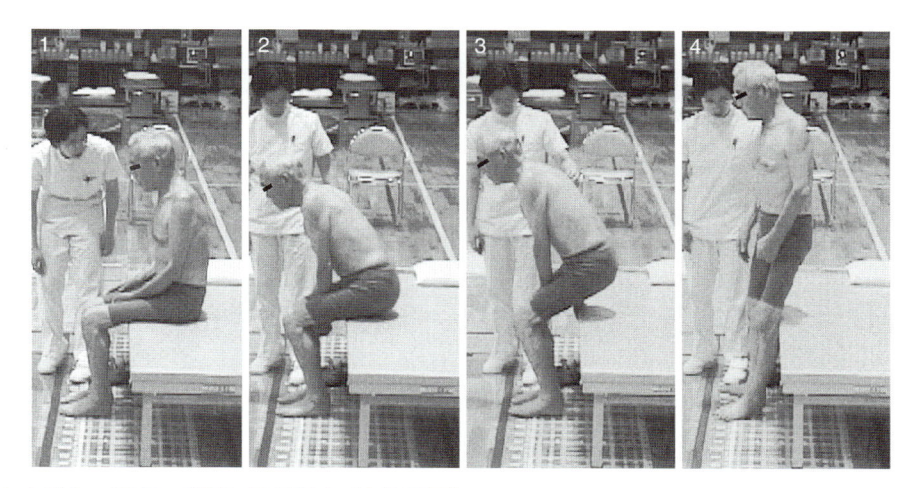

図12 立ち上がり：後方へバランスを崩す（左片麻痺）
体前傾は比較的行えているが，下肢の伸展・体幹の後方への起き上がりが早く全体に後方へ倒れてしまう．麻痺側下肢は伸展痙性が高まり骨盤は後方へ引かれてしまい，よりバランスを崩す原因となる．動作のバランスを補うために非麻痺側上肢で後方の支持面を押すようにしたり，下腿後面をベッドなどに押しつけるようにし，重心の前方移動を補うような立ち上がり方もみられる．

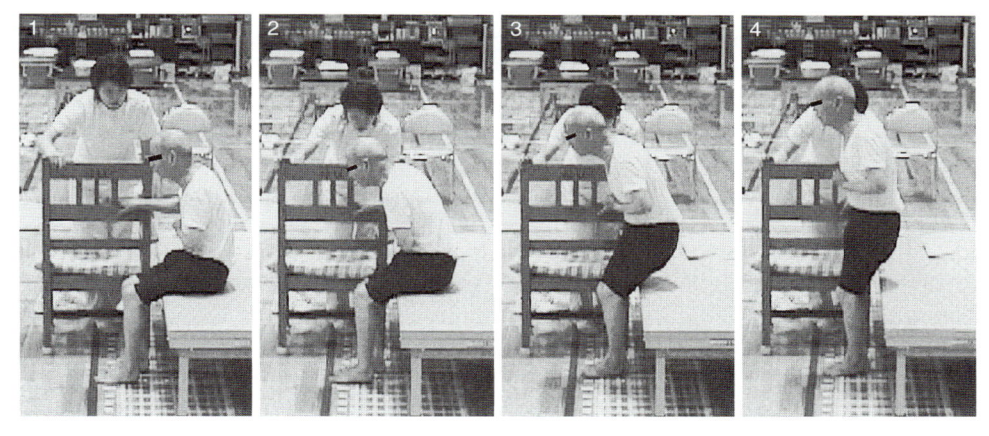

図13 上肢を引きつけての立ち上がり（左片麻痺）
座位姿勢から非麻痺側上肢を強く引きつけ，十分な体前傾を伴わず下肢の伸展により立ち上がる．これは，前方への重心移動を補うとともに，下肢の突っ張りに競合して動作の安定性を生む働きをするものと思われる．しかし，足底面に重心が移り立位になると，この競合関係は崩れ不安定な状態を引きおこしやすい．バランスも悪く，力のいる動作である．

まりやすい．このため，早いタイミングでの下肢の伸展がおきやすく，体幹前傾の動作に入りにくい（図12）．

非麻痺側上肢で前方の手すりやベッド柵などにつかまると，多くの場合は強く引きつけるような使い方になる（図13）．

片麻痺の立ち上がりでは多くの場合，股関節は中間位まで伸展されず，立ち上がりの途中の姿勢で終了することが多い．このことは立位でのバランスのとり方に影響されている．

7 歩行

われわれは，路面の状態や周囲の状況を視覚や聴覚で知覚するとともに，身体と支持面との関係を体性感覚から知覚することにより不安なく歩行することができる．

経済的な運動を可能とするため，重力による前

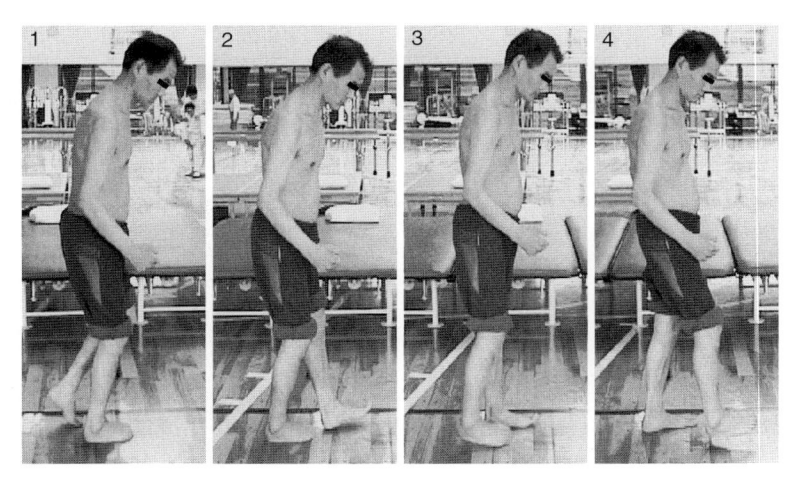

図14 歩行（右片麻痺）

通常麻痺側の立脚期が短く，ほとんどが非麻痺側での支持期となり両脚支持期が延長する．麻痺側の支持期には，股関節周囲や下部体幹の動的支持能力の低下や支持に関する下肢機能の低下などを反映して不安定感が強い．非麻痺側下肢の振り出しに際しては，必要な左右身体の釣り合いを主にカウンターウエイトを活性化するような方法で行うため，体幹は麻痺側前方に変位しやすい．ここから体幹・頭部と非麻痺側下肢を"やじろべえ"のように釣り合わせることで挙上し，非麻痺側下肢は前方へ運ばれる．麻痺側の支持性の悪さを反映して，非麻痺側足部にも強い緊張が認められる．麻痺側下肢はやや外転位で支持面に突っ張り，その反力も利用して支持しているため，非麻痺側下肢の踏み出しは自由度を失いやや外転方向に限定される．このため，非麻痺側の支持期は，多くは全足底接地となり，ただちに支持活動が要求される．前方に傾いていた体幹は起こされ，麻痺側下肢の振り出しを可能とするため，後方に傾斜される．これは，麻痺側下肢の屈曲が難しく，下部体幹・腹部前面筋の活動による空間への保持ができない場合にはより顕著となる．下肢の屈筋痙性が高い患者では，この体幹の後方への動きとともに下肢全体の屈曲パターンが出現すると大変不安定な状況となり，転倒の原因にもなる．

方への傾斜と下肢による支持面のプッシュオフ，これを支持する下肢の働きが左右交互に下肢を進めることで実現されている．快適な歩行リズムでの筋活動はこの支持と前方への軽い蹴り出しに合ったタイミングで認められ，他の体節はリラックスしたリズミカルな運動となる．必要に応じこのリズムは切り替えられ，支持面の状態により微妙なバランスをとりつつ自由な方向に下肢を踏み出していくこともできる．

片麻痺では，歩行に伴うバランスに不安がある場合，立位姿勢での支持面との適応性の悪さを引きずったまま，身体内部の過剰な固定と，支持面からの強い反力を運動の手がかりとしていることが問題となる．運動は，代償的な身体内部の固定により麻痺側を非麻痺側に連結していっているようにみえる．連続的に歩行可能な患者でも左右のリズムが大きく異なる（図14）．

また多くの場合，麻痺側下肢や体幹内部をひとかたまりとしてバランスをとり歩行することが多い．これは，麻痺により運動知覚が不明確な身体内部を過剰に固定して，随意的な運動が容易で知覚しやすい身体部位の運動感覚をもとに，代償固定された身体部分を道具的に探索することで，固定された身体の状況を知覚しようとしている動作でもあると考えられる〔この動作を身体内部のダイナミックタッチという．詳細は第3章III項「完全四肢麻痺の動作」（☞ 141ページ）参照〕．この探索活動を行うための代償的な運動をつくり出している部分として，非麻痺側股関節を支点とした運動や非麻痺側下肢の全体的な屈曲・伸展の活動があげられる（図15）．

これらの活動による麻痺側下肢の支持面への適応の多くは，非麻痺側の身体内部の動きを手がかりとした知覚であり，麻痺側の支持面と接した足底からの変化を探索知覚したものとはなっていない．このため，支持面や外部の環境の変化には関係なく定型的な運動を繰り返すこととなる．歩行に伴う周囲の状況の確認や方向転換，段差，階段な

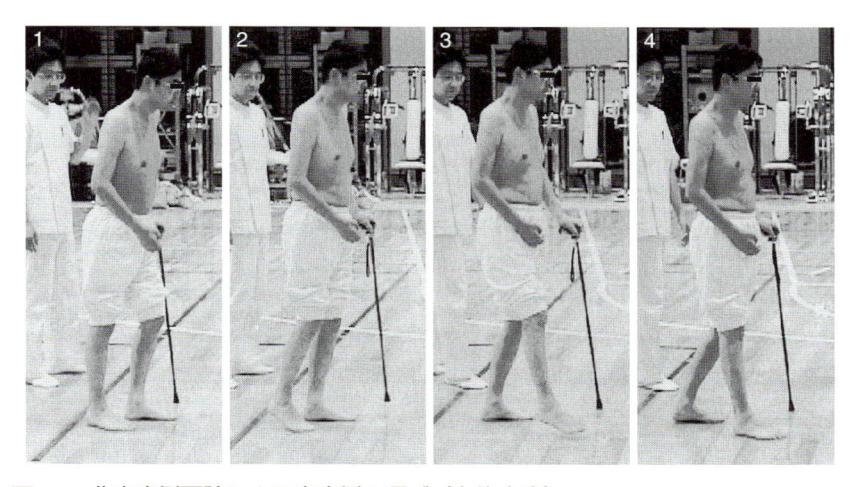

図15 非麻痺側下肢による麻痺側の運び（右片麻痺）
体幹から麻痺側下肢を1つの塊とし，非麻痺側下肢の全体的な伸展で持ち上げ，体幹の後傾とともに麻痺側を前方に出し，膝関節・足関節の屈曲で下ろし麻痺側を接地させている．

どリズムの変換が必要な場面では，動作の流れのなかでは対応できず，一度立ち止まる必要が生じる．また，片麻痺の歩行において前方床面をじっと見据えるような視線の固定がよくみられる．決められたバランスのとり方で頭部の運動の自由度が制限されると同時に，積極的に視覚の固定のために動かさない動作パターンともなっている．つまり，床面との関係を一定に保持することで空間内での身体の定位を容易にすることや，身体内部での体性感覚的な知覚に集中するため余計な情報を遮断することなどが考えられる．

このように，片麻痺の歩行ではパターン，リズムともに画一的なものとなり状況変化に対応しにくい．

8 目的行為における動作

多くの日常的な行為が物を媒介として行われるが，ここでは更衣動作，特に靴下とズボンの脱衣について検討を加える．

a. 靴下の脱衣

図16は，どちらも典型的な片麻痺患者の靴下を脱ぐ方法である．実際の動作に含まれる靴下を媒

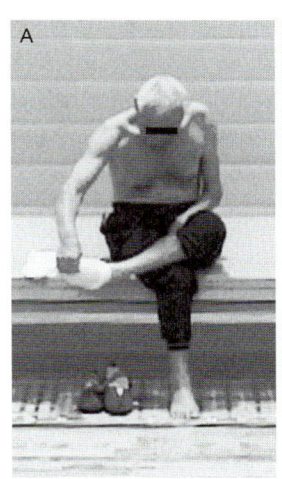

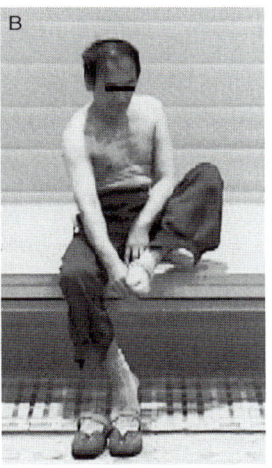

図16 靴下の脱衣（左片麻痺）
A：下肢が行為に参加しないケース
体幹の姿勢が対称的であり一見合理的な動作にみえるが，靴下の張りや視覚的な情報に基づいて下肢や足部が反応しない．物に履かせた靴下をはぐように手だけが動いている．
B：下肢も行為に参加しているケース
共同運動レベルの患者であり，動作時に非対称性を強め不安定なようにもみえる．しかしこの患者は手を動かすだけでなく，足部のわずかな随意運動を生かして靴下と相互関係をつくるように反応できている．

介とした知覚内容に伴う動作としてみると，Aの患者は麻痺側の下肢を物のように扱い，非麻痺側大腿の上で固定し，非麻痺側上肢の強い外側への

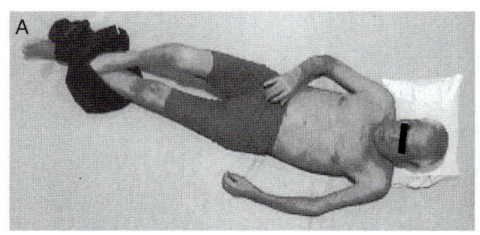

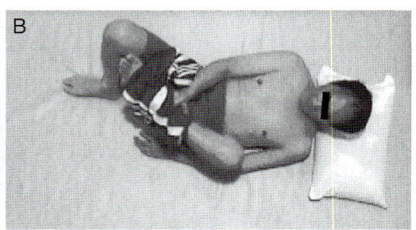

図 17　ズボンの脱衣（左片麻痺）
A：非麻痺側下肢で脱ぐ
上肢のリーチが不可能なため非麻痺側下肢でズボンを引っかけ無理に引き抜こうとしている．抜けないので視覚的に確認するために頸部を屈曲して見ると非麻痺側下肢の動きが止まり，下肢を動かすとそこを見ていることができない．単一の感覚情報しか知覚できないためなのか，全身的な共同運動のためなのか区別はできない．
B：非麻痺側の手で脱ぐ
ズボンを媒介にしながら手，目，下肢（足部）が協調した動きを実現できている．

引っ張りにより靴下を引き抜こうとしている．このとき，靴下が足部を通り抜ける感覚に対し，麻痺側足部はなんら反応をしていない．これに対し，Bの患者では足部を通過する靴下の知覚をもとに麻痺側下肢の屈曲と足部の背屈，および非麻痺側上肢が前方へ動く引き抜く運動が協調しているため，共同運動を利用した動きではあるが，無駄な力みがなくスムーズな動作となっている．

b.　ズボンの脱衣

背臥位での動作である（図17）．麻痺側の下肢からズボンを脱ぎ取ろうとしているが，Aの患者では，麻痺側の下肢は伸展内転位に固定されたままでありズボンの変化に合わせて反応しない．非麻痺側下肢は強引に力で下ろそうとするために強く伸展する．下肢の運動とともに上肢や頸部に緊張がみられる．これに対しBの患者ではズボンの下腿との接触面の抵抗感をもとに，ズボンを媒介として麻痺側下肢の屈曲と非麻痺側上肢の引き抜く運動が協調できている．必要なとき必要な方向に必要なだけの力が入れられるので余分に緊張していない．

これらの患者では，物に向かっていく動作の質と物から受ける抵抗感の知覚に大きな違いが認められる．知覚に基づく行為ではなく力まかせの動作の繰り返しは，動作を困難にするばかりでなく，左右に分離された身体の協調性をいっそう崩していく原因ともなる．両者の運動機能には差があり，一概にその優劣はつけられないが，行為の適応性を高めるため，運動機能障害に即して身体の知覚に対応した運動を引き出すことが片麻痺の行為の改善には不可欠である．

C　セラピストの役割

個々におかれた環境のなかで，片麻痺患者はまさに手探り的に本人なりの手がかりを最大限に利用して動作の方法を再獲得していく．いったん成功した動作の方法は患者にとって有効で安心感があり，どのような場面でも利用しようとする．この探り出された動作自体は否定されるものではなく，患者の日常行為を自立に向かわせる大きな武器となる．しかし，現実の多様な生活環境のなかで，限られた方法で対応できる行為には限界があり，動作自体にも多様性が要求される．言い換えると患者のやり方に問題があるのではなく，そのやり方しかできないことが問題なのである．この現実場面で必要な動作の多様性を獲得していくためには，自身の身体内部および外部環境を知覚するための能動的な探索活動が不可欠となる．自分自身の身体を知覚し，外部環境とのかかわりを知覚する運動行為のなかで潜在的な能力に気づかせ，

それを生かす場面をつくるとともに，成功へと援助することがわれわれセラピストの役目であると考える．

執筆にあたり，竹中弘行先生をはじめとする湯河原厚生年金病院リハビリテーション室の先生方に御協力いただきました．

●参考文献

1) Klein-Vogelbach, S.: Functional Kinetics. Springer-Verlag, Berlin, 1998.
2) 柏木正好：成人片麻痺における環境適応．第10回活動分析研究会 特別講義抄録，（事務局）富士温泉病院内，1999.
3) Neisser, U.（著），古崎 敦（訳）：認知の構図．サイエンス社，1978.
4) Affolter, F.D.（著），冨田昌夫（監訳）：パーセプション．シュプリンガー・フェアラーク東京，1993.
5) Davies, P.M.（著），冨田昌夫（訳）：ステップス トゥ フォロー．シュプリンガー・フェアラーク東京，1987.
6) 冨田昌夫ほか：片麻痺の起き上がり．理学療法学，20:472-481, 1993.
7) 黒川幸雄ほか（編）：理学療法 MOOK2 脳損傷の理学療法2―回復期から維持期のリハビリテーション3 片麻痺の運動障害と姿勢調整．三輪書店，1998.
8) 冨田昌夫：片麻痺の体幹機能．PTジャーナル，25:88-94, 1991.
9) 佐藤房郎：片麻痺の体幹運動と筋活動．理学療法学，21:464-469, 1999.
10) 岩倉博光（監）：理学療法士のための運動療法．金原出版，1991.
11) 柏木正好：片麻痺患者の応用動作（機能的活動）．理学療法学，21:190-193, 1994.
12) 大槻利夫：成人片麻痺の座位，立ち上がり，歩行．理学療法学，21:486-489, 1994.
13) 佐々木正人：アフォーダンス 新しい認知の理論．岩波科学ライブラリー，1994.
14) 佐々木正人：知性はどこに生まれるか．講談社現代新書，1996.
15) 佐伯 伴ほか：アクティブマインド．東京大学出版会，1990.
16) 三島博之：エコロジカル・マインド．NHKブックス，2000.
17) Gibson, J.J.：生態学的視覚論．サイエンス社，1985.

II 対麻痺の動作

■学習目標
- 対麻痺者の支持面への適応，バランスのとり方について説明できる．
- 対麻痺者の姿勢・動作の特徴を説明できる．
- 対麻痺者に対する筋力強化の意味を説明できる．

　人の起居・ADL動作では臥位を除き，一般的に骨盤や下肢が支持面になることが多い．骨盤や下肢の随意的な筋収縮や感覚が消失する対麻痺者は直接的に支持面を感じることができない．しかし，脊髄損傷（脊損）者のなかには支持面を感じなくても麻痺域の身体部位を巧みに操ることができる人がいる．感覚が消失し，随意運動が麻痺しているのにもかかわらず，なぜ麻痺域の身体部位を巧みに操ることができるのだろうか．外傷性脊損を例に対麻痺者の動作の特徴を述べていきたい．

A 急性期および一般的特徴

　脊損では受傷前，皮膚表面で痛みや温度，触圧覚を感じ，四肢の筋肉へ命令を送り，その結果としての関節が動く感じや筋肉が収縮する感覚を得ていたが，受傷と同時にこれらの感覚が消失してしまう．しかし，頭のなかには受傷部位以下の身体感覚が残存しているはずである．脊損者は感覚と知覚の解離，次項でも述べている支持面から支えられている感覚が不十分なために生じる恐怖心，実在感の消失や受傷時の痛みとあいまって急性期にしばしばパニックに陥る．パニックは受傷直後の身体知覚をより複雑なものにしてしまう（図1）．知覚が変調する理由は定かではないが，対麻痺者は単に麻痺域の感覚が消失するだけではなく，過去にない知覚経験をしているようである．

　完全麻痺の場合，現在の医学では，運動麻痺の回復や感覚入力が蘇ることはないが，運動を学習する過程で視覚，前庭迷路情報以外に"ダイナミックタッチ"〔詳細は第3章III.A項（☞141ページ）参照〕および"橋渡し筋"（bridge muscle：後述）を有効に使えるようになる．ダイナミックタッチは，感覚の失われた身体の局所を動かすことにより，その部分の情報が全身に広がって知覚できることである．局所の状態だけでなく，触った対象との関係や対象の特徴など外部の状態までもかなり知覚できる．道具で対象を操作するときに道具を通して対象の状態がわかるのもダイナミックタッチの1つと考えている．麻痺した身体部位も支持面や

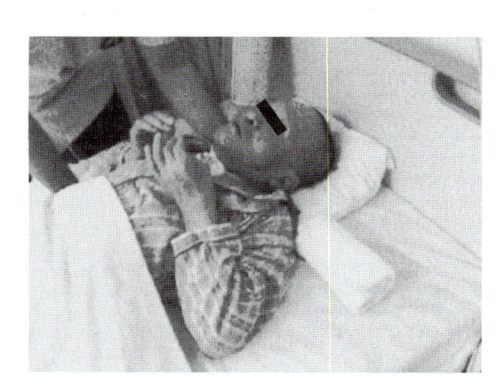

図1　急性期 ベッド臥床の様子
受傷後頸損者は安定性を求め，しばしば頸伸展，肩関節外転，肩甲骨後退，肘関節屈曲の肢位をとる．対麻痺者も同様に非麻痺域の筋緊張を高め，安定性を求める現象は観察されるが，緊張の出現するパターンは頸損者と異なる．

物を探索し，操作する道具の1つであると考える．

橋渡し筋は受傷部位を挟んで麻痺域と非麻痺域に起始，停止をもつ筋肉をいい，僧帽筋，広背筋，脊柱起立筋の一部がこれにあたる．これらの筋は身体道具の一部に食い込んで探索や操作をしやすくするだけでなく，橋渡し筋にある固有受容器からの情報が麻痺域の状態を知覚するのに役立っている．

B 動作分析の実際

1 臥位

一側の上肢を外方へ大きく伸ばすと，健常者では上肢と体幹は肩甲骨を介して筋収縮によってつながりをもつ．対麻痺者では上肢と体幹が筋で結合されるが，体幹内部（胸郭と骨盤）は受傷部位を境に筋収縮が得られず，結合されない．このため体幹内部で伸展ないし屈曲を伴った回旋が生じる．回旋は受傷部位でおこるため痛みを助長する．痛みから逃れるため肩甲骨をベッドに押しつけ回旋を止めようとするが，身体の大部分は支持面や体幹内部からの反力（反作用）を感じない環境におかれてしまうため回旋は十分に止められず，より強く押すという悪循環に陥る．支持面からの反力とは体幹，下肢がベッドとの間で生じる力であり，作用反作用の結果である．一般的にエアマットなど褥瘡予防用マットレスに臥床しているためこの傾向がいっそう強まってしまう．

体幹内部からの反力とはValsalva（バルサルバ）効果のことである．対麻痺者では，腹部や骨盤底筋群が収縮しないため腹圧が逃げてしまう現象を体幹内部からの反力がないと表現した．対麻痺者は，安定を求めて腹部の筋緊張を高めようと努力したり，非麻痺域の体幹をベッドに押しつけることで身体内・外からの反力を感じようとする（図2）にもかかわらず，麻痺のため支持面で支えられているという外部環境の情報が不十分で，基本的な定位ができないために内部環境を筋活動で強く結

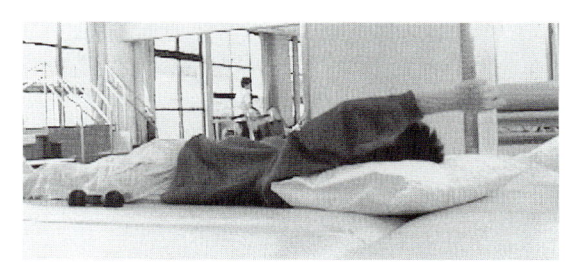

図2 非麻痺域の体幹をベッドに押しつけ，安定を求めている（Th4）
上肢を挙上することで肩甲帯を支点に胸郭を引き上げるような回転モーメントが生じる．腹部の筋活動で胸郭を骨盤に結合してこの力を相殺できない場合，頭部の押しつけは強くなる．

びつけることで自覚的な安定性を高めて安心しようとする．脊椎の脱臼，骨折や軟部組織の外傷など，受傷部位の痛みから解放されてもこのような環境との適応行動は継続して観察される．加えて受傷部位の観血的整復固定術の有無にかかわらず，受傷部保護のため医師や看護師から"動かない"ことを強要され，ますます非麻痺域の筋緊張を高めてしまう．

頸髄損傷者では，上肢，肩甲骨，体幹の筋結合が不十分なため，少しでも筋結合を強固なものにしようとして，また肩関節外転により，レバーアームを長くして体幹の水平面での回旋を防止しようとする．対麻痺者の場合はこの必要はなく，上肢を動かすことが可能となる．

脊髄ショック期から回復すると麻痺域に痙性が生じる．痙性は皮膚の侵害刺激，筋肉の伸張刺激によって容易に不随意・反射的な筋収縮を発生させる．私たちは痙性を神経の生物学的修復過程に出現する現象としてだけでなく，環境への再適応のしかたの1つとして回復過程で出現するものであると考えている．したがって，セラピストは受傷初期の知覚経験がその後の運動学習に大きく影響を与えていることを認識しておかなければならない．この時期の治療としては，肩甲骨や上部体幹でベッドを探索することにより支持面を理解し，過緊張状態から解放することを目的としたアプローチが重要である（図3，4）．

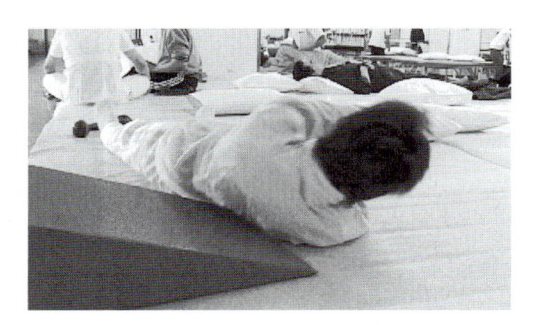

図3 寝返りの工夫
三角マットを入れると重い頭を操作しやすくなる．また，頭部を挙上することにより視覚的な移動方向の定位も容易になる．

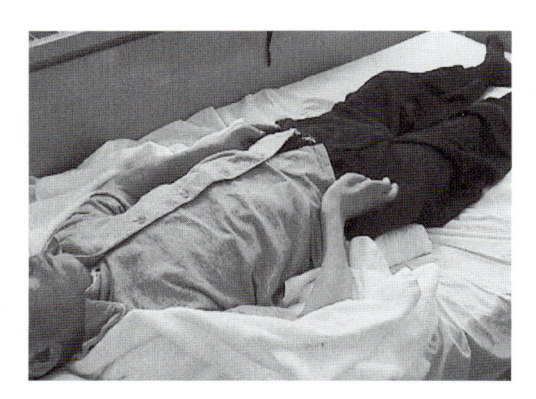

図4 支持面への適応（頸髄損傷者）
タオルなどで，非麻痺域だけでなく麻痺域の接触面を増やし，支持面を理解し過緊張状態から解放することを目的としたアプローチ．この後，リラクセーション，関節可動域運動を行うと効果的である．

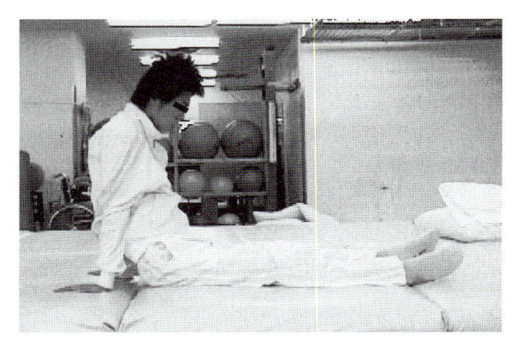

図5 上肢，体幹を伸展させ，体重を支えようとしているところ（Th4）
腰椎を過伸展し，脊柱の最終可動域にみられる機械的な抵抗を最大にして初めて安心できる．肘に関しても同様のことがいえ，機械的にロックできないと不安で静止姿勢を維持できない．外部環境に対して押す力を最大にして安心を得るのと同じく，身体内部でも最大抵抗を知覚して内部が可動性のない1つのかたまりとなったとき初めて安心できる．

2 座位

座位では，脊柱起立筋は腰椎の後方に位置し，体幹の重さを支えるにはあまりにも効率が悪い．正常では腹筋群（腹斜筋，腹横筋，腹直筋），腰方形筋，骨盤底筋群，横隔膜の筋収縮（筋緊張）によって腹圧を上昇させ，適度な"硬さ"をつくり，体重を支えていると考えられている．端座位で動作を行う場面で，対麻痺者は基本的に腹部の筋作用，股関節周囲の安定筋の活動，下肢のカウンターウエイトが活性化できない，または，しづらくなっている．そのために支持面で圧の変化を知覚してバランスをとるより，支持面で圧の変化がおきにくいようにバランスをとることが優位になる．

受傷後一定期間を経過すると受傷脊椎の安定性が得られ，座位が許可される．ベッドをギャッチアップし，座位となる．体幹が起きるに従い，非麻痺域の背部で感じていた体幹の"重さ"が減少し，感覚が消失している殿部に体重が移っていく．背部での荷重が減少するに従い，患者は背中をベッドに積極的に押しつけて抵抗の変化を最大にして知覚しようと努力する．同時に非麻痺域の筋緊張は亢進する．環境との相互関係で動くというより，内部環境での筋結合を強めて硬くし，動かなくなったところで姿勢を維持するという適応のしかたである．長座位では体幹を過伸展させ，かつ上肢で体重を支えようと肘も最大限伸展させてしまう．体幹は可動性を失い，分節的な動きができなくなる（図5）．動けるようになってきても支持面以外の側面（後面）に支点をつくり，そこを中心にカウンターウエイトを活性化して重りで釣り合いをとるバランスのとり方が優位になりやすい．マット上長座位をとると，その傾向は著明となる．

座位に慣れてくると上肢で体重を支えようとする活動はみられなくなる．相変わらず坐骨で体重を感じることはできないが，新たな知覚経験により座位の状況を知覚すると骨盤を後傾させ両坐骨

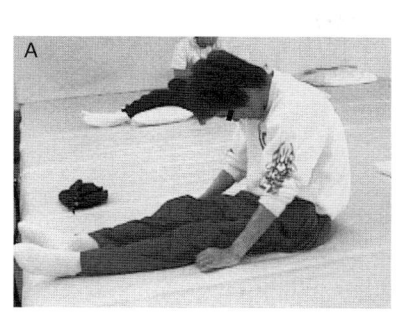

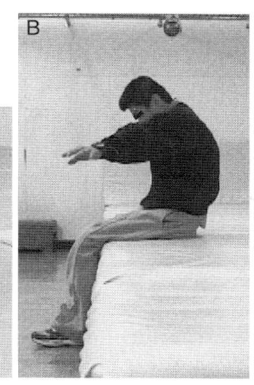

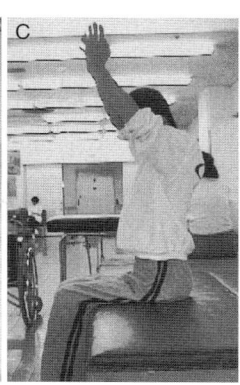

図6 損傷部位別の座位の特徴
A：骨盤後傾位での座位，両坐骨および仙骨で体重を支持（C6）
上肢の支持をなくすと静的に安定を保つことが精一杯で，姿勢を変化させることは難しい．
B：骨盤前後傾が不十分なケース（Th8）
持続して上肢を空間に保持し，移動することができる．しかし支持面は変化させず，上部体幹のカウンターウエイト優位のバランスのとり方をする．体幹の伸筋活動をカウンターアクティビティーとして制御に活用するような反応はしにくい．
C：骨盤の前後傾が可能なレベル（Th12）
支持面の変化を体性感覚で知覚できなくても，変化に基づいた体幹のコントロールが可能．上肢を挙上する際に体幹におこる伸展方向の運動の広がりを頸部を屈曲して制動している（カウンタームーブメント）．股関節，下肢の支持性が期待できないので，支持面の動きは引き出せても支持面でカウンターアクティビティーによる制動をすることは困難である．そのコントロールは体幹上部や頸部が中心になることは当然のことである．このケースでは体幹のカウンターアクティビティーを先取りするような形でカウンタームーブメントによる制動が行われている．Bでは体幹伸筋がカウンターアクティビティーとして機能しなかったが，Cでは体幹の伸展が過剰になり後方にバランスを崩しやすい．それを制動しているのがカウンタームーブメントによる頸部の屈曲である．

および仙骨の3点で体重を支持，脊柱を後弯させ，棘間靱帯，棘上靱帯などの非収縮性軟部組織に体重をあずけるようになる．支持面は動かさずにその上に乗った身体部位の動きでバランスをとる．支持面以外の支持点はなくなるが，このときもカウンターウエイトを活性化したバランスのとり方が優位になりやすい．一部の脊損者は骨盤の前後傾，これと同期する体幹内部の屈曲伸展によってバランスが保持できるようになる．腹部の適度な"硬さ"をつくることが可能なレベルであり，第10胸髄節まで作用しているレベルと考えている（図6）．

セラピストは患者にリラックスと重心移動に伴う分節的な体幹の動きを学習させていく．ギャッチアップ時には上部胸椎から順次体幹をベッドより離させるよう指導していく．自分で能動的に起き上がるのとは違い，視覚的な変化と触覚的な変化が一致しないので支持面までの距離感がわからずに不安になる．前方に台を置いて高さを感じさせなくしたり，支持面に触れて高さを確認して不安を取り除くことが重要である．

車いす上で座位をとると，胸郭内部および胸郭と骨盤が筋結合できない四肢麻痺者および対麻痺者（C6〜Th9）は骨盤後傾位で座り，上肢の支えなしではバックレストから体幹を離すことは難しい．車いす駆動時は背部をバックレストに押しつけて支点とし，上部胸椎を車いす駆動のために動かす上肢と同期して屈曲，伸展させることでカウンターウエイトを活性化して，"やじろべえ"のように重りで釣り合いをとっている．そのため，上肢，頭部の動きが支点を越えて下部体幹には伝わらない．今まで一般常識として私たちはTh9より上位の対麻痺者はこのような動き方しかできないものと理解して，"支持面を動かさない"，もしくは"支持面以外に支点をつくりカウンターウエイトを活性化して安定性を保つ"バランスのとり方を指導してきた．しかし，最近になってこの指

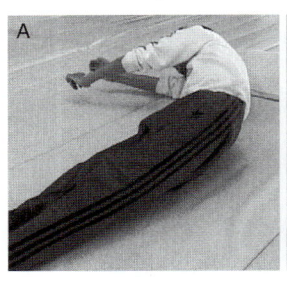

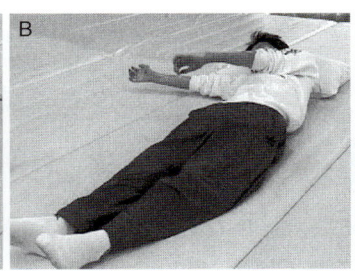

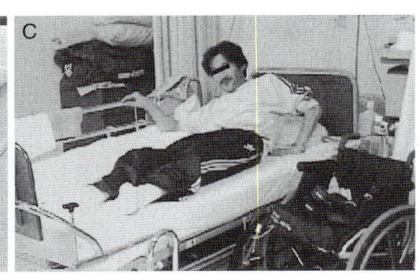

図7 寝返り
A：頸損者の寝返り（C6）
体性感覚を頼りに支持面の連続した変化を知覚しながら寝返る．視覚的にも回転方向がわかりやすくなるように，向かう方向の視覚情報の変化を確かめられるようにする．具体的には広い空間を見るのではなく移動方向の床を見るように指導するとよい．
B：寝返り時，上肢の反動を過度に利用したため右上肢がブレーキとなり，動きが骨盤に伝わらなかった例．右上肢の強い水平外転，肩甲骨の内転が体幹の回転を制動するためである．
C：ベッド柵を用いた寝返り（Th12）

導が適切かどうか検討を加える必要性を痛感している．

3 寝返り

　対麻痺者の寝返りは上肢の振りを利用し，上部体幹を回旋，これに続き腹部の筋活動（Th10以下）ないし腹部軟部組織の張り（Th9以上）によって骨盤を回旋させる．寝返りのきっかけとして寝返る方向とは反対側に上肢を振る，頸部を伸展させる動作がしばしば観察される．上肢を左右に振ることばかり強調すると寝返る側の上肢の水平外転，肩甲骨内転がおこり，体幹回旋の動きを止めてしまうことがある．振りのスピードを強調した場合も同じ結果となる．セラピストは寝返りを指導する場合，前庭感覚を頼りに頭部や上肢を振り回すのではなく，体性感覚を利用し，接触面の変化を頼りに身体が回転することを知覚できるように寝返ることを指導する．力任せの上肢の反動のみの指導方法は非麻痺域の緊張を高め，非麻痺域の可動性を利用しなくなってしまう．具体的には支持面が連続的に変化するよう肩甲骨を外転させ，上部体幹の背面を可能なかぎり丸くする，上肢は速く，力強く振るのではなく，寝返り時，上側となる上肢を遠くへ持っていくつもりでゆっくり大きく振るのがよい（図7A, B）．実際場面では側臥位から半腹臥位，半背臥位へ誘導し，患者自身で動くことができる範囲を徐々に拡大していく．理由は背臥位から体幹が持ち上がる瞬間が力学的に最も大きな力を必要とし，逆に側臥位から背臥位，腹臥位方向へ持っていくには大きな力を必要としないことや，視覚的な移動方向の定位がしやすくなるためである．別の方法としては背中に三角マットを入れ，体幹が少し起きた状態から動作を開始すると少ない力で寝返ることができる．支持面の変化を感じながら体幹を一側に回旋させ片肘をつき，体重を乗せながら体幹を離していく．戻るときはゆっくりと体幹をつけるようにする．

　ベッド上など手すりの設置されている環境では寝返る側の手すりをつかみ，"リバースアクション"を利用し，肘関節の屈曲と肩関節の水平内転により寝返りのきっかけをつくる（図7C）．リバースアクションとは，本来肘の屈曲は遠位の手を近位の肩に近づける動きであるが，手が外部に固定されたときには近位の肩を遠位の手に近づけるように動きの方向を逆転できることである．上側となる上肢の使い方は柵なしと同じである．柵がなくてもベッド上では端を手で押さえたり，シーツをつかんだりする場合が多い．体幹に対し上肢はカウンターウエイトとして使うには軽すぎ，上肢

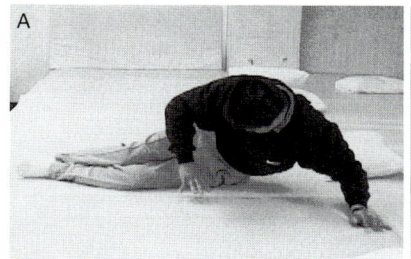

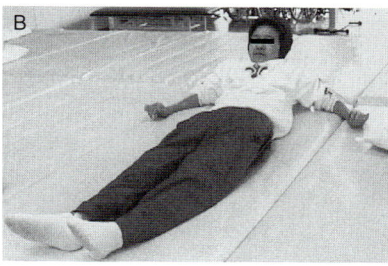

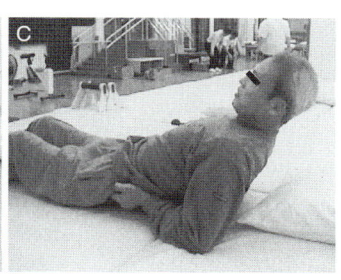

図8 起き上がり
A：体幹に回旋を加え寝返りから片肘をついて起き上がる方法（Th8）
片肘をつき支持点を前方に移動し起き上がる．支持点の移動が少ないと起き上がろうとしたとき，後方へ転倒してしまう．
B：上肢を軽度外転させた位置から頭部を強く屈曲し反動とともに両側肩関節を水平外転させ，体幹の回旋を使わず，起き上がる方法（C6）
C：頸髄損傷や上部胸髄損傷者でみられるパターンで，手でシーツやズボンをつかんだり，腰部に手を入れ，肘のリバースアクションを利用して起き上がる方法．特に上肢内転筋の機能の低下した頸髄損傷者は，寝返りができなくてもこの方法で起き上がれるケースもある．

のカウンターウエイト機能を強化する意味でこれらの動作を加える場合がある．

4 起き上がり

対麻痺者の場合，起き上がりは困難な起居動作の1つである．なぜならば起き上がりは，"臥位"という重心位置が低く安定した姿勢から，重心位置が高く土台が不安定な姿勢へ変換する動作だからである．起き上がりパターンは大きく分けて3通りに分けられる（図8A, B, C）．

体幹回旋を加えるパターンでもそうでないパターンでも，起き上がり動作では体幹がベッドから離れる瞬間に最も大きな力を必要とする．このとき，健常者では腹筋群や股関節周囲筋群の筋活動によって下肢がカウンターウエイトとして起き上がりに参加する．対麻痺者の場合，体幹内部や骨盤と下肢が起き上がりに参加できない．このため起き上がりには上肢の参加が不可欠で，臥位から肘つき肢位になるまで，および肘つき肢位から長座位になるまでは動きを止めることはできない．これら起き上がり動作の各相を効率よく，スムーズに行えるよう指導することがセラピストの役割である．

実際の指導では，長座位で後方に手掌をつき一側ずつ肘関節を屈曲させることにより体幹に回旋を加えながら肘つき位にもっていく．次に肘つき位からやはり一側ずつ体幹回旋を加えながら起き上がる．肘つき位から臥位になる場合も同様で，はじめは高い位置から低い位置の方向へ指導する．また，ベッド上ではベッド柵に手をかけ体幹の回旋を加えながら起き上がると動作が容易になる．

5 プッシュアップ

プッシュアップ動作は対麻痺，四肢麻痺，両下肢切断にみられる特徴的な起居動作である．マットやベッド上の水平移動や車いす・床間のトランスファーなど垂直方向の移動にも利用される．

対麻痺者にプッシュアップ台を持たせプッシュアップを初めて行わせると，多くの人がプッシュアップ台を外側に倒してしまう．対麻痺者は知らず知らずに手掌を外下方に押す傾向にある．理由は手掌を床面またはプッシュアップ台につき，closed kinetic chain[*1]を形成したなかで肩甲骨下制，肩関節外転，肘関節伸展させるからである．つまり床の摩擦を利用して上肢を外側下方向へ突っ張ることで，床反力により体を上方へ持ち上げる成分を大きくしようとする代償的活動の現れである．

*1：末梢を物につけた状態で動くことで，筋活動は末梢から中枢へ向かうようになる．拮抗筋も含めた同時収縮になりやすい．

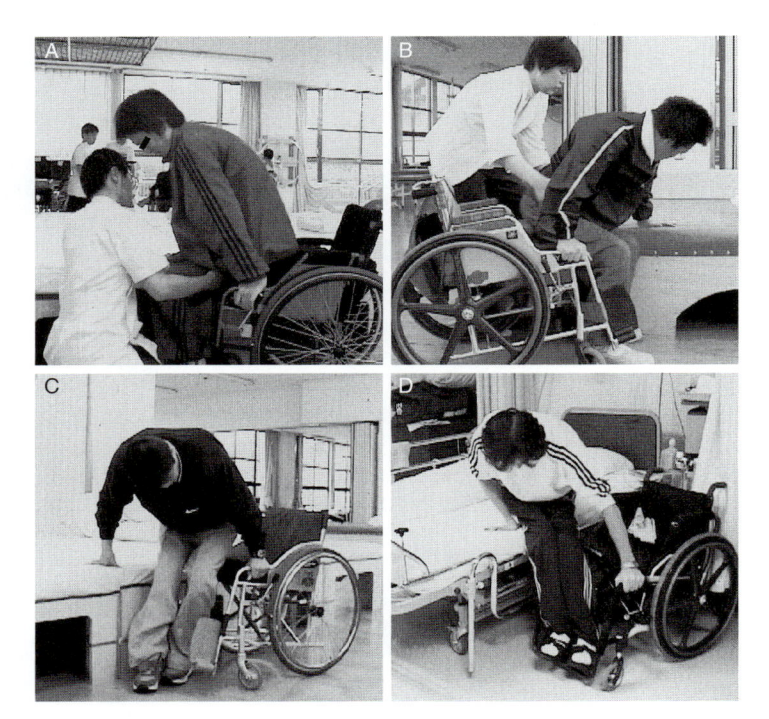

図9 レベルによるトランスファーの違い
A：C6 レベルでは側方トランスファーが可能になる者もいるが，殿部挙上は少ない．不安を少なくするために前方から支えたり，視覚的に床の遠さを感じさせないような工夫が必要
B：Th4 レベルでは頭部のカウンターウエイトを活性化させ殿部を挙上するが，運動の広がりは上部胸椎にとどまる．
C：頭部のカウンターウエイトの活性化により運動の広がりは胸腰移行部あたりまでみられる（Th8）．
D：運動の広がりは骨盤に達し，殿部の挙上が十分に観察される（Th12）．

このように行えば，殿部は挙上し，体幹の安定が得られるものの，その場から動くまいとしている力の使い方であり，前後左右方向への移動には結びつかない．正しくは肩を内転位に保ち，肩伸展の位置から肩屈曲，肘の伸展で殿部を挙上させる．手の押す方向は下方，殿部が挙上しかけたら頭部を前下方へ下げるよう指導する．これによって頭部がカウンターウエイトとして活性化されるため殿部は後上方に上がり，前後左右の移動がスムーズに行えるようになる．殿部の挙上に影響を与える因子として麻痺レベル，体幹およびハムストリングスの硬さ，伸張性，可動性，肩関節屈曲トルク，体重があげられる．麻痺レベルが低いとプッシュアップした場合，体幹を筋力によって固定することができ，殿部が大きく挙上する．麻痺レベルが高いと脊柱起立筋の作用が不十分であり，殿部の挙上も少なくなってしまう（図9 A, B, C, D）．

前方移動ではプッシュアップ後肩関節伸展，後方移動ではプッシュアップ後肩関節屈曲，肩甲帯前方突出，側方へは移動する側の上肢の内転と反対側上肢の外転が行われる．プッシュアップを用いたベッド・車いす間のトランスファーでは対象物についた手に乗り込むような気持ちで，端座位から頭部を前下方に下げ，殿部を挙上させる．殿部が挙上したらゆっくりと山型の弧を描くようにトランスファーする．このとき横方向の重心移動をスムーズに行うために対象物についた側の肘は軽度屈曲するとよい．視覚的に床が遠く感じると頭を下げずに殿部を高く上げようとして車いすを押すようになる．セラピストが前にいて床を見えなくするなどの不安を除去する工夫も重要である．床から車いすへのトランスファーでも基本的には

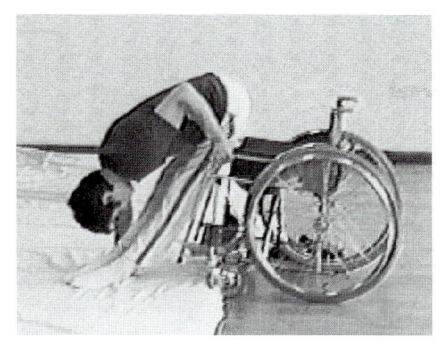

図 10　床から車いすへのトランスファー（Th12）
左上肢の引きつけが十分行えている例．肘の伸展が早いと車いすを押してしまいトランスファーが難しくなる．

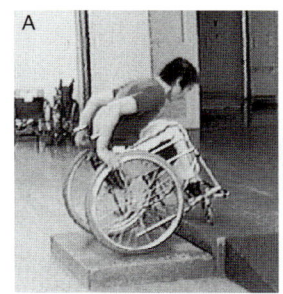

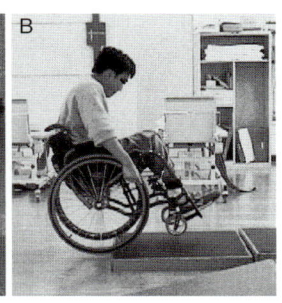

図 11　段差乗り越え
A：キャスター上げにて段差を乗り越える瞬間．体幹の前傾が必要であり，タイミングがずれると乗り越えられない（Th12）．
B：体幹前傾が少ないとキャスターが浮いてしまう（Th6）．

同じであり，車いす上についた側の肘の伸展が早すぎると車いすを手で押してしまいトランスファーできなくなる（図10）．車いすを自分に引きつけるつもりで行う．対麻痺者でも経験者のトランスファー動作はスムーズで無駄がない．殿部の位置がどこにあるかは直接目で確認しなくても，ダイナミックタッチ，脊柱起立筋，広背筋などの橋渡し筋から発せられる情報が重要な役目を果たしていると考えられる．

6　段差乗り越え

車いすで段差を乗り越えられることは車いすでの行動範囲を広げる．

具体的な方法としては第1にキャスター上げにてキャスターを段差上に乗せる．次に上半身を前方へ覆いかぶせるような気持ちでタイヤを駆動し，段差を乗り越える．このとき，バックレストから体幹を十分に離し，骨盤とともに体幹を前傾させ，殿部を車いす座シートの奥まで入れることが指導のポイントとなる．段差が高くなれば体幹前傾をきつくする．体幹前傾が少なければ段差が乗り越えられず，ましてバックレストに体幹を接触させていては後方へ転倒してしまう．これら骨盤を含めた一連の動きがスムーズに行えるためには胸郭と骨盤の筋結合（ダイナミックスタビライゼーション[*2]）が必要である．車いすが段差上に上がってしまうと体幹前傾を戻さなくてはならない．タイミングが遅れたりすると上半身が前方に倒れてしまい，車いすから転落する危険もある．車輪が段差上に上がった瞬間を知覚し，体幹前傾を解いていくよう指導していく．このときは骨盤が先に後傾するよう心がける（図11 A, B）．

7　立位，歩行

一般的に対麻痺者の歩行は行わないことが多いが，L3～4レベルでは十分歩行可能である．大腿四頭筋が十分活動しているレベルでは手を座面について立ち上がることが可能である．しかし，L3～4レベルでは足底屈筋群の活動はゼロであり，推進力となる足部の筋は麻痺している．したがって，上肢の振りと骨盤の反対方向の振り（カウンタームーブメント）によって前方へ進んでいる．股関節は内転内旋方向に偏移しやすく，膝は軽度屈曲している．多くの場合，足部はなんらかの装具で固定する必要がある．なぜならば足部が固定されないと腓腹筋，ヒラメ筋が作用しないため足関節が背屈し前方へ転倒してしまうからである（図12）．

[*2]：この場合は，筋活動による脊柱の可動性を伴った安定性のことを指す．

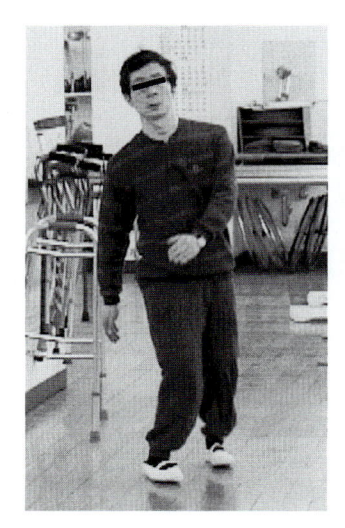

図 12　脊損者の歩行（L4）
このレベルでは踵足歩行になる．また，股関節は内転内旋，膝関節は軽度屈曲する．

C 対麻痺者の治療

　対麻痺者の治療にあたっては，下肢の機能を上肢で代償するために筋力強化は重要なことである．しかし強い力を発揮しようとすることが弱い筋の機能を生かすチャンスを奪うことも多い．筋力強化に先立って不安を除去し，支持面以外の支持点（固定点）をつくらずに支持面を知覚して動けるようにすることが大切である．特に，支持面を知覚しにくい胸髄損傷に対しては，再度治療を見直してみる必要があるかもしれない．

<small>執筆にあたり，小野田英也先生，金　誠熙先生の御協力をいただきました．</small>

●参考文献

1) Klein-Vogelbach, S.: Functional Kinetics. Springer-Verlag, Berlin, 1998.
2) 冨田昌夫：クラインフォーゲルバッハの運動学．理学療法学，21:571–575, 1994.
3) 柏木正好：成人片麻痺における環境適応．第 10 回活動分析研究会　特別講義抄録，（事務局）富士温泉病院内，1999.
4) Affolter, F.D.（著），冨田昌夫（監訳）：パーセプション．シュプリンガー・フェアラーク東京，1993.
5) 玉垣　努ほか：頸髄損傷へのアプローチ．ボバースジャーナル，22:1–8, 1999.
6) 冨田昌夫：生態学的な概念をより現実的に，臨床的に理解するために．近畿理学療法士会学会誌，28:25–29, 1998.
7) 神奈川リハビリテーション病院脊髄損傷マニュアル編集委員会：脊髄損傷マニュアル．第 2 版，医学書院，1996.
8) 中村隆一ほか：基礎運動学．第 5 版，医歯薬出版，2000.

III 完全四肢麻痺の動作

■学習目標
- 麻痺した身体部分を利用した探索のメカニズム，支持面の知覚，定位に関して説明できる．
- 完全四肢麻痺患者のバランスのとり方，特に体幹筋の使い方について説明できる．
- 完全四肢麻痺患者に対する環境を重視したアプローチについて説明できる．

A 基本概念

完全四肢麻痺の代表として頸髄損傷（頸損）に関して述べる．頸損は中枢の神経の障害でありながら，伝導路の障害ということで，中枢神経疾患としての治療対象とは考えられてこなかった．したがって従来の治療内容は，残存筋の筋力強化，関節可動域運動，そして自助具のような補助手段の工夫による動作能力の拡大が中心であった．

最近，行為とは自分の身体内部の動きで外部の環境を変化させることではなく，探索して知覚するという活動に基づく相互関係の変化をつくり出すことなのだという生態学的概念（エコロジカルアプローチ）を取り入れることで，治療内容が大きく変わってきている．外部環境との相互関係ということで頸損の問題をとらえたとき，3つの基本的な問題がある．重力と支持面との関係，バランスのとり方，そして気づきに関してである．このような観点からみたときの頸損の動作分析および治療に関して述べていく．

ここでは頸髄損傷者（頸損者）の例をケースAとして以下に示す．図1はケースA（C6完全麻痺）がベッドに足を乗せる動作である．目隠しをしたうえに動作の途中で検者はベッドの高さを変えたにもかかわらず，ケースAは少しも戸惑うことなく行為を完遂できた．体性感覚の障害があり，視覚や感覚のある身体部位で探索することが不可能でも，麻痺した身体部分を動かすことで探索し，知覚して環境と相互関係をつくることができる．神経が切断されて脳との連絡を絶たれているので触られても当然わからない．しかし動いているときにはわかるのである．物を持って振ると長さや形が明らかになる．これを"ダイナミックタッチ"というが，動かすことでその物特有の慣性モーメントがわかるのである．箸を持って振れば長さがわかるし箸でつまんでいるものが硬いか柔らかいか，丸いか四角いかもわかる．頸損者も肩甲帯からぶら下がった麻痺した体幹を動かすことでダイナミックタッチの原理により，かなり多くの情報をピックアップできる．また物に触れたりぶつかったりすればそのときの動きの変化を感じてさらに多くの情報を入手できる．つまり"動くことでダイナミックタッチのように物の不変な性質がわかる"．しかし重要なことはそれだけでなく，身体内部でみれば"動くことで，局所の状態（情報）が全身でわかる"，もしくは"動くことで局所の状態（情報）が全身に伝わる"という点である．したがって，知覚できるかどうかは，その身体部分に運動機能が残されているかどうか，感覚があるかどうかとは関係なくなってしまう．動くことで神経以外のもろもろの軟部組織が伸ばされたり，引っ張られたり，縮められたりして情報を伝えられる組織になりうるのである．

図2は健常者がボールの上に乗り，バランスを

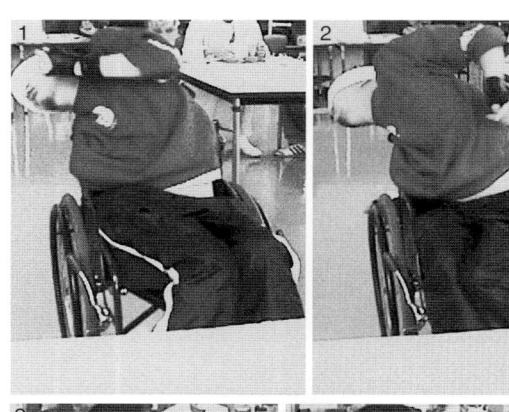

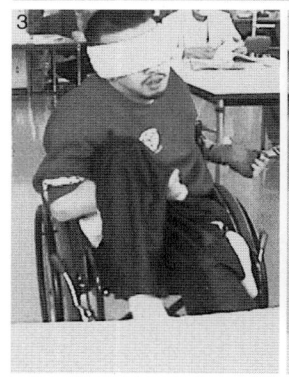

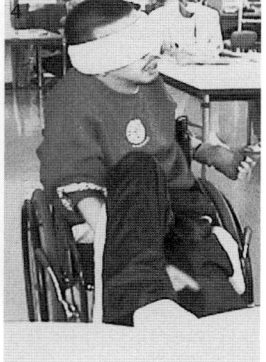

図1 ダイナミックタッチ：ベッドに足を乗せる
完全麻痺（C6）のケースAが，目隠しをしてベッド上への足上げ動作を実施
1. 背もたれを支点として，頸部や右上肢を利用して後方に倒れ込みながら，右手で車輪の内側を押すことで体幹を回旋させ，左殿部を前方に移動させる．
2. どの程度殿部が前方に移動してきたかを知覚し，足を上げるために十分な移動ができたら，後方に倒れてしまわないように，左上肢の重みや頸部の立ち直りを利用する．
3. 十分な殿部の移動ができたら，上半身を反動を使って起こし，左前腕でハンドグリップを保持し，前方に倒れないようにバランスをとって，右上肢にて右下肢を抱え上げる．このとき，検者はベッドの高さを約5cm高くした．
4. 頸損者は，右上肢を用い下腿を上下に振るよう動かし，足尖をベッドの縁に2回当てる．3回目には足を当てることなくベッド上に上ることができた．彼は，下腿を振ることによってベッドの高さを知覚していた．

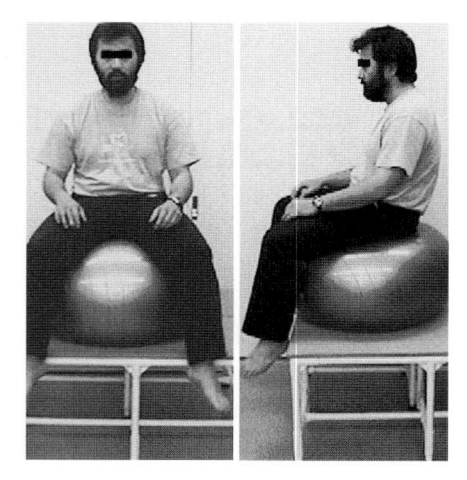

図2 ダイナミックタッチ：ボールの上に座る
慣れないうちはボールとは解離して，視覚や前庭感覚優位で身体を動かすことでバランスをとるため動揺が大きく，安定して静止することができない．慣れるにつれてボールを隔てて支持面が感じられることに気づき，体性感覚も動員して支持面の変化に合わせて身体だけでなく感覚も力源もないボールを含めてコントロールして，あまり大きく動揺せずにボールの上でさまざまに姿勢を変えても安定できるようになる．

とっている．これもダイナミックタッチの1つと考えられる．このときボールは単なる物ではなく支持面を感じ身体を安定させる道具となっている．頸損者が座位をとるときにも，麻痺した身体部分ははじめのうちはボールのように不安定な物にすぎないが，次第に麻痺していない身体部分と一体になり支持面を探索し，知覚するための道具として利用できるようになってくる．つまり麻痺した身体部分を空間で動かしても，支持面に接して支持や姿勢維持のために動かしても，Neisserのいう知覚循環に直接参加できるようになる．

宮本はケースAの靴下履きを約半年間，縦断的に観察している（図3）．ケースAはサブゴールをもつ4つの行為の段階化から新たな同時化へと発達する過程で，体幹を支持せずに両手動作ができるという画期的な姿勢コントロールが可能になっている．ただし，体性感覚のように直接的で誰にでも使える感覚がわからなくなっているので，麻痺した身体部分を知覚し実際の動作に生かせるかどうかは本人の個人的な特性や指導された内容に左右され，個体差の大きく出るところである．今回は1人の頸損者ケースAの動作を他の頸損者と比較して，体幹のコントロールと環境適応に関して検討した．

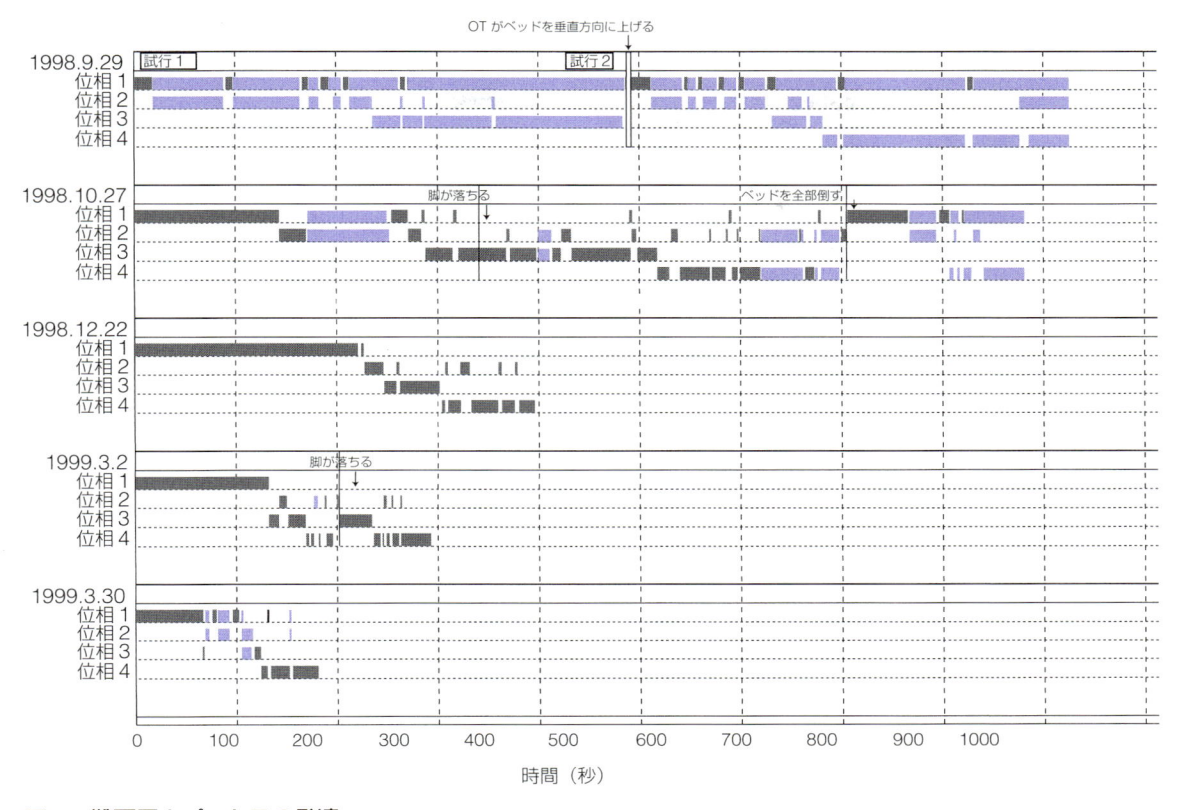

図3 靴下履きプロセスの発達
ゴールを達成するために明確なサブゴールをもつ4つの行為（位相）に分けている．
位相1：ベッドを上げて体幹を支持する，位相2：靴下を履くほうの足を体幹に引き寄せ持ち上げる，位相3：靴下の入口を広げ足の爪先にはめる，位相4：はめた靴下を引き上げる．

初めて靴下履きに挑んだ9月の試行では各位相の同時的出現が多く，特に位相1と他の位相間の同時性が顕著であり，まだ体幹支持姿勢という全行為にとって基本的な姿勢調整が1つの段階として分化しておらず，姿勢と他の位相との関係が探索されながら行為は進行していた．10月になると，位相1がベッドを上げる行為として他の位相から分かれ，9月の未分化な状態とは異なる位相1-2-3-4という段階的プロセスが出現する．しかし，位相2と位相3・4間では9月の位相1と他の位相間に生じたような交互的・同時的出現がみられ，位相2——脚位置の調整——と位相3・4との関係が探索されている．12月では，こうした位相間の同時性がほとんどなくなり，位相1-2-3-4という段階に明確に分化している．3月2日では12月の明確な段階化が乱れ，位相3が位相2に先行するという別のプロセスが出現する．このプロセスは3月30日にも踏襲されるが，3月30日の試行ではこれまでとは異なる新たな同時性——位相2と位相3の統合——がみられる．このように，靴下履きの発達は未分化＝探索 → 分化＝段階化 → 分化＝同時化（高次の分化）という行為プロセスの変異を生じており，行為プロセスの組織化はある階層構造へ収斂したのちも別の階層構造へと変化していくことがわかる．

B 動作分析の実際

1 車いす駆動 (図4)

ケースAは体幹の固定点をつくらずに動きのなかでバランスをとっている．そのために余分な緊張が高まらずに，上部体幹・肩甲帯は分離して分節的な動きが可能なだけでなく，感覚も鋭敏に保たれている．車いすに馴染むことができ，車輪の回転にも身体が適応できている．ケースB（C6完全麻痺）では常に背部をバックレストに押しつけて，そこを支点にカウンターウエイト（CW）を活性化してバランスをとりながら動いている．麻痺した身体部分と麻痺していない部分が解離して，一体となった動きができず，身体と車いすの間で相互関係がつくれずに，車いすに馴染んだ環境が

図4 車いす駆動

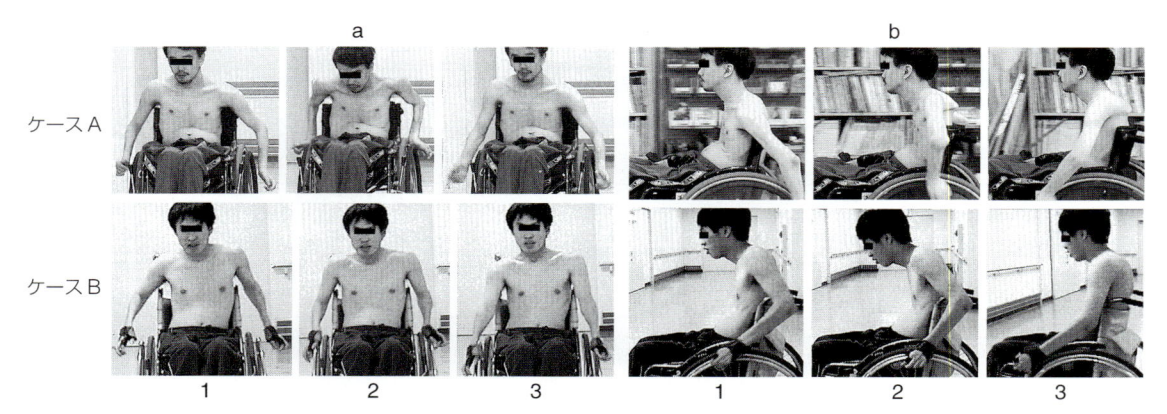

a：前額面
1. 手がハンドリムから離れて空間でフリーとなる．ケースAは両腕を開いて慣性モーメントを大きくして自然な形で安定性をつくり出している．ケースBは体幹を後方のバックレストに強く押しつけて，支点をつくっているにもかかわらず側方に大きく動揺する．頸部肩甲帯は緊張し，バランスをとるための重りを提供するので動作をするためにここを大きく動かすことは難しい．
2. ケースAは手と体幹，頸部，肩甲帯が一体となって車輪を回転するために協調している．車輪の回転と腕の動きが調和して，局所で大きな力を出さなくても全体として出せる力は大きくなる．ケースBは緊張のため車輪の動きと体の動きを調和させることが難しい．

b：矢状面
1. ケースAは体幹が起き，上肢は大きく後方に振れている．ケースBは側方に関してだけでなく前後に関してもバックレストを支点に重りでバランスをとっているので，上肢を後ろへ持っていくと頭部は前方に移動して釣り合いの重りを提供する．そのために筋を強く活動させても上肢を動かしてこぎしろを大きくすることができない．
2. ケースAは手の動きに合わせて体幹も前傾できる．ケースBは手が前にいくと頭部を持ち上げていつもバックレストの支点を押して離さないようにしている．上肢の力は駆動のために活用しにくく効率が悪くなる．
3. ケースAはバックレストから上半身を離すことができる．ケースBはバックレストを強く押したままである．

できていない．

2　車いすからベッドへの移乗

　足をベッドに乗せる例で（図5），ケースAは重りとなる下肢を体幹で抱きかかえるほど近くに引き寄せて，頑張っている様子を見せずに柔軟な体を駆使して，軽々とこの動作を行ってしまう．ケースC（C5完全麻痺）は体幹だけでなく，麻痺した下肢も含めて身体内部での筋結合が強く硬くなっているので，下肢を十分引き付けられず，体幹の大きな運動を伴った，力の必要な大変な動作になっている．体幹を支持面から離した場面では，姿勢維持が大変で，目的動作は上肢を支持から離した瞬間に慣性で安定している間に成り行き任せでやってしまう．支持面を知覚して微調整しながら持続して安定性を保つような環境との相互関係で動くことはできず，自分のやり方だけで動く一方的な動作に終わっている．

3　ズボンの脱衣（図6）

　身体を包んでいるものを，支持面から身体の一部を持ち上げながらはぎ取っていく動作である．ケースAは全体にいつでも動きながら動作を行っており，必要なときには上半身を背もたれから離して，両手で動作を行っている．ズボンの張りの変化を感じてそれを利用しながら柔軟に行うことができるので脱がせる手も脱がせられる下肢も同時進行的に調整することができている．ケースCは安定した姿勢で行うときにのみ手だけが動いて下肢はまったく物のように受動的になっており，ズボンが下肢を通り抜ける感覚に反応して行為に参加することがない．両手動作は姿勢を維持する

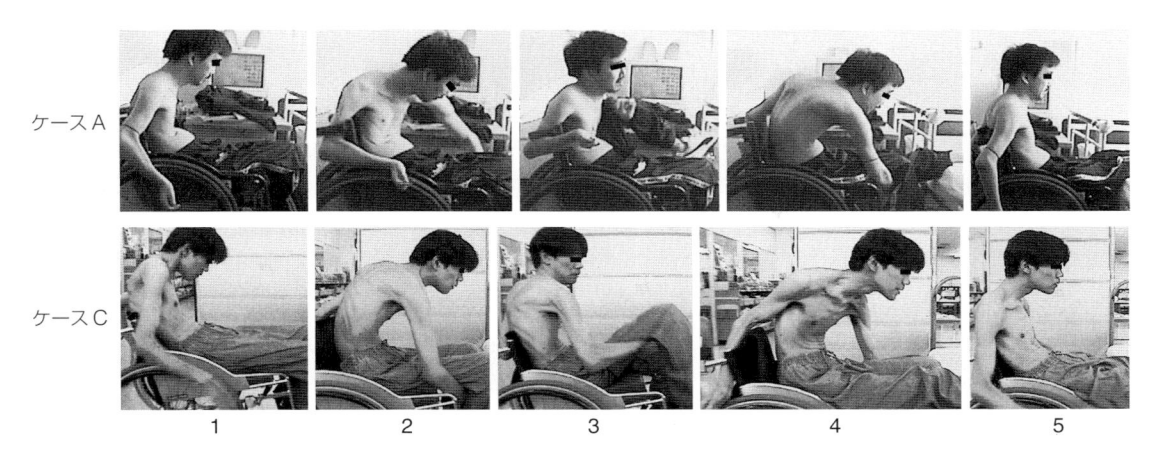

図5 車いすからベッドへの移乗（直角トランスファー）：足をベッドに乗せる

1. 骨盤を前方へずらす：下肢を持ち上げる準備活動．ケースAはしたりしなかったりするが，ケースCには重要な動作でかなり大きく移動する．バックレストに寄りかかり体幹が大きく傾くので，頸部を屈曲してバランスをとっている．
2. 3. 下肢の下に腕を差し込み，持ち上げる：ケースAは体幹をあまり前傾させなくても腕の力で十分に下肢を持ち上げて体に引きつけられるので，体幹の移動範囲はきわめて小さい．ケースCは姿勢維持に最大の注意と努力を払いながらバックレストから体幹を離し下肢の下に腕を差し込む．体幹を後ろへ倒してその重量を利用して下肢を持ち上げる．ケースCは体幹の重りがないと下肢を持ち上げられない．遠くのものをCWを活性化して持ち上げるようになるために体幹の移動範囲は大きくなる．
4. 一側下肢伸展位で反対側下肢の下に腕を入れ，持ち上げる：ケースAは一側下肢が伸展していてもあまり変わらない．ケースCは体幹を起こしてバランスをとることがかなり難しい．後方へ倒れる傾向が強いのでバランスをとるために緊張が非常に高くなる．
5. 骨盤を前方へずらした長座位保持：ケースAは下肢の位置が変わっても体幹の姿勢はほとんど変えることなく適応できている．ケースCは骨盤が後傾し，体幹の屈曲も困難になり，バックレストに寄りかかり支点をつくっているので，殿部が浮く傾向が強まるために頭部を前方に移動してバランスをとらなければならない．姿勢維持のために常に重りでバランスをとっている．

のに精一杯で，上肢を支持からはずした瞬間に慣性で姿勢が崩れる合間に目的の動作を行う．支持面を連続的に変化させることが困難で，弾みを使うことが多く，不安定で時間がかかる大変な動作である．

C ケースAの動作にみられる傾向性

ケースAの最も大きな特徴は骨盤を安定させ，特定の姿勢を選択すれば上半身を支持なしで安定させて目的動作が行えることである．図7のように車いす座位姿勢では骨盤が後傾し体幹は直立している．体幹を骨盤に結合しただけで他の支えがなくとも安定できるのは筋の力というよりも，余分な力を抜くことにより人のもつ自然な傾向性（姿勢）に戻れたと表現できるかもしれない．固定点をつくらず，余分な緊張を高めずに体を使う1つの方法として，甲野は"胸を下ろし，背を下ろして（仙椎に）軸を立てる．決して（腰椎を前弯し）尻を上げない"と述べている．背骨をまっすぐにするというよりも，手のひらの上に箒を逆さに立ててバランスをとるように仙椎の上に棒を立ててバランスをとっているような感覚である．ケースAの座位姿勢は骨盤が後傾しているものの，かなりこの姿勢に近いものがある．自然体で固定点をつくらないからわずかな力でも動きに使え，動きを組み合わせて大きな力も発揮することができる．余分な力が入っていないから感覚も鋭敏で身体の内部環境だけでなく支持面との関係までかなりわかるようになる．そのために感覚がないにもかかわらず，外部環境（物を含む）と相互関係がもてるようになり，行為の適応性が高くなっている．

反面，このことは重力に抗して持続的に姿勢を維持する機能（たとえば痙性）はケースCのように高くなく，姿勢は常に行為との関連でつくられ

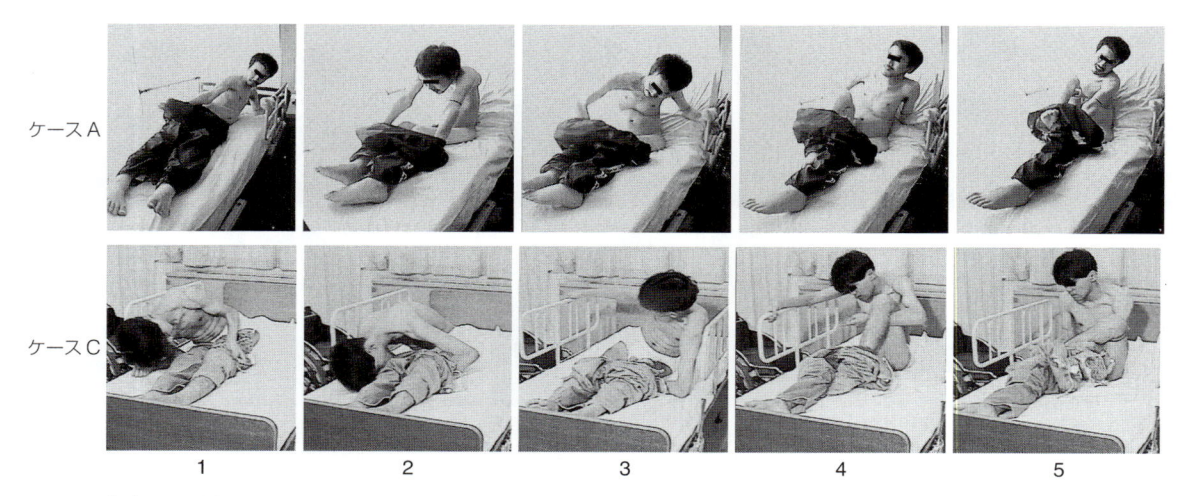

図6　ズボンの脱衣

1. 殿部からズボンを下ろす：身体とベッドの接触面を減らすことによって殿部を浮かせてズボンをはぎ取る．ケースAは体幹の動きが分節的で，上部が回転すると骨盤がゴムで結びつけられているように弾力性をもって引きつけられてくる．支持面に馴染んで体幹の筋活動が失われているとは思えないほど，張りがありダイナミックな動きがある．ケースCは長座位で前屈した固定的な姿勢のまま動作を行う．
2. 大腿部を下ろす：ケースAは，電動で背もたれを上げた姿勢から背中を離してズボンを押し下げる．積極的に姿勢変換しながら行っている．動きを通してズボンとの関係もわかり，柔軟な適応ができている．ケースCは姿勢を変えずに前屈姿勢のまま動作を続ける．
3. 足上げ準備
4. 足上げ：足をベッドに乗せる動作（図5）と同様の傾向を示す．ケースAは体幹の小さい移動範囲で足を上げることができるのに対して，ケースCは前後の大きな動きで足を上げる．
5. 足先からズボンを抜く：足を持ち上げながらもう一方の手で操作をするため，姿勢の影響を受けやすい．ケースAは下肢を引きつけるとともに，必要に応じて背もたれから背を離してズボンの操作を楽に行う．各身体部位が少しずつ足先のクリアに参加している様子がうかがえる．ケースCは，安定性が悪い場面でもすべて背もたれなしの座位で行っている．姿勢を保持するのが精一杯で，手の動きも粗雑で手に合わせて下肢を動かすような同時進行的な動作ができるまで発達していない．

る．そのためにモチベーションのない動作や不意の動作では十分な安定性が得にくくなるような欠点になってしまう．

D 頸損者に対するアプローチ

　支持面の変化を感じるためには支持面に接する身体部分も含めて能動的に動かす経験が必要である．今までは後面，もしくは側面に身体を固定して，そこを支点にして上半身を倒れないようにする，もしくは倒れない範囲で動くようなバランスのとり方を指導してきた．これは視覚や前庭感覚を優位に利用して，支持面の体性感覚の情報を当てにしない，つまりCWを活性化して内部環境の動きだけで適応し，外部環境の変化を知覚して相互関係をつくるための"気づき"を誘導する治療とは異なっていた．つまり，残存機能を使って動くためにバランスのとり方の戦略を変更し，動きの質を変化させるような指導をしてきた．そのやり方で困難なときにはパワーでカバーするように筋力をつけてきた．患者が支持面を知覚できないと考えれば当然の代償動作指導であるが，成書に書かれている損傷部位によるADL動作能力以上の動作が可能な頸損者であるケースBやケースCと比較したとき，ケースAが柔軟に環境に適応し，楽に2つの下位行為を同時にやってのける同時進行的姿勢調整まで可能になり，速く動作ができているのをみると，今後の治療のあり方を再検討する必要があることを痛感している．そして上位頸損者にさえ，代償的に力を入れすぎたり硬くしな

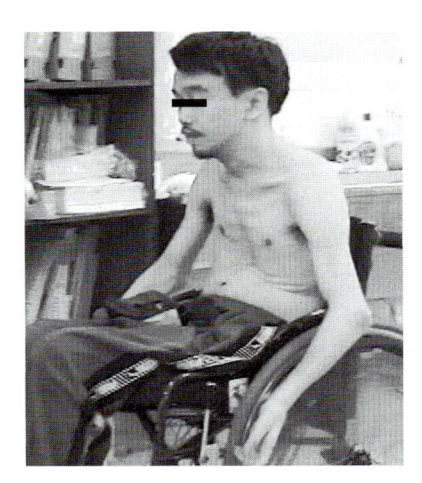

図7 ケースAの車いす座位姿勢

仙椎に軸を立てる筋活動として，鍵になるのは横隔膜ではないかと考えている．横隔膜は第7～12肋軟骨および同番号の肋骨の隣接部の内面に付着し，そこで腹横筋の筋束と噛み合っている．後方では横隔膜は脚をつくる．脚は上位3つの腰椎椎体ならびに弓状靱帯からおこる．弓状靱帯は腰方形筋および腰筋を覆う筋膜が肥厚したものである．つまり横隔膜を引き下げると，腹横筋や腰方形筋・腰筋の張力を高めて骨盤との結合を強められる可能性がある．また腹直筋が弛緩しているので，腹腔内臓器は前下方の中央部に押しやられまとめられるので，余分な動揺がなくなる．さらに横隔膜が下部肋骨を挙上させるのに必要な腱中心の固定もされなくなる．そのため胸が下りて体幹を前傾しやすくなる．体幹は後方からはブリッジマッスルである僧帽筋，頸板状筋，最長筋などの働きで伸展しコントロールできる．軸を立てるということにつながる行為だと考えている．

ければ，弱い力ではあっても体幹内部に能動的に動く可能性が残されていることも予測できるのである．私たちの治療は支持面にどのように定位するか基本から考え直し，筋トレ中心の安定性の向上を最優先させた治療から，環境適応を重視した治療へと次第に変化してきている．このような変化のなかで今まで私たちの気づかなかった機能をもった頸損者が出現してきたと考えられる．その意味でケースAはきわめて多くのことを私たちに教えてくれる貴重な存在である．

執筆にあたり，玉垣 努先生をはじめとする神奈川リハビリテーション病院作業療法科の先生方に御協力いただきました．

●参考文献

1) 宮本英美：頸髄損傷者の日常動作獲得における「同時的姿勢」の発達．東京大学大学院教育学研究科紀要，39:3–19, 1999.
2) Turvey, M.T.: Dynamic touch. American Psychologist, 51(11):1134–1152, 1996.
3) 玉垣 努ほか：頸髄損傷へのアプローチ．ボバースジャーナル，22:1–8, 1999.
4) 玉垣 努：頸髄損傷者の機能障害レベルと移動能力．脊椎脊髄ジャーナル，9:193–198, 1996.
5) 玉垣 努：頸髄損傷の坐位保持能力．OTジャーナル，2:88–93, 1991.
6) 玉垣 努：C6A頸損者のADL自立度．OTジャーナル，9:719–724, 1996.
7) 冨田昌夫：生態学的な概念をより現実的に，臨床的に理解するために．近畿理学療法士会学会誌，28:25–29, 1998.
8) 甲野善紀：甦る古伝武術の術理．合気ニュース，1993.
9) 甲野善紀：武術で知る心身不離の世界．合気ニュース，1994.
10) Backhouse, K.M.（著），佐藤達夫（監訳）：体表解剖カラーアトラス．南江堂，1989.
11) 河上啓介ほか：骨格筋の形と触察法．大峰閣，1998.
12) 柏木正好：成人片麻痺における環境適応．第10回活動分析研究会特別講義抄録，(事務局)富士温泉病院内，1999.
13) Klein-Vogelbach, S.: Functional Kinetics. Springer-Verlag, Berlin, 1998.
14) 冨田昌夫：クラインフォーゲルバッハの運動学．理学療法学，21:571–575, 1994.
15) Neisser, U.（著），古崎 敦（訳）：認知の構図．サイエンス社，1978.
16) Affolter, F.D.（著），冨田昌夫（監訳）：パーセプション．シュプリンガー・フェアラーク東京，1993.
17) 佐々木正人：からだ"認識の原点"．東京大学出版会認知科学選書，1987.

IV 不全四肢麻痺の動作

■学習目標
- 不全四肢麻痺患者の起居動作の特徴を述べることができる．
- 起居動作，歩行における円滑性の欠如，緩慢性を説明できる．
- 痙性の影響や筋力低下を補うためのリバースアクションおよび重力の利用について説明できる．

A 基本概念

　不全麻痺とは，部分的または不完全な麻痺を指し，運動中枢から筋線維までのどこかに障害があり，そのため随意運動が困難で不完全な脱力をきたした状態である[1]．傷害部位により単麻痺，片麻痺，対麻痺，四肢麻痺など，症状としては痙性が強い痙性麻痺から脱力の強い弛緩性麻痺まで，随意運動が可能な状態から非常に低下した状態まで多彩である．不全麻痺の原因は，脊髄（頸髄）損傷，頸椎後縦靱帯骨化症，頸髄・脳腫瘍，頭部外傷，ポリオ，Guillain-Barré（ギラン・バレー）症候群，多発性筋炎，重症筋無力症，脊髄空洞症など非常に多くの疾患がある．

　不全麻痺の症例は，多彩な麻痺の症状やそれに伴う機能障害を有しているため，同一動作においても複雑な動作過程をたどることが多い．そこで動作分析の手法を用いて個々の症例の動作過程を詳細に分析することは，障害原因の把握をはじめ運動療法の方法などを検討する資料となる．

　本項では実際の不全四肢麻痺の動作を理解するために，それぞれの動作分類に従って，症例A，症例Bの動作を解説する．症例Aは，年齢49歳，男性の痙性不全四肢麻痺患者で，診断名が後縦靱帯骨化症，体幹の徒手筋力テスト（manual muscle test; MMT）は4程度，移動手段は車いす，起居動作は時間を要するが可能である．症例Bは，年齢57歳，女性の弛緩性不全四肢麻痺患者で，診断名がアレルギー性血管炎による末梢神経障害，体幹を含めたMMTは2～3，末梢で筋力低下が著明，起居動作は可能，T字杖と両側P-AFO（plastic-ankle foot orthosis，プラスチック製短下肢装具）を装着して短距離歩行が可能である．

　臨床場面における動作分析では，視覚的な観察（視察）が最も一般的である．視察をもとにして動作開始から完了までの動作過程のなかで動きが変化した時点を相として抽出し（図は各相を示している），各相における身体の動きを表として提示した．さらに，特徴的な臨床像を示す身体の動きなどは本文中に要点をまとめて記載した．動作分析とは，空間における各肢節の位置変化，および身体の各関節の相対的な動きや複合的な動作をある基準に基づいて表現することである．ある基準に基づいた空間における身体の位置関係とは，動作過程で分類された動きが変化した相における前相からの身体の位置変化を指し動きとして現している．体幹の回旋についての基準は，体幹下部（骨盤帯）を基準として前相からの身体の位置変化を動きとして表現した．また，基準となる身体の位置関係を変更した場合はできるかぎりコメントを付し，動作の分析過程で確認できない説明や解釈は極力避け，視察される客観的な動作に焦点を絞って記載した．なお，動作を導く動きや特徴的な方法などを誘導動作として表現した．

表1　寝返り（誘導動作：頸部・上肢から）

症例A	頸部	上肢・肩甲帯	体幹上部，下部（骨盤帯）	下肢
1相→2相 背臥位 → 動作開始	左方回旋開始	右肘屈曲開始 左肩外転開始，内旋位，肘伸展位 左前腕回内位	上部左方回旋開始 （上部左方回旋するが右肩離床せず）	わずかに右股屈曲・内旋，膝屈曲開始 左股屈曲増加・外旋増加 膝屈曲増加
2相→3相 寝返り初期	左方回旋位（①）	右肩屈曲・水平屈曲開始 右肘屈曲位 左肩水平屈曲出現 （左肩外転は，体幹が左方回旋したため水平屈曲が出現）	上部左方回旋の増加 下部わずかに左方回旋開始 半背臥位出現	右股屈曲・膝屈曲増加 右股内旋位 （体幹下部が左方回旋したのと同時に右股が固定されて回旋したので回旋に変化なし） （左股では，体幹下部と左下肢が同時に回旋したために外旋に変化なし）
3相→4相 寝返り中期	左方回旋減少（②）	右肩屈曲，水平屈曲増加 右肘屈曲位の減少（わずかに伸展） 左肩屈曲増加 （左肩水平屈曲は，体幹が左方回旋したため肩屈曲が出現）	上部左方回旋の増加 下部左方回旋増加	右股屈曲増加，内旋減少，膝屈曲増加 左股屈曲位，外旋減少 （体幹下部が回旋したが左右下肢の回旋がなく結果的に右内旋，左外旋が減少した）
4相→5相 寝返り完了	左方回旋減少 中間位となる	右肩屈曲，水平屈曲位 右肘屈曲減少（伸展増加） 右手の掌の接床開始 （寝返りの回転速度の制動と安定性の確保） 左肩屈曲，内旋位	上部左方回旋のわずかに増加 下部左方回旋増加 安定的な側臥位出現	右股屈曲，膝屈曲位 （体幹下部の回旋に伴って股も同時に回旋） 左股屈曲位 （③）

（開始：動きの開始，増加：動きが大きくなる，減少：動きが少なくなる，または反対の動きが出る，位：同じ位置，出現：結果的な肢位，中間：内外旋0°の位置）
①頸部と体幹上部が固定されて，体幹上部と頸部は同時に回旋がおき，体幹に対して頸部は回旋していない．
②頸部の回旋がなく，体幹上部が回旋したため，左方回旋角度が減少（右方回旋したように見える）
③左股外旋・右股内旋は，骨盤が回旋した結果中間位となる．

B 動作分析の実際

痙性不全四肢麻痺患者の動作で共通する特徴は，痙性などの影響を受けるために円滑性が欠如し，不随意的な運動や不必要な動きなどが出現して，動作が完了するのに時間を要することである．弛緩性不全四肢麻痺患者に共通する特徴は，随意的な筋力低下のために重力に抗する四肢・体幹の動きが阻害される．そこで随意的な筋力をあまり必要としない動作に変更したり，重心移動（重力）や他肢の補助的な力を利用したり，さらに末梢の肢節を固定し中枢の肢節を動かすリバースアクションの活用など代償した動作を含むことも多い．

1 背臥位からの寝返り

寝返り動作の誘導動作は，頸部・上肢から，下肢からなどがある．

症例Aの頸部・上肢から（表1，図1）では，痙性の存在により右肩関節の動きが遅延し（2相），動き始めてからも右肩関節の屈曲・水平屈曲の可動域が少ないため，重心移動や上肢の重量をわずかしか利用できず体幹上部への回旋作用が減少している（2，3相）．その結果，誘導動作が頸部・

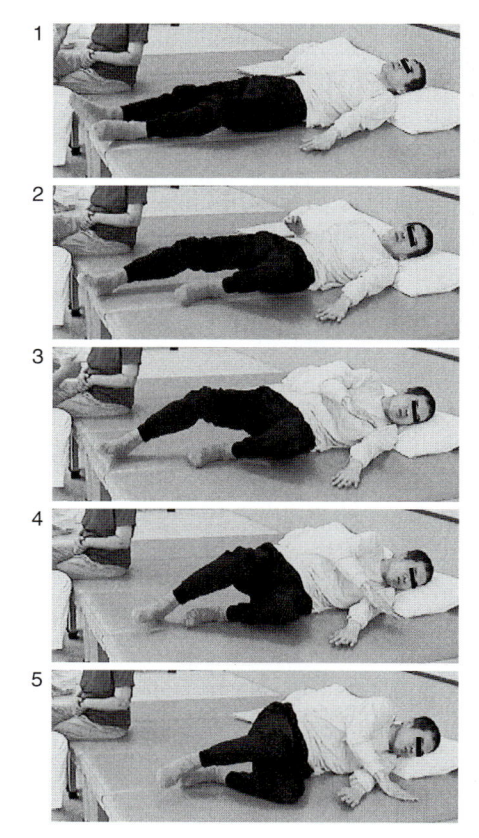

図1 頸部・上肢からの寝返り（症例A）
（上から1相，2相，3相，4相，5相）
上肢の動きが不十分なため，左股関節を屈曲，外旋させることで寝返りを促す．

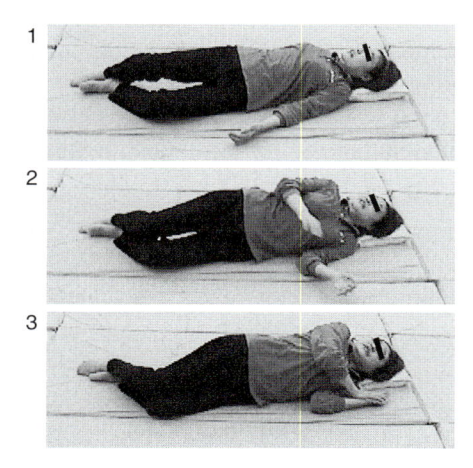

図2 下肢からの寝返り（症例B）
（上から1相，2相，3相）
立てた両膝を倒して寝返りを促す．ほとんど体幹や上肢の筋力を使用せずに寝返りが可能である．

上肢からの寝返りを単独で行うことができないため，動作の初期から左股関節を屈曲・外旋させ，さらに右股関節も屈曲・内旋させて体幹下部への回旋を促すことで寝返りが可能となっている（2～4相）．

症例Bの下肢から（図2）では，股・膝関節を屈曲させて両膝を立て，立てた膝を寝返る方向に倒す（両下肢を回旋させる）ことにより体幹下部を回旋させる作用として働き，体幹下部から体幹上部へ回旋が伝達することで寝返りを行っている．本症例では，頸部の動きが極端に少なく，特徴的な寝返り動作となっている．図2で示す下肢からの寝返り方法は，弛緩性不全四肢麻痺の症例で多用されている．

2 背臥位からの起き上がり

起き上がり動作の誘導動作は，肘と手を床につける，腹筋の最大活用，上肢と下肢の同時回旋，下肢の振り下げなどがある．

症例Aの肘と手を床につける起き上がり動作（表2，図3）では，側臥位から直接起き上がる際，痙性などが影響して頸部の前屈，肩関節屈曲・水平屈曲，肩甲帯の外転が不十分となり，上肢を体幹の前方に突き出すことができない．さらに，右下肢が体幹より後方へ伸展して重心が体幹の背面部に移動したために半背臥位（3～5相）となり，起き上がるために必要としない動作が出現している．この半背臥位の状態で腹筋を働かせて体幹を起こした結果，体幹上部・頭部の重量バランスを均衡にするために両下肢が離床（4，5相）している．3～5相のような半背臥位となった場合，体幹を起こすことができず起き上がりに失敗することも多い．6～8相では半腹臥位となり本動作の特徴である左肘と右手の接床が出現し，7相以降では肘や手掌を床につけて肘関節を伸展するなど上肢を活用して体幹を起こしている．起き上がり動作全体を通して，円滑性に欠けると同時に手のつく位置を修正するなど，不必要な動作が混在している．

IV. 不全四肢麻痺の動作　151

表2　起き上がり（誘導動作：肘と手を床についてから）

症例 A	頸部	上肢・肩甲帯	体幹上部，下部（骨盤帯）	下肢
1相→2相 背臥位→側臥位	中間位	右肩屈曲，水平内転位，肘屈曲位 右手掌の接床位 左肩屈曲，内旋位，前腕回内位	安定的な側臥位	右股屈曲・膝屈曲位 左股屈曲・膝屈曲位
2相→3相 起き上がり準備期	中間位，右側屈開始 （体幹とともに回旋したため回旋は中間位）	右肩屈曲・水平屈曲減少（伸展，水平伸展開始） 右肩甲帯前方突出減少，右手の離床 左肩屈曲，内旋位，前腕回内位	上部・下部の右方回旋開始 半背臥位の出現	右股屈曲・膝屈曲位（接床位，左下肢の後方へ） 左股屈曲位・膝屈曲位 ①
3相→4相 起き上がり初期1	屈曲・右側屈位 左右回旋出現 ②	右肩屈曲・水平屈曲位，肩甲帯前方突出増加 右肘屈曲減少（肘伸展開始） 左わずかに離床開始，肩屈曲位・肘屈曲開始	上部・下部ともに右方回旋の増加 半背臥位 上部の起き上がり開始	右股屈曲・膝屈曲位（下肢全体離床開始） 左股屈曲位・膝屈曲位（下肢全体離床開始） ①
4相→5相 起き上がり初期2	屈曲位・右側屈位・右方回旋開始 （屈曲，右側屈は体幹に固定され体幹の起き上がりに伴うように頸部の屈曲，右側屈が固定されている）	右肩屈曲増加・水平屈曲位，肩甲帯前方突出増加 右肘離床増加 左肩外転・内旋位，肘屈曲増加，前腕回内位 （体幹が起き上がったため，それに伴って肩の外転が出現） 左肘から前腕にかけて体重支持の開始	わずかな右方回旋の増加 半背臥位 上部の起き上がり増加 （左体側上部離床開始） ③	右下肢離床増加，左下肢離床増加 右股屈曲・膝屈曲位 左股屈曲位・内転開始，膝屈曲位 ③
5相→6相 起き上がり中期1	屈曲位・右側屈位・右方回旋開始 （体幹の起き上がりに伴うように頸部の屈曲，右側屈が固定されている）	右肩屈曲・水平屈曲増加，肩甲帯前方突出位 右肘屈曲減少（肘伸展増加） 左肩屈曲・内旋位，肘屈曲増加，前腕回内出現④ 左肘から前腕にかけて体重支持の増加	上部の前屈開始・左方回旋増加 下部の左方回旋開始 （左体側部離床増加）	両下肢が接床開始 右股屈曲位，内旋出現，膝屈曲位 左股屈曲位・外旋出現，膝屈曲位 （体幹下部の左方回旋以上に，両下肢の回旋が大きいために右内旋，左外旋が出現する）
6相→7相 起き上がり中期2	屈曲位・右側屈位 右方回旋位 （体幹上部左方回旋のために右方回旋出現）	わずかに右肩屈曲・水平屈曲位，肩甲帯前方突出位 右肘屈曲減少，手指接床開始 左肩屈曲・内旋位，肘屈曲位，前腕回内位 左肘から前腕にかけて体重支持の増加	上部の前屈増加 下部の左方回旋増加	右股屈曲・内転位，内旋位，膝屈曲位 左股大きな屈曲増加・外旋位，膝屈曲増加
7相→8相 起き上がり終期1	屈曲位・右側屈位 左方回旋減少 （体幹上部前屈と左方回旋のためわずかに右方回旋が出現）	右肩屈曲・水平屈曲増加，肩甲帯前方突出増加 右肘屈曲位 右手掌接床開始，位置を前方移動し体重支持の開始 左肩屈曲位・内旋位，肘屈曲位，前腕回内位	わずかに上部左方回旋増加	右股屈曲・内転位，内旋位，膝屈曲位 左股屈曲・外旋位，膝屈曲位
8相→9相 起き上がり終期2	屈曲位・右側屈増加 左方回旋減少し中間位出現 （体幹上部が左方回旋のため右方回旋が出現して中間位）	右肩屈曲・水平屈曲，肩甲帯前方突出増加 右肘伸展開始，右手掌で体重支持の増加 左肩屈曲減少・内転増加 左肘屈曲位，肘離床，左手掌で体重支持開始	上部の左方回旋増加	右股屈曲・内転位，内旋位，膝屈曲増加 左股屈曲・外旋位，膝屈曲位
9相→10相 起き上がり完了	屈曲位・右側屈位	右肩屈曲・水平屈曲位，肩甲帯前方突出位 右肘伸展位，右手掌を体側に近づけて体重支持位 左肩外転出現（⑤） 左肘伸展位，左手掌で体重支持増加	上部下部が後方垂直方向へ伸展 右側屈出現 横座りの出現	右股屈曲・内転増加，内旋位，膝屈曲増加 左股屈曲・外旋位，膝屈曲位 （膝の屈曲，体幹の垂直位が少ないため体幹下部の安定性に欠ける）

（開始：動きの開始，増加：動きが大きくなる，減少：動きが少なくなる，または反対の動きが出る，位：同じ位置，出現：結果的な肢位，中間：内外旋 0°の位置）
①体幹下部の右方回旋に伴って下肢が一体となって回旋したため，左右の下肢の回旋は中間位出現
②体幹上部が右方回旋したが，頸部の回旋は前相のままであり，結果的にわずかな左方回旋が出現
③下肢は体幹上部の起き上がりの重量バランスの均衡をはかるため挙上開始，左体幹下部は起き上がりの回転軸として作用
④体幹が前屈・左方回旋したため，それに伴って肩の外転が水平屈曲，その後屈曲が出現
⑤体幹が後方垂直方向へ起き上がったため，肩外転出現

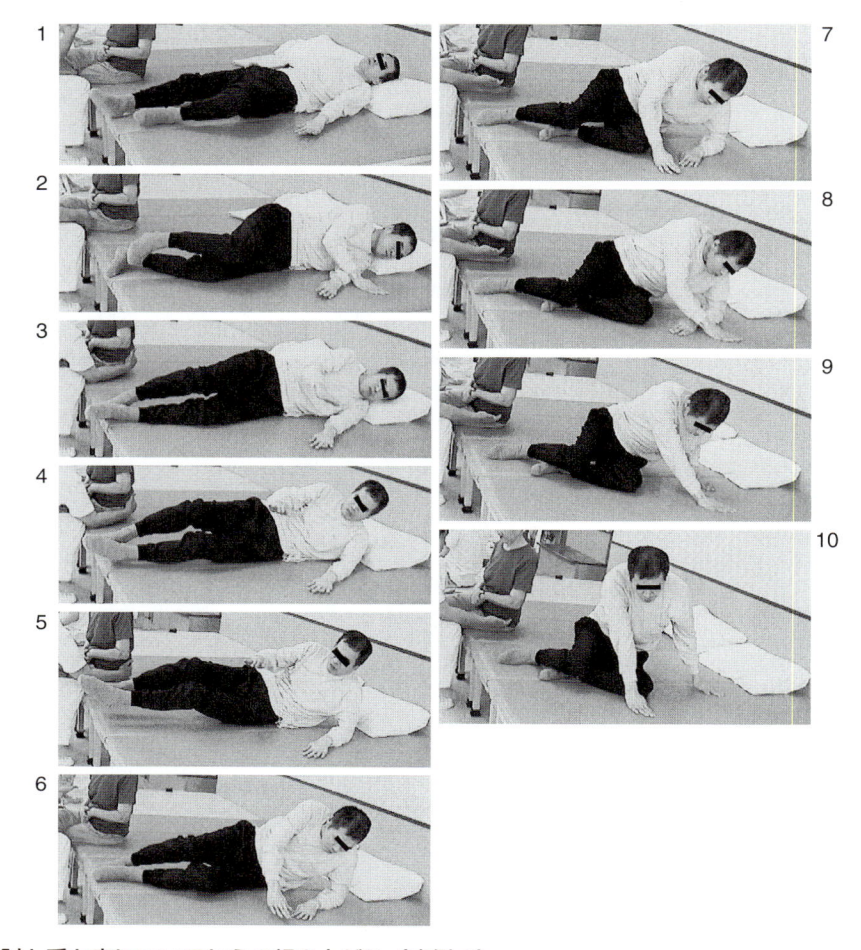

図3　肘と手を床についてからの起き上がり（症例A）
　　（左上から1相，2相，3相，4相，5相，6相，7相，8相，9相，10相）
健常者は上肢筋力のみで起き上がれるが，不全四肢麻痺患者では腹筋を使用したり，手のつく位置を数回修正している．動作の円滑性に欠け，複雑で遅い動作を認める．

3　端座位からの立ち上がり

　立ち上がり動作の誘導動作は，膝の後面を台に押しつける，上肢の振り上げ，手を座面につく，下肢の振り下げ，手で膝を押す（登はん性起立），手すりの利用などがある．

　膝の後面を台に押しつける動作では，バランスを確保するために座面につけた両手が座面を押して離れる際，2症例ともに誘導動作が出現している．症例Aの痙性麻痺の特徴（表3，図4）では，体幹を前倒位にして重心を前方に移動させ，股関節の固定と膝関節の伸展，さらに上肢の力を補助的に加えることで殿部を離床させている（2～4相）．膝関節の伸展と殿部の挙上が進展し，膝の後面が台に接触して膝後面の押しつけを開始するが，前倒位（股屈曲位）の変化は少ない（3，4相）．その後，前後方向の立位バランスに注意しながら前倒位を減少（体幹を垂直位に戻す）させて体幹を起こして立ち上がっている．しかし，動作はぎこちなく，円滑性に欠けている（4，5相）．症例Bの弛緩性麻痺の特徴（図5）では，体幹の前倒が少ないために重心の前方移動も少なくなっている．上

IV. 不全四肢麻痺の動作　153

表3　立ち上がり（誘導動作：膝後面を台に押しつける）

症例A	頸部	上肢・肩甲帯	体幹上部, 下部（骨盤帯）	下肢
1相→2相 端座位→立ち上がり開始	わずかに屈曲開始	両肩甲帯下制開始 両肩屈曲出現, 肘伸展開始（①） 両手背屈位, 手掌接地 両手指を伸展して指で体重の負荷と座面を押す	前倒・前屈開始 （前方へ重心が移動する） 殿部の離床	両股・膝屈曲開始, 増加 両膝が前方移動 足背屈開始
2相→3相 立ち上がり中期1	屈曲位	両肩甲帯下制増加, 両肩屈曲位, 肘伸展位 両手を広げて指伸展して指で座面を押す	前倒・前屈位 殿部の離床増加	両股屈曲位 両膝屈曲減少 （両膝伸展開始） 両膝後方移動 （膝の後面が台につく） 両足背屈減少
3相→4相 立ち上がり中期2	屈曲位	両肩甲帯下制増加 両肩わずかに屈曲位 両肘伸展位 手指が座面から離床	わずかに前倒・前屈減少 （体幹を垂直方向へ戻す）	両股・膝屈曲減少 （両股伸展開始・膝伸展増加） 両膝屈曲位 両膝後面を台に押しつけ出現
4相→5相 立ち上がり終期	屈曲減少	両上肢下垂位 両肩わずかに外転してバランスを保つ 両肘わずかに屈曲位	前倒, 前屈減少 （体幹を垂直方向へ戻す）	両股・膝屈曲減少 （両股・膝伸展増加） 両膝後面を台に押しつける
5相→6相 立ち上がり完了（②）	屈曲減少	両上肢下垂位 両肘わずかに屈曲位	前倒減少 股・膝伸展に伴って体幹の垂直位出現	両股伸展位 両膝屈曲減少（わずかに屈曲位で立位保持）

（開始：動きの開始, 増加：動きが大きくなる, 減少：動きが少なくなる, または反対の動きが出る, 位：同じ位置, 出現：結果的な肢位）
①体幹が前倒した結果, 肩の屈曲が出現
②両膝後面を台に押しつけてバランスを保つ.

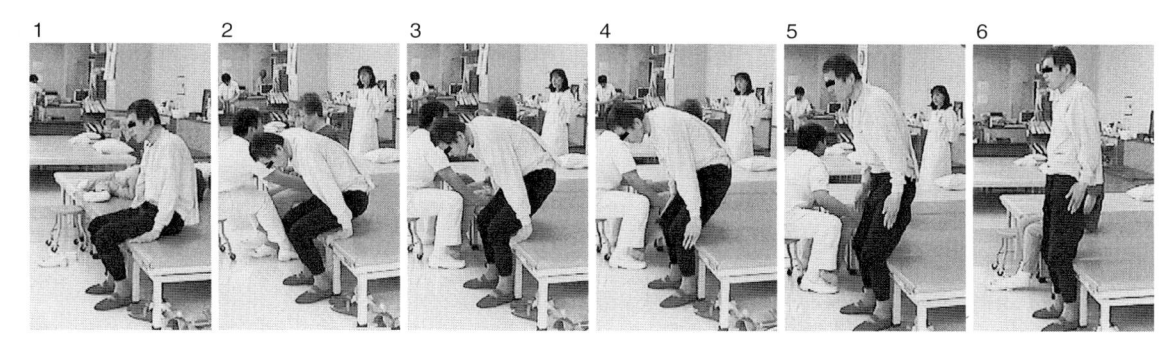

図4　痙性麻痺の立ち上がり（症例A）（左から1相, 2相, 3相, 4相, 5相, 6相）
台に押しつけた膝の後面を軸にして, てこの原理を利用して立ち上がる. 痙性麻痺ではバランスを保ちつつ立ち上がっている.

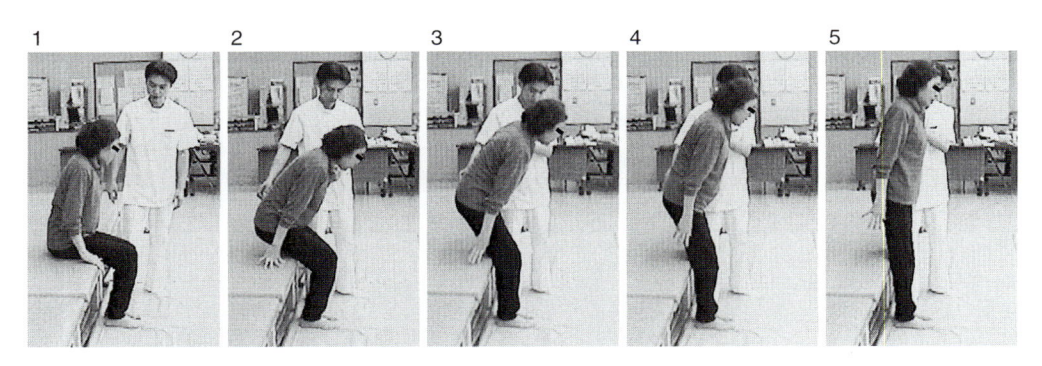

図5 弛緩性麻痺の立ち上がり（症例B）（左から1相, 2相, 3相, 4相, 5相）
台に押しつけた膝の後面を軸にして，てこの原理を利用して立ち上がる．この方法により弛緩性麻痺で下肢筋力低下が存在しても立ち上がりは可能である．

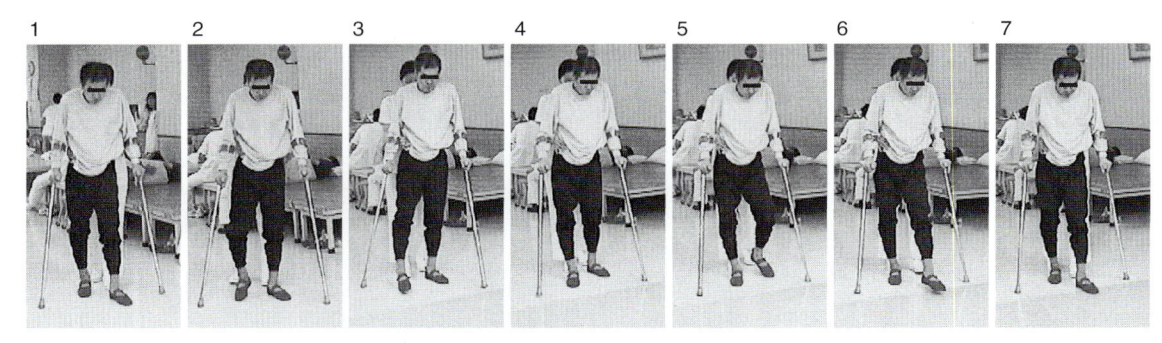

図6 痙性麻痺歩行（症例A）（左側から歩行開始）
歩行周期で円滑性の欠如

肢の力を補助的に加えることで殿部を離床させ，主に膝関節が伸展することで膝の後面を台に接触させて膝後面の押しつけが開始する．押しつけた膝後面部を回転の軸としたてこの原理や膝周囲筋のリバースアクションを利用して下肢筋力の低下を補い，体幹の前倒を減少（股・膝関節を伸展）させることで体幹を垂直位に起こしてゆっくりと立ち上がる．

立ち上がったあと，症例Aでは平衡機能などが不十分なために膝関節を屈曲させ，かつ膝の後面を台に押しつけることで平衡機能を補完している（**図4：6相**）．症例Bでは，膝関節完全伸展位で膝の後面を台に押しつけ，体幹はわずかに前倒（股関節屈曲）位にして重心を膝の前方に移動することで膝折れを防止するなど，立位保持に必要な下肢筋力の低下を代償した注意深い立位保持をして

いる（**図5：5相**）．

4 歩行

歩行では，足部にP-AFOなどの装具を装着し，T字杖, Lofstrand（ロフストランド）杖などを使用していることが多い．

痙性麻痺の歩行の特徴は，上肢における交互の振りの減少，立脚期で両下肢が交差するはさみ足（交差性）歩行，遊脚期での足関節の内反，分回しなどがある．症例Aでは，**図6**から痙性歩行の特徴のほかに足の位置や状態を視覚的に確認するための頸部屈曲位，杖はワイドベース（両脚を広く開くことで支持基底面の幅を広げること），体幹前屈位，立脚期では立脚側へ体幹が側屈し骨盤が立脚側へ水平移動，二重膝作用の欠如，十分な踏み

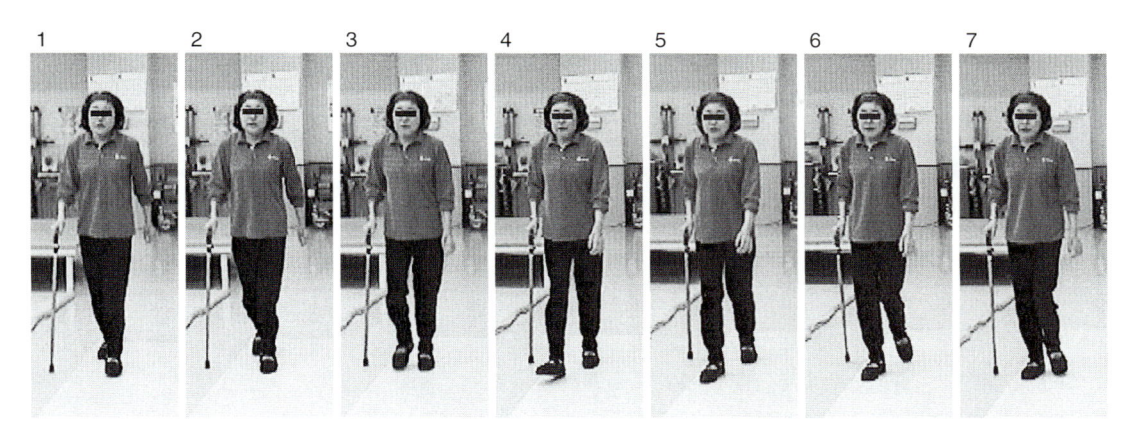

図7 弛緩性麻痺歩行（症例B）（左側から歩行開始）
つま先離れに加速性の欠如と下垂足の傾向

切りや踵接地の欠如などが認められる．弛緩性麻痺の歩行の特徴では，立脚期に動揺性歩行〔両側のTrendelenburg（トレンデレンブルグ）歩行〕，反張膝，ワイドベース，遊脚期での下垂足などがある．症例Bでは，図7から弛緩性歩行の特徴のほかに左上肢が下垂状態の振り子状態，立脚期短縮，股関節内転・内旋，踵接地時に二重膝作用が働かないための体幹への衝撃などが認められる．

● 引用文献

1) 後藤 稠：最新医学大辞典. pp.110, 1253, 医歯薬出版, 1988.

Ⅴ 下肢荷重関節の障害と動作

■学習目標
- 本項で取り上げた荷重関節障害の異常動作を列挙できる．
- 一関節が障害されたときの各荷重関節の代償運動を分析できる．
- 姿勢の変化による各関節の負荷を分析できる．
- 歩行分析を的確に行うことができる．

　動作分析は理学療法士の手と目で行われる評価の1つであり，経験により分析力は身についていく．そして動作を分析することにより，治療の方針や患者の症状に起因する問題点は明確になる．特に荷重関節では，下肢関節の荷重連鎖が働くため，骨格の形，あるいは筋の走行，筋力が動作に影響する．また荷重位では，身体の重心位置と支持面上に接している足圧中心との位置関係から，身体動作の不均衡や効率性を力学的視点で評価，治療できる．荷重関節では，姿勢の異常や関節へのストレスによって構築的な障害が生まれ，再発や二次的障害へと病態は進行していくことが多い．その病態による損傷や，他の部位での補償により多種多様な姿勢をとることになる．

　本稿では荷重関節の影響を受けている脊柱，骨盤の動きについて解説し，荷重関節である股関節・膝関節・足について臨床で多く見受けられる障害と，その動作の特徴，また評価のポイントについて述べていく．

A 脊柱の弯曲形成とその変性

　ヒトは胎生期に母親の子宮の中でうずくまるように背中を丸めた姿勢をとっている．脊柱が，成人のようにS字カーブを示していることはない．誕生してから単純な原始反射に基づき成長し，抗重力位を経験し，頸部の伸展から頸椎の前弯が獲得され，座位姿勢をとり脊柱は伸展して，腰椎の前弯が現れる．成人期になると脊柱の生理的弯曲は固定し，個人間で差はみられるにしてもある程度正常な範囲で立位をとるようになる．これがいわゆる望ましい立位姿勢で，矢状面から見ると重心線が外耳孔，肩峰，大転子，膝関節前面，外果の前部を通過する（**図1中央**）．安定した立位姿勢の足圧中心と比較し，矢状面で身体重心（足圧中心）がより前に位置していると，下肢後面の筋群は活性化を要求される（**図1右**）．逆に身体重心がより後方に位置すると下肢前面の筋群に活動性が要求される（**図1左**）．このようにして地上で生活している人間は，重力の影響を受け，各関節・脊椎に荷重が加わり，筋の活動性の変化と骨形態の変化により姿勢は変化していく．この脊柱の弯曲の変化は，腰椎，仙骨を介して接合する骨盤の前後傾，側方傾斜に影響し股関節・膝関節にも波及していく．

1 矢状面での弯曲異常

　腰椎の変性後弯は脊椎支持組織の加齢変化に伴い，腰椎の前弯が消失した結果である．すなわち加齢による腰椎前弯の減少により胸椎の後弯が増強し，骨盤前傾の減少がみられる．さらに股関節

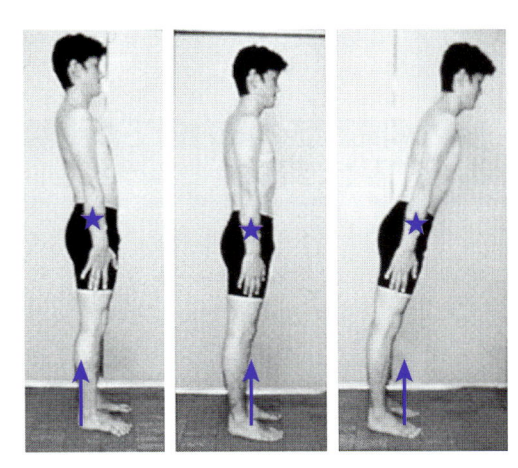

図1 身体重心と足圧中心の関係
星印：身体重心，矢印：足圧中心（床反力ベクトル）

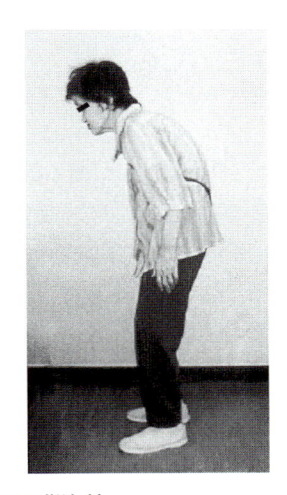

図2 老人の円背姿勢
腰椎・胸椎は後弯し骨盤は後傾位になる．姿勢を維持するために膝関節の屈曲・足関節の背屈で補償している．

は相対的に伸展となり，膝関節は屈曲し，足関節は背屈するというように，荷重位では下肢関節間がリンクして補償し合い，いわゆる高齢者の円背姿勢がつくられてくる（図2）．

2 前額面での弯曲異常

前額面では側弯症や脚長差，肩関節障害などが立位姿勢に影響を及ぼすことが多い．特に前額面での障害から変形や異常姿勢が生じている場合は，

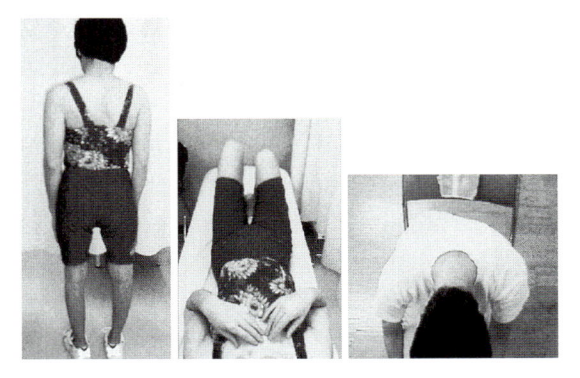

図3 脚長差による側弯
右脚短縮による右凸の側弯と凸側後方回旋肋骨隆起

水平面上での動きも影響されていることが多い．つまり身体の側方（左右）への動きの制限や過剰は，水平面で身体の回旋で補償していることが多いからである．たとえば側弯症には肋骨隆起や骨盤の回旋が伴う（図3）．図3は，変形性股関節症例の脚長差に，著明な側弯を伴った例である．さらに股関節の障害により脚長差がある場合には，骨盤の回旋の多くは，短縮側の骨盤が前方に回旋してくる．肩関節障害でも，障害側が挙上していたり，下制している場合には，脊柱に影響を及ぼし，側弯や頸椎，腰椎の回旋に波及する障害がおこることがある．したがって，肩関節は荷重関節ではないが，肩関節の障害が立位荷重位での姿勢に影響を与えることも多い．

3 分析のポイント

①骨盤の前後傾を触診・視診で評価する．骨盤の前後傾は左右の上前腸骨棘と上後腸骨棘の高さを評価し，仙骨と第5腰椎との角度（腰仙角）を評価する．また前額面で骨盤の高さに違いがあるようにみえる場合でも，実際には下肢長の影響ではなく，左右の腸骨の傾きの違いが原因となることもあり，それによって腰背部の筋緊張に不均衡が生じることがある．十分に観察すべきである．

②骨盤に起始，停止している筋（特に二関節筋）

の伸張性を評価する．腸骨についている筋や坐骨についている筋の柔軟性により骨盤の傾斜は変化する．たとえばハムストリングスが短縮すれば骨盤は坐骨が引っ張られ後傾方向に傾こうとし，大腿直筋が短縮すると骨盤は前傾方向に引っ張られることになる．この骨盤位の変化に膝関節や腰椎部が対応するためさらに大きな姿勢変化がおこってくる．したがって，二関節筋の伸張性の評価は重要となってくる．

③腹筋・背筋筋力の相対的なバランスと胸椎の可動性は重要な評価項目となる．腹筋背筋の評価は単に背臥位や腹臥位で評価するのではなく，座位や立位で外力に対抗して姿勢が維持できるか，また骨盤を可動させることができるかを評価する．さらに胸椎の伸展可動性は十分か，骨盤の前後傾に対し連動して可動するかを評価する必要がある．

B 股関節の障害と動作

　変形性股関節症は，理学療法士が臨床で扱う股関節疾患のなかで，保存療法，術後治療ともに大腿骨頸部骨折とならんで多くみられる疾患である．変形性股関節症は，出生時の脱臼や臼蓋形成不全の二次的障害として股関節が変形して発症する成人疾患である．股関節の変形は，骨盤・脊柱・膝関節などの隣接関節にも影響を与え，特徴的な姿勢異常を呈することが多い．その変形には，荷重による力学的因子や構築上の問題が影響していることが多く，動作分析を行う症例としては非常に勉強になる疾患である．

　変形性股関節症に対し，整形外科では人工関節置換術や骨切り術が行われる．理学療法には，人工関節にはどのようなタイプの物が挿入されているか，どのような骨切り術が行われたかは医学的情報としては重要である．しかしながら，動作分析や運動療法を進めるにあたっては，手術別に異なった解釈をするのではなく，以下に示すような身体の症状を評価分析して治療していくほうが，症状の改善，姿勢・動作の改善が得られやすい．

1 股関節周囲筋の筋力低下が姿勢・歩行に及ぼす影響

　股関節疾患では手術による影響や，大腿骨と骨盤の構築的要素により，股関節外転筋力が低下していることはよくみられる．臨床上の評価は，徒手筋力テスト（manual muscle test; MMT）での股関節外転の抗重力肢位での検査がよく用いられる．いわゆる側臥位での足の横上げ運動である．しかし，このような運動は筋力の目安として用いているにすぎず，外転筋の筋力低下は，日常生活動作（activities of daily living; ADL）のなかでも歩行時に最も影響する．外転筋力が低下するとTrendelenburg（トレンデレンブルグ）歩行になるというのが従来からの普遍的な定説となっている感がある．しかし，実際には股関節外転筋の筋力が低下した場合，立脚側での外側支持が不十分になるため，体幹を立脚側に側屈し筋活動が少なくて済む姿勢をとるのが無意識下での効率のよい方法である．この姿勢がDuchenne（デュシェンヌ）肢位である．このように，体幹を立脚側に傾けて歩行する跛行をDuchenne歩行という（図4）．

　変形性股関節症では，先天性股関節脱臼により幼少時から手術を数回繰り返している症例や，全身性関節弛緩を有する症例などがみられ，単に外転筋のみの筋力低下ではなく，大殿筋などの伸展筋や深部回旋筋も筋力低下をおこしていることはよくみられる．また，股関節の運動に際し骨盤の固定性が得られにくく，そのため股関節の筋力が発揮しにくい症例が多い．したがって，代償動作も強く現れ正確な筋収縮ができない症例もみられる．

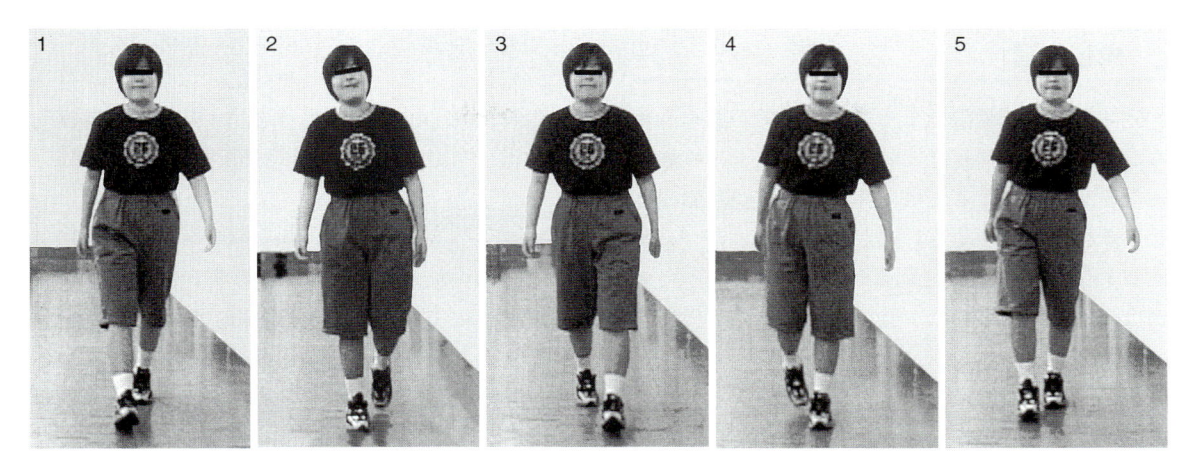

図 4　Duchenne 歩行症例
1. 右踵接地，2. 右立脚中期，3. 右踵離地，4. 左立脚中期，5. 左踵離地
両側股関節術後左側により強く Duchenne 歩行を認める．左立脚中期で体幹の左側屈がみられ，右にも体幹の側屈がみられる．

2　股関節の可動域制限が姿勢・歩行に及ぼす影響

a．屈曲拘縮（伸展可動域制限）

屈曲拘縮は，変形性股関節症の進行期から末期の症例や人工股関節全置換術後の症例の多くにみられる．矢状面上，股関節が屈曲位での立位姿勢では，直立位を保持するために骨盤は前傾位になり，腰椎はそれに伴って前弯する（図5）．歩行時には，推進期に股関節の伸展可動域が不十分なために，水平面上で立脚側骨盤の後方回旋が過剰におこる．両側の股関節の伸展可動域が制限されていると，歩行は骨盤の回旋を使い推進力を発生させた歩行になる（図6）．

b．回旋制限

内旋制限は変形性股関節症の末期や，股関節術後の外旋拘縮などに多くみられる．歩行時に股関節の内旋がみられなくなるため，歩行周期では立脚後期から遊脚前期の股関節の伸展・内旋可動域が必要とされるときに，内旋制限のため骨盤の水平面での後方回旋が過剰におこる．立位姿勢は，股関節外旋位のほうの骨盤は前方回旋し，下制し

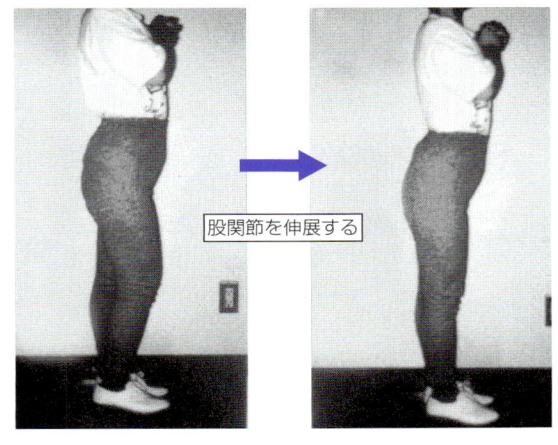

図 5　股関節屈曲拘縮（伸展可動域制限）
股関節を伸展すると骨盤の前傾，腰椎の前弯が増強する．

ていることが多い．また膝蓋骨は外方を向き，足位は外転位である．

逆に外旋制限は，立脚初期から股関節の外旋が必要とされる時期に，股関節が内旋位で荷重するため骨盤の前方回旋が大きくなり，それとともに立脚中期までに膝関節の外反や足部の外転，回内も伴うことが多い．いわゆる X 脚や K 脚となる（図7）．

c. 内転制限

股関節の内転制限つまり外転位拘縮が認められる症例では，片脚起立で骨盤を下肢軸上に移動することが困難になるため，体幹を立脚側に側屈させ平衡を保とうとする状態がおこりやすい（いわゆる Duchenne 肢位である）．またこのような症例は，制限されている下肢の脚が長いように感じ

ていることが多く，骨盤が下制し股関節が相対的に外転になっていることが見受けられる．歩行は外転歩行や Duchenne 歩行を呈する．一見外転筋力の低下した状態での歩行と類似している（図 7）．

d. 外転制限

前述の内転制限の反対で，片脚起立では，骨盤は支持足に過剰に移動し，股関節は内転位となり，いわゆる Trendelenburg 徴候の肢位となりやすい（図 8）．これは変形性股関節症の末期にみられやすい．このように，Trendelenburg 肢位や Duchenne 肢位は股関節の筋力が低下しておこるだけではなく，股関節の内外転可動域制限により身体重心位置を下肢軸状に移動できないための強制された結果によっておこる場合もある．

e. 屈曲制限

片側の変形性股関節症の場合，股関節の屈曲可動域が制限されると，歩行時には骨盤の後傾前傾で代償して股関節の可動域制限を補償する．骨盤の後傾で屈曲を代償するということは，反対側の股関節は伸展される（図 9）．また股関節の屈曲を

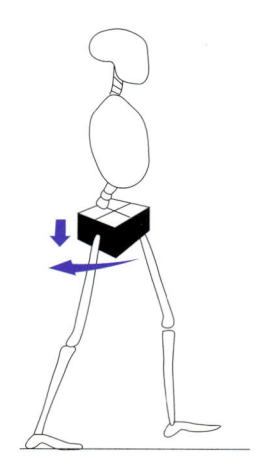

図 6　骨盤の回旋
股関節伸展制限に対し立脚後期・推進期に骨盤の沈下に伴う後方回旋がみられる．
〔文献 1 より〕

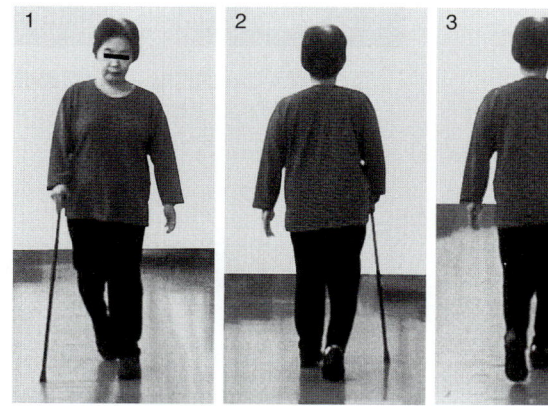

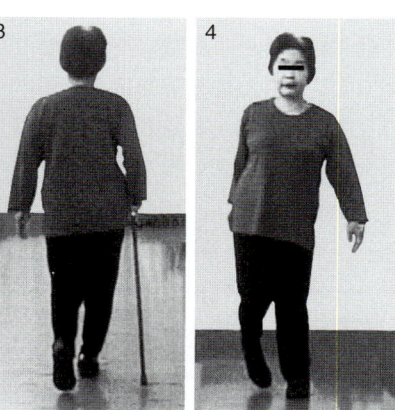

図 7　左股関節人工関節置換術後症例
1. 股関節外転位の歩行：左患側，立脚中期，2. 股関節外転位の歩行：左患側，立脚中期，3. 右立脚中期，
4. 左患側の立脚：股関節外転位，体幹は患側へ側屈
左股関節内転制限あり，左立脚期に股関節の内旋と膝外反（K 脚）を伴う体幹は Duchenne 肢位となり立脚患側へ側屈する．

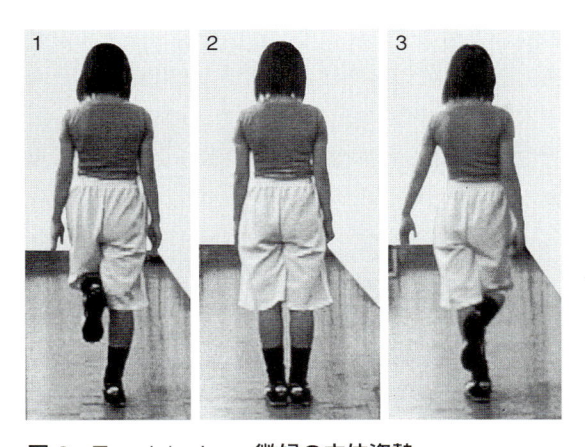

図8 Trendelenburg 徴候の立位姿勢
1. 健側の片脚立位：正中位を保持，2. 両脚立位，3. 患側の片脚立位：左片脚で右骨盤の沈下

代償するのに，ハムストリングスと足関節底屈筋の活動により，膝関節の屈曲を誘導し股関節を屈曲させる（図10）．

f. 分析のポイント

①股関節の可動域評価は骨盤の代償によってごまかされやすい．屈曲伸展は背臥位や腹臥位で測定するのみでなく，側臥位で骨盤の前後傾を確認しながら，実際に股関節では何度可動しているかを正確に評価する必要がある．また外転内転は両上前腸骨棘を軸に股関節の動きを評価する．座位で計測する内外旋角度は，股関節周囲筋特に殿筋の萎縮や骨盤の傾斜により，内外旋0°が正確でない場合がみられるため，その点考慮する必要がある．回旋の評価は，大転子を触診し内外旋の確認をする必要がある．

②一般に，股関節疾患の跛行は外転筋力の低下でおこっているといわれるが，MMTでは筋力良好でも跛行がみられる場合がある．これは股関節の可動域制限や身体アライメントの異常によっても，筋力低下と同様な歩容を呈することがあるためである．図11のようにDuchenne肢位は同一でも，外転筋力が低下している場合，内転筋が短縮している場合，大腿筋膜張筋が短縮している場合と原因はさまざまである．したがっ

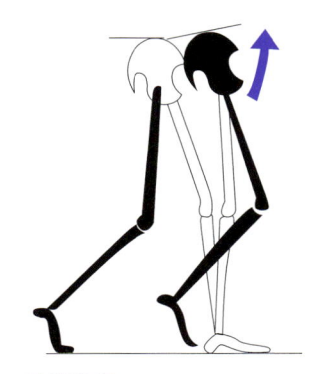

図9 骨盤後傾
骨盤の後傾により股関節の屈曲を代償し遊脚する．反対側の股関節は過伸展される．
〔文献1より〕

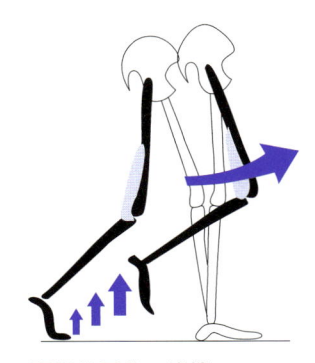

図10 股関節屈曲の代償
ハムストリングスと足関節底屈筋の活動により膝の過剰な屈曲がおこり股関節の屈曲を代償している．
〔文献1より〕

て，筋力の評価は代償動作を見抜き，正確な評価技術を習得しておくことが必要である．そして股関節可動域，脊柱・骨盤位の評価も重要である．

3 脚長差が姿勢に及ぼす影響

脚長差がみられると骨盤の前額面での高さに違いが現れ，それを代償するために脊柱の側屈がみられたり，長い下肢側の膝関節を屈曲して代償したり，短縮側の足関節を底屈位で代償したりすることがある．そのため変形性膝関節症を合併し，膝関節の伸展制限や足関節の背屈制限を生じる場合もある．脚長差による歩行は，立脚側で骨盤，体

幹が沈みこむようにみられる硬性墜落歩行といわれる跛行になりやすい（図12）．

a. 分析のポイント

下肢長の評価は，主に上前腸骨棘と内果との距離を計測する棘果間距離（spina malleolar distance；SMD）を採用することが多い．臨床ではSMDには差がみられないが，立位で見かけ上の脚長差がみられる場合がある．これは前額面上で左右の骨盤の高さが異なっている場合や，股関節が外転位になっている場合で，腰椎部なども変形していることがある．また実際には脚長差がないのに，SMDを計測すると差を生じる場合もある．これは前述したように，片側腸骨の前後傾の違いが仙腸関節の動きでおこり，片側の上前腸骨棘が上下するためである．この場合は腰仙部での変化はみられない．脚長の評価は単にSMDのみの実測でなく，骨盤の前額面，矢状面の触診と視診での評価も重要である．

4 股関節可動域がADLに及ぼす影響

股関節の可動域制限が日常生活動作に最も影響を及ぼしているのは，更衣動作の靴下着脱と，整容動作の足の爪切りである．この2動作は股関節の可動域，特に屈曲・外旋・外転の角度が制限されたときに，体幹の屈曲や骨盤の後傾を使い，足部までのリーチを獲得して動作を行っている．股関節の可動域のみでなく，体幹の屈曲可動域，柔軟性も重要な要素である．変形性股関節症例のさまざまな靴下着脱動作の方法を図13に示す．

C 膝関節の障害と動作

膝関節疾患の理学療法評価は，疼痛や関節可動域，筋力検査などがあげられるが，臨床上それらの検査，治療のみでは日常生活動作，歩行能力の向上などの運動機能は改善されにくいことが多い．

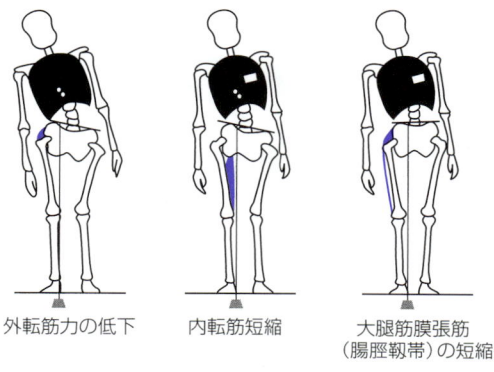

図11 体幹の患側への側屈（Duchenne肢位）
〔文献1より〕

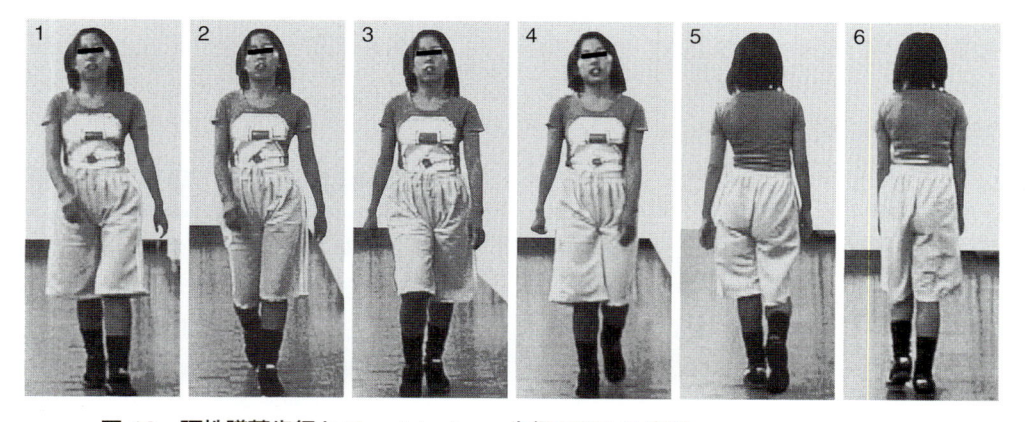

外転筋力の低下　内転筋短縮　大腿筋膜張筋（腸脛靱帯）の短縮

図12 硬性墜落歩行とTrendelenburg歩行を認める症例
1. 左踵接地，2. 左立脚中期，3. 左踵離地，4. 右立脚中期，5. 左立脚中期，6. 右立脚中期
左股関節術後著明な筋力低下と脚短縮（2cm）を認める．左立脚中期に右側骨盤の沈下を認める．

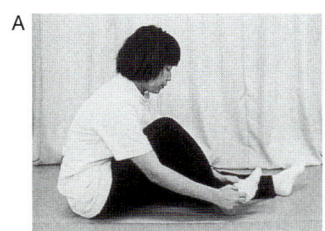

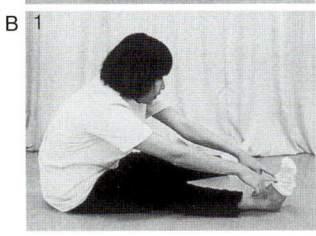

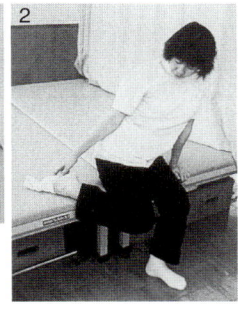

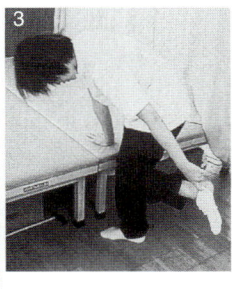

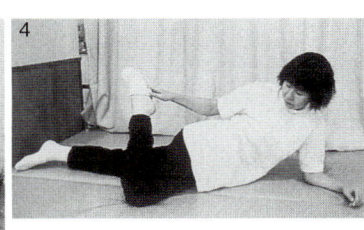

図 13　靴下着脱動作
A：股関節屈曲可動域が十分獲得されている場合
B：股関節可動域制限 1. 体幹の屈曲を利用している，2. 股関節内旋可動域を利用している，3. 股関節屈曲可動域を使わない．

膝関節自体の機能のみならず，他の近隣関節に与える影響を考慮するとともに，疾患ごとの動作の特徴をとらえ，評価，治療に結びつけることが必要である．

1　変形性膝関節症（内側型）

a．歩行分析

歩行分析を行ううえで前額面，矢状面，水平面の3平面からの分析が必要となるが，変形性膝関節症患者の歩行は正常歩行と比べ特に前額面での変化が著しい．変形性膝関節症は疼痛，関節変形，可動域制限，跛行などの症状を有するという特徴がある．特に疼痛は症状の進行に伴い出現頻度も高くなる．

1）前額面

変形性膝関節症内側型の関節変形は，大腿脛骨関節の内側面に荷重が集中している O 脚変形が臨床上多くみられる（図14）．

O 脚変形は内反膝とも呼ばれ，大腿骨軸と下腿

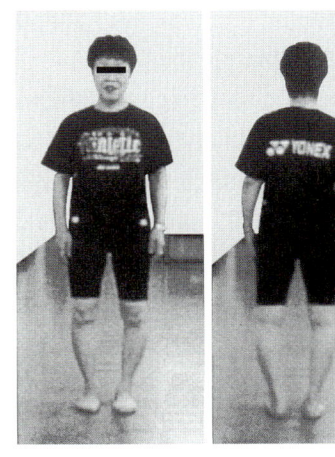

図 14　変形性膝関節症（内側型）
O 脚

骨軸のなす角〔大腿脛骨角（femorotibial angle；FTA）〕が増大し，膝の中心が外側に変位している状態を表す．生理学的に FTA は 170° 前後であるが，内反膝では 180° 以上になることもある．変形性膝関節症内側型では X 線写真上で計測される FTA が増大しているケースが多く，FTA が増大している側では外側への thrust 現象が観察される

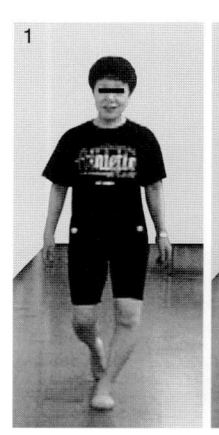

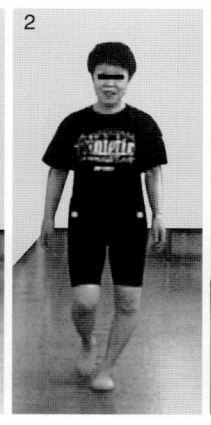

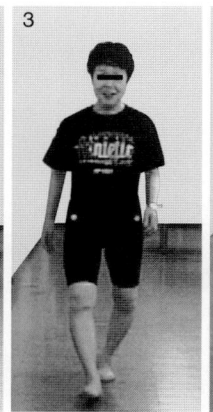

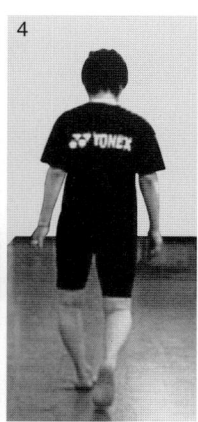

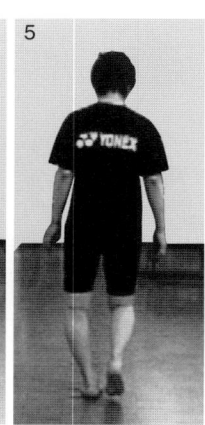

図15　変形性膝関節症（内側型）の歩行
1. 左足底接地，2. 左立脚中期，3. 左踵離地
歩行時のthrust現象．4から5で左膝の内反膝の増加がみられる．

（図15）．このthrust現象とは，歩行周期の立脚初期から中期に膝関節が急激に外側に動揺する現象で，膝関節では内反-内旋の動きを示す．thrust現象は両側性にみられることも多いが，左右どちらかの動揺性が大きく，大きい側の大腿脛骨関節内側面の損傷が予想される．

また，このような症例では，脛骨内捻（大腿骨に対して脛骨が内方にねじれている），足位toe-in（踵に対してつま先が内向きになっている状態）などが特徴的にみられる．膝関節内旋-内反の動きは，膝伸展時にみられる大腿骨に対する脛骨の外旋を障害し，歩行時の膝伸展位での荷重を妨げる．歩行は立位や片脚立位と少なからず関連性があるので，歩行分析をするうえで静的アライメントを評価することが必要になってくる．

変形性膝関節症患者の歩行は正常歩行の立脚期で通常みられる骨盤の側方移動は少なく，むしろ体幹を側屈させるような歩行（Duchenne跛行）を伴う場合がある．

2）矢状面

矢状面での観察では，脊柱胸腰部後弯，骨盤後傾位，膝関節屈曲位を示すパターンが多い．脊柱のアライメントは上半身と下半身を分けて観察する．上半身は下半身に比べ後方に位置し，膝関節伸展筋の過剰な収縮と頸部前屈筋により立位姿勢を保とうとする．このような症例では膝関節伸展制限が多くみられ，また，歩行では立脚期での膝関節の衝撃吸収作用は破綻し，特に立脚初期での衝撃は増大しその多くは痛みを伴う．膝関節屈曲拘縮による伸展制限を有する場合は，膝伸展機構は障害されるため十分な荷重が行われず，脚長差のある歩行形態や立脚時間が左右非対称になる．

3）水平面

水平面上では股関節，膝関節の回旋はアンバランス，骨盤や胸椎の回旋と上肢の手の振りは少ない．下肢の回旋では股関節の外旋，膝関節の内旋が増大している．体幹の回旋は，胸椎の回旋よりも骨盤の回旋が多くみられるが，全体として回旋は少なく前方への推進力が少ない歩行である．

4）分析のポイント

①歩行立脚期に逃避せず，荷重がかかっているかをみる．またthrust現象などの動揺性がみられていないか（膝蓋骨の向きの確認）や，膝関節疼痛出現の時期はどこかを評価する．

②荷重時に膝関節の上方に股関節，体幹が位置しているか，膝関節と他の関節との位置関係を評価する．

③股関節周囲筋筋力，体幹機能（胸椎回旋，腰椎屈曲，伸展可動域と筋収縮）など隣接関節に関しても評価する．

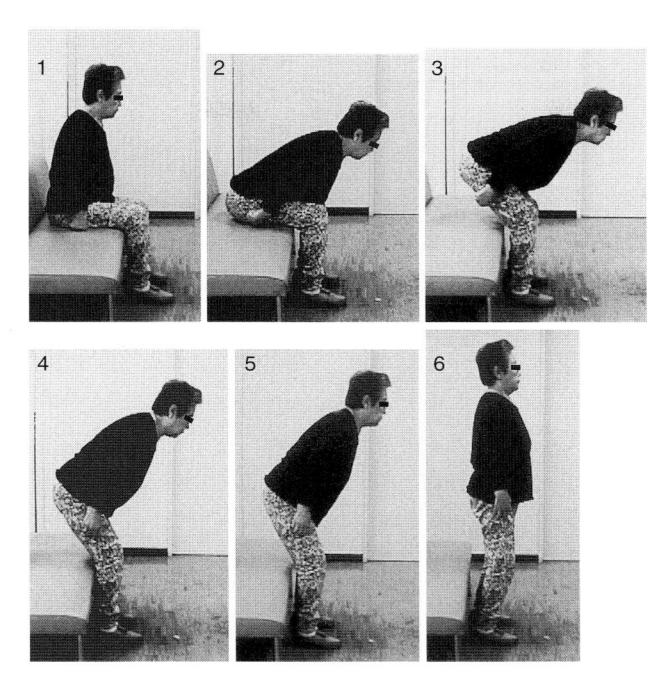

図16 変形性膝関節症の立ち上がり
股関節屈曲が強く現れる．体幹は伸展位で足背屈と膝の前方移動はみられない．

歩行分析を行うには，膝自体の機能と他の関節の機能，また両者の関係を把握し，立位や座位などの姿勢分析や動作分析を行ったうえで行うことが望ましい．

b. 立ち上がり動作

変形性膝関節症の患者は，端座位からの立ち上がり動作で膝関節前面に荷重痛を伴うことが多く，その痛みを軽減させるために非疼痛側への荷重の増大や体幹の側方移動，殿部を後方に引き膝関節の動きを避けるような立ち上がりを行うことをしばしば見かける．これらの症例では脊椎の可動性が低下していることも多く，端座位から体幹を前方に移動させるときの胸椎，腰椎の屈曲は少なく，股関節での屈曲が中心となる．また，足関節背屈と膝関節の前方への移動がみられず，殿部が床から離れるときに脊椎伸展，骨盤前傾などの動きにより体幹を前方に倒しながら膝関節を伸展させ，重心移動を大きくしている（**図16**）．原因としてあげられるのが，膝関節屈曲可動域の減少や膝屈筋伸筋のインバランスなどの膝自体の要素と骨盤を含めた脊柱の可動性，筋力の低下などの要素があげられる．

1）分析のポイント

①低い座面からの立ち上がりは，より大きな膝関節の屈曲可動域と膝周囲筋の筋活動が要求される．そのため，膝関節の屈曲可動域と荷重時痛の有無を評価する．

②変形性膝関節症の患者は，膝関節の屈曲可動域のみならず股関節の屈曲可動域が減少していることもある．また，股関節屈筋群の収縮の低下により，膝関節伸展筋の過剰収縮が引きおこされる例もある．そのため，股関節の屈曲可動域と股関節屈筋群の筋力を評価する．

③骨盤後傾位は身体重心，足圧中心の後方移動をきたし前方移動を困難にさせる．また，骨盤後傾位からの立ち上がりは股関節屈筋群の収縮効率を下げ，膝関節伸展筋の筋活動を強める．

2 変形性膝関節症（外側型）

a. 歩行分析

　変形性膝関節症外側型の場合も，正常歩行と比べ前額面での動きに特徴がある．関節変形は大腿脛骨関節面の外側に荷重が集中するX脚変形がみられる（図17）．X脚変形は外反膝とも呼ばれ，内反膝とは逆にFTAが減少し，膝の中心が内側に変位している．FTAが170°以下になることがある．外反膝も一般に両側対称性に出現するが，膝の内側への偏位が大きいほうの大腿脛骨関節外側面の変形が強い．大腿骨と脛骨の位置関係では大腿骨に対して脛骨が外捻し，足位 toe-out などが特徴的にみられる．膝関節は外反–外旋し，関節可動域制限は伸展可動域よりも屈曲可動域に制限が生じていることがある．変形性膝関節症内側型では，疼痛は膝前内側面に多く出現するのに対して，外側型では後外側面に出現する傾向が強い．歩行立脚期での膝関節では伸展傾向の場合が多く，屈曲相が少ない印象がある．膝関節の動揺性は内方に大きく，大腿脛骨関節外側面の損傷との関連性があると思われる．

　矢状面の観察では，腰椎伸展，骨盤前傾位を呈し，脊柱は伸展位を示すことが多い．

　水平面上の観察では，股関節内旋，膝関節外旋位が優位である．

3 前十字靱帯損傷（ACL損傷）

　前十字靱帯（anterior cruciate ligament; ACL）は，単独損傷よりも他の関節構成体の損傷を合併していることが多く，特定してその靱帯の機能のみを観察することは困難である．したがって，膝関節の前方への不安定性のみならず，回旋および側方不安定性に対する評価も必要となってくる．他の関節構成体の機能をみるとともに，姿勢やあらゆる動的評価の必要性があり，その動作の把握は評価，治療に重要な意味を示す．前十字靱帯損傷患者の動作分析は，まず関節の不安定性を確認したうえでの，種々の動作での痛み，違和感などの愁訴を明確にしていくのが望ましい．

　ACLにストレスのかかるポジションは，脛骨が大腿骨に対して前方に引き出されるような状態で膝伸展筋が強く収縮するときや，荷重位で膝が外反位や内反位の状態で過剰に回旋が加わった状態である．これはバレーボールやバスケットボールなどでジャンプ後の着地時の受傷メカニズムとなる．つまり，身体重心が後方に移動したときに膝関節伸展筋で身体の平衡を保つことを強制されたり，膝関節の可動域以上の動きを要求されたときに生じやすい．膝関節と体幹の位置関係は重要で，体幹が膝関節に対して後方や側方に位置したりすると，身体重心と足圧中心の関係から，膝関節では膝関節伸展筋が過剰に収縮せざるをえない状況になる．

　ACL損傷患者は，階段昇降時やスポーツ時に痛みや不安定性がみられるが，歩行ではそれらの愁訴がみられることは少ない．日常の生活でみられる症状として長時間歩行後の膝周囲の疲労感や，膝をひねったときの膝くずれ感などの主訴がある場合がある．

　歩行の特徴は患側の荷重時間の減少や，膝関節

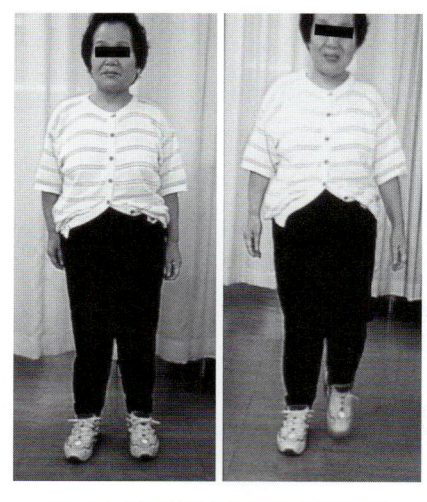

図17　変形性膝関節症（外側型）
X脚

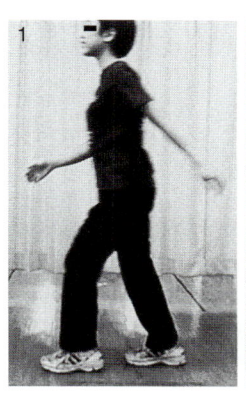

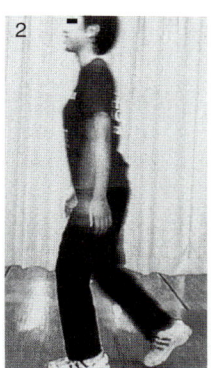

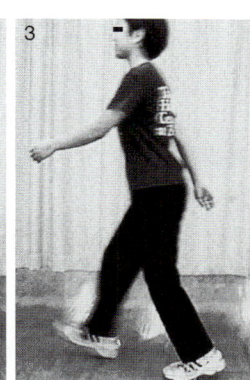

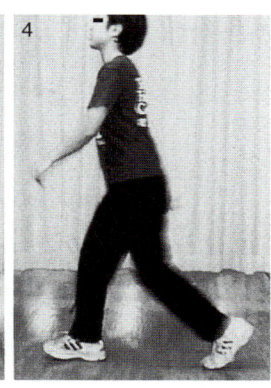

図 18　膝関節伸展制限
1. 踵接地から足底接地期：膝関節伸展不十分のため体幹の前傾を強めて荷重する．2. 立脚中期：膝関節伸展不十分のため膝屈曲，股関節屈曲，体幹前傾がみられる．3. 踵離地：殿部を後退させて股関節伸展モーメントを発生させて推進する．4. 踵離地から足尖離地

伸筋の収縮低下などにより膝関節の屈曲・伸展がうまく行われていない場合が多い．遊脚相での股関節屈曲は少なく，下肢全体を振り出し立脚相へ移行する．立脚初期の膝伸展は少なく，屈曲での接地となる．そのため，立脚初期時の衝撃吸収作用の低下，立脚後期での推進作用の低下を生じる．支持力には膝関節の伸展筋が重要であるが，伸筋だけでなく屈筋との協調性も重要で，一概に ACL 損傷＝膝伸筋の筋力低下とは結びつけられない．

4　膝関節術後の伸展制限による動作障害

膝関節の伸展制限による動作障害は，膝関節術後の拘縮や膝関節伸展筋群の筋力低下によりみられる．術後の拘縮や筋力低下がおこりやすいのは，膝蓋骨骨折，大腿骨骨折（膝関節近位）に多くみられる．また靱帯損傷でも術後の伸展制限が残存する場合がある．このような症例は膝蓋骨の可動性が低下し，大腿四頭筋の筋力低下を伴い，逆にハムストリングスの過緊張がおこり膝関節の最終伸展が不可能な場合が多い．

膝関節伸展制限のある症例の歩行は，立脚初期の支持機構は障害され，屈曲位で荷重され始め，推進力は殿部を後方に引き，体幹をやや前傾させて膝の伸展を誘導させる歩容となる場合が多い．下肢の支持力が膝関節で得られないため，股関節の伸展モーメントを過剰に用いるためにおこる歩行である（図 18）．

D 足関節の障害と動作

1　足関節拘縮──背屈制限

足関節の背屈可動性が制限されると，荷重位で膝関節の屈曲や伸展が行われる場合に足圧中心が後方に位置している時間が多くなり，前方への重心移動が行われにくくなる．動作を遂行し続けた場合には，膝関節の疼痛や大腿四頭筋の負荷の増大が生じる．

a.　足関節の可動域が制限された場合の階段昇降の特徴

階段の下り動作時に足関節の背屈が制限されるために，殿部を後方へ引いて膝関節を伸展位にして下りる場合が多い．これは重心を後方へ位置させ，膝関節の伸筋の負担を減少させているためである．

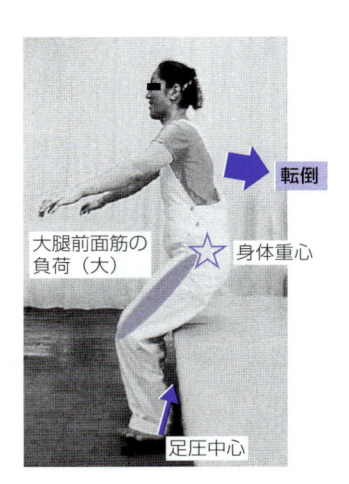

図19 立ち上がり動作困難な状態

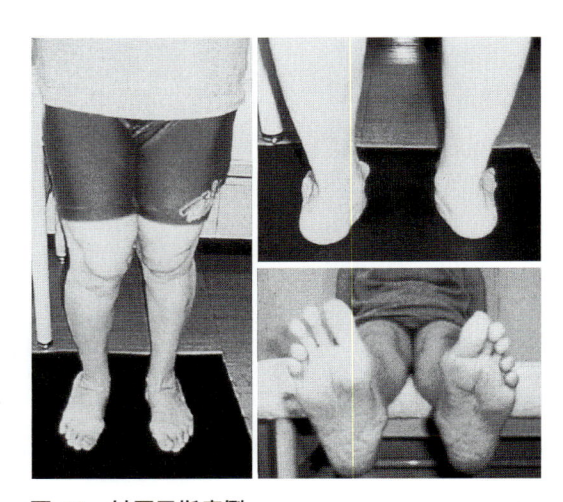

図20 外反母指症例
外反膝（左），踵骨外反（右上），外反扁平足（右下）を伴う．

b. 足関節背屈制限の立ち上がり動作時の身体重心移動の特徴

　通常の立ち上がり動作では，体幹の前傾とともに足関節の背屈，膝関節の屈曲が誘導されて，重心が支持基底面上に位置し容易に立ち上がる．しかし足関節の背屈が制限されると，立ち上がり時に膝関節の屈曲が導かれず，重心は後方に残ったまま立ち上がろうとしてしまう．この場合大腿四頭筋の負担は大きくなり，非常に大きな筋力が要求される（図19）．そのため体幹の前傾を大きくしたり，また加速を増して立ち上がろうとする場合もある．これは大腿四頭筋の負担を減少させようとしている状態である．

2 外反母指

　外反母指は第1中足骨が内反し，中足指節関節で母指基節骨が外反し，中足指節関節が内側に膨出した母指のくの字状の変形である（図20）．

a. 外反母指の歩行特徴

　外反母指の歩行では，立脚中期から後期にかけて前足部に荷重がかかる時期に，外反母指変形があるために床を十分に把持することができず，足部をてことして機能させることが困難となってくる．したがって，足部は全体として回内し，下腿・大腿は内旋し骨盤帯は前方回旋・挙上するような現象がみられる．

b. 足の動きと身体の動きの関連

　二足直立歩行を主たる移動様式とする人間にとって，大地に接しているのは足であり，足部より近位の下肢や体幹は影響を受ける．特に足部の回内外による身体の動きの関連がみられる．足部が全体に回内位にある場合には，伸展機構が阻害され，回外位では逆となる（図21）．したがって，外反母指など足部・足指の機能の低下している症例の歩行分析により，身体の連鎖運動を阻害し歩容の異常の原因をとらえることができる．

3 腓骨神経麻痺

a. 足関節背屈筋力の低下による歩行障害

　腓骨神経麻痺により前脛骨筋の機能が障害されると，歩行時遊脚期に足関節を背屈することができず下垂足となる．歩行周期で踵接地はみられず，足尖接地を認める．また踵離地から足尖離地，遊脚期に爪先を引きずらないように，膝関節・股関節の過剰屈曲により代償する．麻痺により歩行時

の推進力，支持力不足があり，残存筋は大きな代償を負っている．

b. 陳旧性の腓骨神経麻痺例の足関節・足指の関節拘縮

腓骨神経麻痺の長期経過例では，筋の短縮により，足関節の関節拘縮や足指の拘縮を認めることが多い（図22）．特に前脛骨筋や長母指伸筋は短縮しやすい．このため歩行障害や階段昇降，立ちあがり動作時に足関節の背屈がみられず，踵挙上し膝関節の屈曲が誘導されてしまう．重傷例では内反尖足を呈し距骨下関節で内反変形してしまう例もある．立ち上がり動作や階段昇降の動作分析は，前述の関節拘縮と同様である．

c. 分析のポイント

足関節の障害が動作・歩行に及ぼす影響は下肢荷重連鎖による関節間の動きを理解する必要がある．歩行分析をするときは，足角（toe angle）と骨盤の回旋の左右差に着眼すると分析しやすい．さらに非荷重位での前足部・距骨下関節の動きや足アーチの形状に着眼すると，荷重位での変化を分析しやすい．

今回，荷重関節の動作分析と題して，各下肢関節の特徴的障害と動作を列記した．動作分析のポイントはいろいろあるが，どのような解釈で分析しようとも，「なぜ，このような姿勢や動作になって

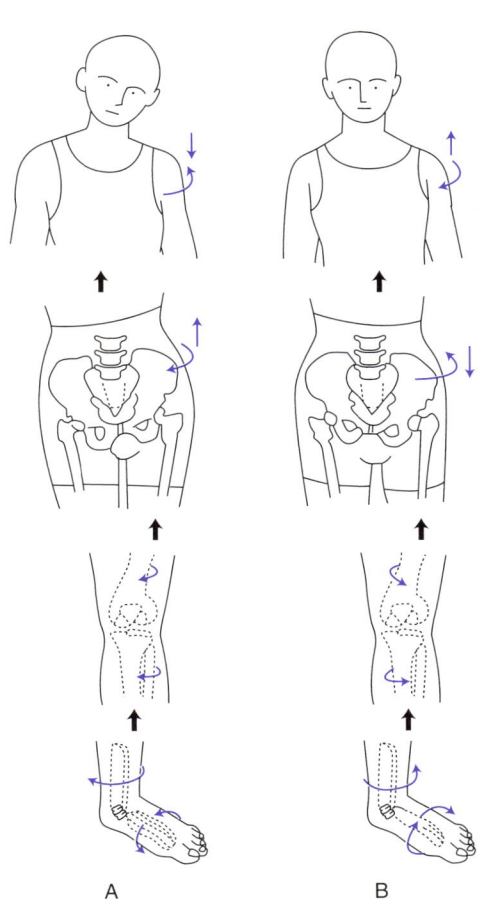

図21 足の動きと身体の動きとの関連
A：足部回内，B：足部回外
〔文献2より〕

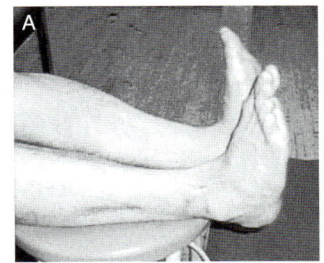

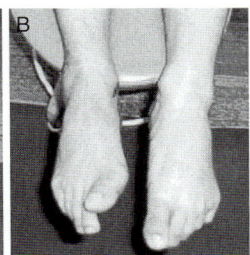

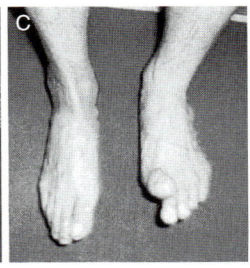

図22 外傷後の腓骨神経麻痺による足関節・足指の拘縮
A：右足関節の背屈制限．B：最大底屈位で右母指は長母指伸筋の短縮を認める．C：最大背屈位で足関節・足指の伸展制限を認める．前脛骨筋，長母指伸筋腱は最大収縮している．

しまうのか」,「なぜ, この関節が固くなると, あるいはゆるむとこのような姿勢に変化するのか」というように常に疑問をもち, 人間という不思議な生物の未知を解明するところから, さまざまな治療方法が生まれるだろう.

●引用文献
1) Perry, J.: Gait analysis. *SLACK*, 1992.
2) 入谷 誠：足底挿板療法. 理学療法研究, 14:3-11, 1997.

●参考文献
1) 山嵜 勉（編）：整形外科理学療法の理論と技術. メジカルビュー社, 1997.
2) 服部恒明：ヒトのかたちと運動. 大修館, 1996.
3) 窪田俊夫（監）：歩行障害の診断・評価入門. 医歯薬出版, 1997.
4) 臨床歩行分析研究会（編）：関節モーメントによる歩行分析. 医歯薬出版, 1997.
5) 土屋和夫（監）：臨床歩行分析入門. 医歯薬出版, 1989.
6) 島津 晃（編）：バイオメカニクスよりみた整形外科. 金原出版, 1988.
7) Hamill, J.: Biomechanical Basis of Human Movement. Williams & Wilkins, 1995.
8) 臨床スポーツ医学（編）：スポーツ外傷・障害の理学療法. 文光堂, 1997.
9) 入谷 誠：足関節・足部の障害. 理学療法学, 21:508-512, 1994.
10) 入谷 誠：障害予防の観点からみた整形外科領域における理学療法. 理学療法学, 21:366-370, 1994.
11) 福井 勉：膝関節障害. 理学療法学, 21:504-507, 1994.
12) 馬場悠男：動物のかたちとうごき. 体育の科学, 39:8-14, 1989.
13) 福井 勉ほか：下肢荷重連鎖の運動力学. 理学療法, 12:11-20, 1995.
14) 福井 勉：動作分析と運動連鎖. PTジャーナル, 32:237-243, 1998.
15) 佐々木伸一：姿勢の評価. PTジャーナル, 23:251-257, 1989.
16) 永井 聡ほか：下肢スポーツ障害に対する生体力学的アプローチ. 理学療法, 12:947-951, 1997.
17) 加藤 正：足指の変形. 総合リハ, 10:815-820, 1982.
18) 岡 正典ほか：股関節疾患にみられる跛行と殿筋. 中部整災誌, 24:1637-1641, 1981.
19) 廣瀬士郎：変形性股関節症患者の跛行における体幹運動. 日本臨床バイオメカニクス学会誌, 15:351-354, 1994.
20) 宇都宮 学ほか：骨・関節疾患の歩行. PTジャーナル, 25:429-435, 1991.

VI Parkinson症状の動作

■学習目標
- Parkinson症状の動作の特徴を説明できる.
- 動作時の特徴的な筋活動と足圧中心動揺の特性を述べる.
- 理学療法プログラム立案に必要な動作の特徴とその要因を説明できる.

A 動作の特徴

　Parkinson（パーキンソン）症状を呈する症例では，動作そのものが緩慢であり，固縮や筋短縮による関節可動域制限などのために，体幹の回旋や側屈が制限され，寝返りや起き上がり動作が困難になりやすい．また，歩行では小刻みな歩容を呈し，すくみ足，加速歩行などの特有の歩行障害がみられる．

　本項では，寝返り，起き上がり，立ち上がり，歩行の4動作の特徴について，四肢・体幹の筋活動のパターンと足圧中心動揺を合わせて述べる．

B 動作分析の実際

1 寝返り

　体幹はいわゆる棒状で，体幹上部と下部間の回旋はわずかであり，両下肢を屈曲し寝返り方向へ倒し，上側下肢を伸展し床面を蹴り側臥位まで寝返る（図1A）．

2 起き上がり

a. パターン

　重症度が進むにつれ，背臥位から直線的に起き上がるパターンから，いったん側臥位になってから起き上がる症例が多くなる．体幹の側屈が減少するとともに，下側の肩関節水平外転による床面を押して上部体幹を引き起こす動作が困難なことが多く，起き上がり時間が延長したり，動作自体が困難な症例が多い（図1B）．

b. 側臥位からの起き上がり時の筋活動

　健常者では側臥位から起き上がる際，まず三角筋後部線維が働いて，肘を支点として下側の肩関節を水平外転して上部体幹を引き起こすが，体幹筋の活動はほとんどみられない．これに対しParkinson症状を呈する症例では，両側の腰部脊柱起立筋に強い収縮がみられ，体幹が棒状化し，骨盤方向への体重移動が困難になることに加え，最大筋力に達するまでの時間が健常者と比較して延長している．また，必要な力の大きさにかかわらず，最初の出力が均一であるために三角筋後部線維による床面を押す能力が低下する（図2）．この3つの現象が，起き上がり時間を延長し，動作を困難にしているものと思われる．

3 立ち上がり

　足関節が底屈位をとっていることが多いにもかかわらず，股関節屈曲が不十分であるため，足圧中心が体重支持面の後方に位置しやすく，後方に

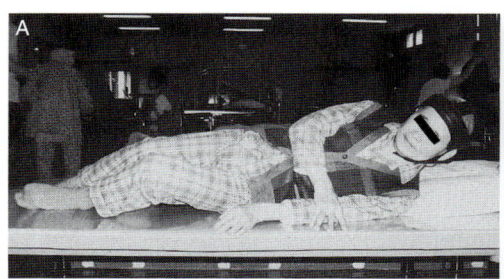

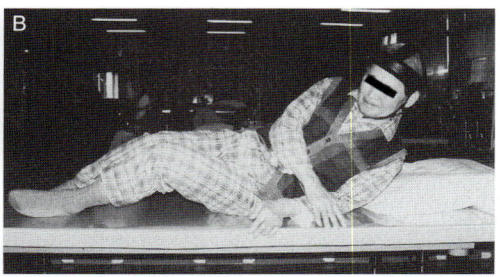

図1 起居動作
A：寝返り，B：起き上がり

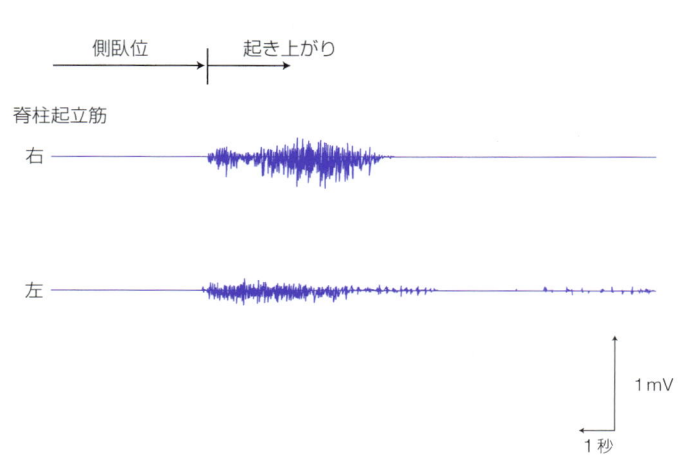

図2 左側臥位からの起き上がり時の脊柱起立筋の筋活動
78歳，女性．Parkinson症候群，Yahrの重症度分類 stage VI

転倒する症例が多い（図3）．

4 歩行

a. パターン

　前傾姿勢をとり，歩き出しは困難で第一歩が出ない，いわゆる start hesitation を呈する．歩行中，各関節の可動域は小さく，特に体幹の側屈・回旋と手の振りの減少が特徴であり，step length（歩幅）は短い小刻み歩行を呈する．また，いったん歩行を開始するとだんだん速くなる加速歩行がみられ，小走りとなって転倒することもある（図4）．さらに，方向転換は拙劣で時間を要す．

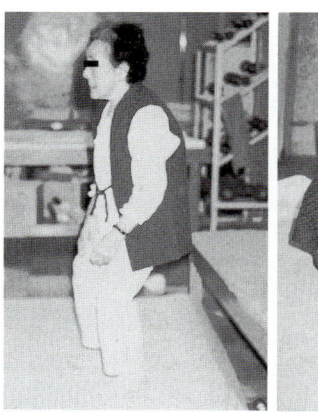

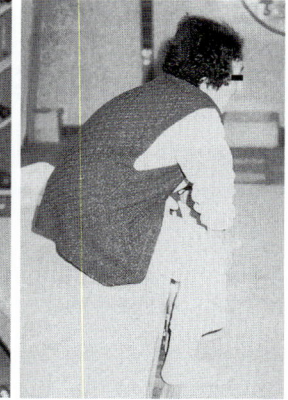

図3 プラットフォームからの立ち上がり

b. 歩行時の筋活動および足圧中心移動

　健常者では，主に脊柱起立筋は立脚相と遊脚相

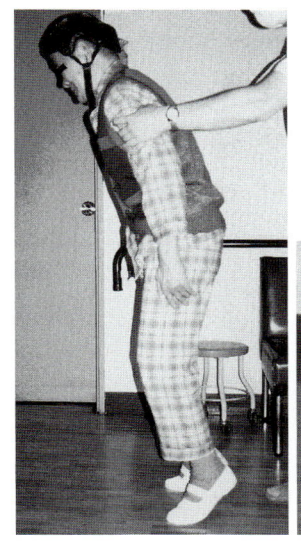

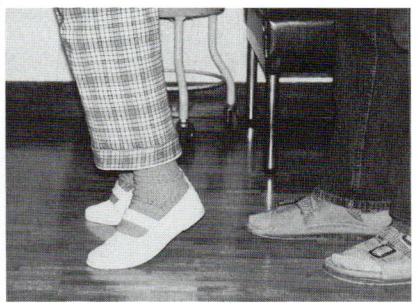

図4 突進現象

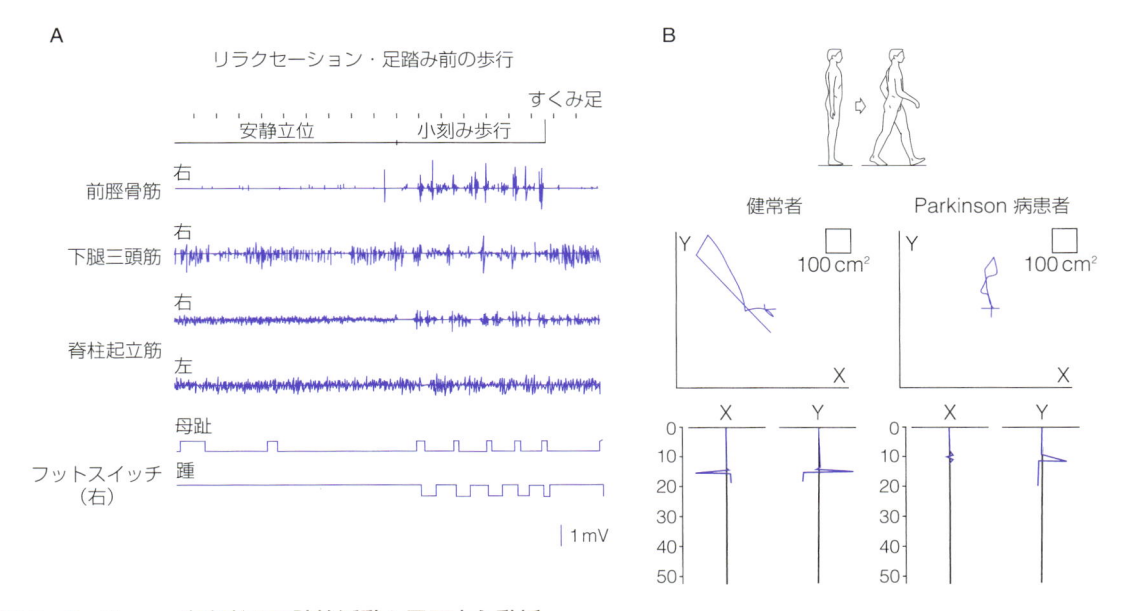

図5 Parkinson 病患者の下肢筋活動と足圧中心動揺
A：歩行時の筋活動（75歳，男性．Parkinson 病，Yahr の重症度分類 stage IV）
B：安静立位を10秒間とったのち，前方へ移動した際の足圧中心動揺を健常者と比較（51歳，男性．Parkinson 病，Yahr の重症度分類 stage III）

の移行期に，前脛骨筋は立脚初期と遊脚相，下腿三頭筋は立脚後期に活動するという高・低をみる活動パターンを示す．これに対し Parkinson 症状を示す症例では，歩行に先だって両側の腰部脊柱起立筋に持続性の強い収縮がみられ，この現象は歩行中にも継続する．このような筋活動により体幹は棒状化し側屈が困難になり，左右への足圧中心の移動が減少する結果，振り出し側の下肢は体

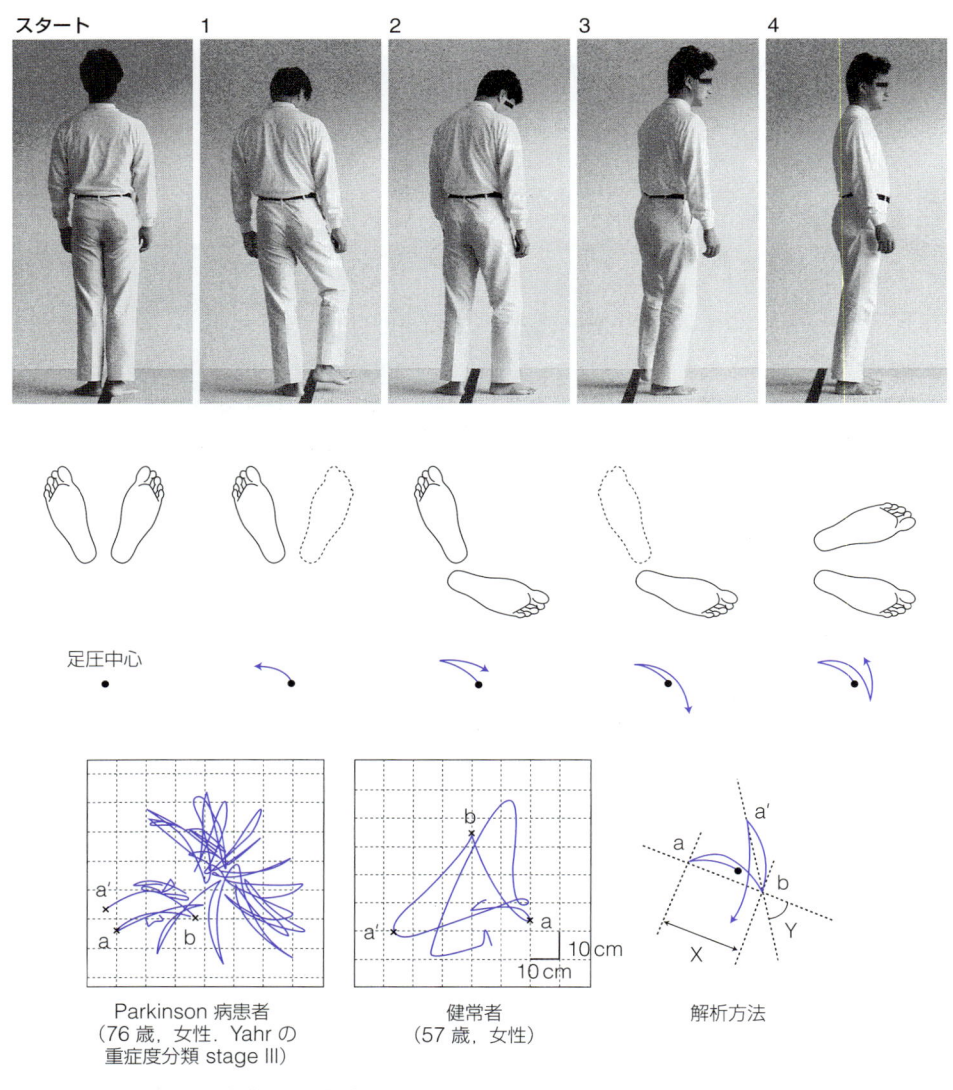

図6　方向転換時（時計回り）の足圧中心動揺と軌跡の解析方法
a：一側片脚立位時の足圧中心位置
a'：一側片脚立位時の足圧中心位置
b：反対側片脚立位時の足圧中心位置
X：直線距離
Y：回旋角度

重支持を余儀なくされる．また，前脛骨筋と下腿三頭筋は歩行中同時に活動しており，足関節も固定化され下肢の振り出しを困難にしている（図5）．これら2つの減少が start hesitation と小刻み歩行を引きおこすと思われる．脊柱起立筋や前脛骨筋と下腿三頭筋にみられる筋活動は，動作自体を遅延したり加速したりする parkinsonian rhythm に支配されている結果であると考えられ，これもまた start hesitastion や小刻み歩行のみならず加速歩行をも引きおこしていると思われる．

また，方向転換時の足圧中心動揺は図6のように，一側片脚立位から同側片脚立位となるまでの

回旋角度は健常者と比較すると小さく，1回転するまでに重心移動の回数が多くなり，時間がかかることになる．この要因として，固縮による体幹や股関節および足部のmobilityの減少などがあげられる．

●参考文献
1) 西本勝夫ほか：背臥位，側臥位そして腹臥位からの起き上がり動作における表面筋電図的分析．理学療法学，16:317-321, 1989.
2) 増本正太郎ほか：Parkinson病患者の起居動作の指導とくふう．PTジャーナル，24:446-452, 1990.
3) 外山治人ほか：パーキンソン病患者の起き上がり動作について—第2報：三角筋後部線維に着目して．理学療法学，20:155, 1993.
4) 柳澤信夫：パーキンソン病の運動障害機序—研究方法を含めて．脳神経，41:647-658, 1989.
5) 外山治人ほか：すくみ足・小刻み歩行を呈するパーキンソン病患者に対する歩行訓練について．理学療法学，18:521-527, 1991.
6) 島村宗夫ほか：運動の解析—基礎と臨床応用．第1版，pp.348-358, 医歯薬出版，1980.

VII 筋ジストロフィー症の動作

■学習目標
- 機能障害度と動作方法を関係づけられる．
- 筋ジストロフィー症の各動作の特徴を説明できる．

A 各病型の機能的特徴

　進行性筋ジストロフィー（progressive muscular dystrophy; PMD）は遺伝性疾患で進行性筋力低下を呈するミオパシー（myopathy）と定義される．進行性筋力低下に伴い，脊柱変形，関節拘縮，呼吸筋群の筋力低下による呼吸不全および心筋の変性による左心不全などの機能障害が生じる．それらの機能障害の進行により日常生活は徐々に困難となり，歩行可能な時期から車いす生活の時期へ，末期には寝たきりの生活へという経過をたどる．このように変化する日常生活の運動機能を機能障害度として評価するのに，ここでは厚生省研究班の新分類改訂（表1）を用いた．また，上肢と腰帯部あるいは下肢で筋力低下の進行度が異なるため，上肢機能の分類には上肢機能障害度（9段階法）を用いた（表2）．これらの機能障害度の分類に従って，筋ジストロフィー症の機能的特徴の1つである筋力低下に着目しながら，筋ジストロフィー症患者の動作について解説する．

　動作分析は以下について実施した．
① Duchenne（デュシェンヌ）型筋ジストロフィー（Duchenne muscular dystrophy; DMD）：近位筋群から筋力低下は進行し，機能障害がさらに進行すると著しい脊柱変形と四肢の関節拘縮をきたす．
② Becker（ベッカー）型筋ジストロフィー（Becker muscular dystrophy; BMD）：近位筋群からの筋力低下の進行および脊柱前弯変形に特徴
③ 筋緊張性筋ジストロフィー（myotonic dystrophy; MyD）：下腿筋群，前腕筋群の早期からの筋力低下に特徴
④ 非福山型筋ジストロフィー（non-Fukuyama muscular dystrophy; non-FCMD）：多くはBMDと類似した筋力低下と変形を示す．

　筋ジストロフィー症患者の動作分析を行ううえで留意すべき変形（deformation），拘縮（contracture）および筋力が低下しやすい筋につ

表1　機能障害度（新分類改訂）

stage I	階段昇降可能 a. 手の介助なし b. 手の膝おさえ
stage II	階段昇降可能 a. 片手手すり b. 片手手すり，ひざ手
stage III	いすからの立ち上がり可能，両手手すりで階段昇降可能
stage IV	歩行可能（独歩で5m以上），訓練用台からの立ち上がり不能
stage V	歩行不能（歩行器，手すり，手引きは歩行不能と判定），自力で四つ這い姿勢となり，かつ3m以上四つ這い可能
stage VI	ずり這いで3mを2分以内，または介助で四つ這い姿勢をとれる．
stage VII	ずり這い不能，支持なしで自力座位保持可能
stage VIII	a. 支持（各種座位保持装具）があれば座位保持可能 b. 常時ベッド上で生活

〔厚生省研究班，1993より〕

表2　上肢機能障害度（9段階法）

1. 500g以上の重量を利き手に持って前方から直上へ挙上する
2. 500g以上の重量を利き手に持って前方90°まで挙上する
3. 重量なしで利き手を前方から直上へ挙上
4. 重量なしで利き手を前方90°まで挙上
5. 重量なしで利き手を肘関節90°以上屈曲
6. 机上で肘伸展による手の水平前方への移動
7. 机上で体幹の反動を利用し肘伸展による手の水平前方への移動
8. 机上で体幹の反動を利用し肘伸展を行ったのち手の運動で水平前方への移動
9. 机上で手の運動のみで水平前方への移動

表3　各病型の機能的特徴

病型	変形	関節拘縮	筋力低下しやすい筋
DMD	内反尖足 脊柱前弯 脊柱後弯 脊柱側弯 翼状肩甲	股・膝・足関節，肘関節，脊柱	菱形筋，頸屈筋，三角筋，上腕三頭筋，上腕二頭筋，腹筋群，大殿筋，中殿筋，大腿四頭筋
BMD	内反尖足 脊柱前弯 翼状肩甲	股・膝・足関節，肘関節	菱形筋，三角筋，上腕三頭筋，上腕二頭筋，腹筋群，腸腰筋，大腿四頭筋，大殿筋，中殿筋
MyD	著しい変形はない	股・足関節，肘関節	三角筋，上腕三頭筋，上腕二頭筋，前腕の筋群，腹筋群，腸腰筋，前脛骨筋，腓腹筋
non-FCMD	前弯 翼状肩甲	股・膝・足関節，腰椎，肘関節	菱形筋，三角筋，上腕三頭筋，上腕二頭筋，腹筋群，腸腰筋，大殿筋，中殿筋

いては表3に示した．

B 動作分析の実際

　筋ジストロフィー症患者の動作分析を基本動作，トランスファー，歩行および車いす操作などについて解説する．ここに示す4種の病型の機能的特徴に大きな違いはないが，同じ動作をしても機能障害度あるいは筋力低下の程度によって動作に違いが生じることがわかる．

　以下，各動作を示した見出しのあとに，左から疾患名，9段階法による上肢のstage，厚生省研究班（新分類改訂）による体幹・下肢stageおよび年齢を表した．

1 基本動作

　筋ジストロフィー症患者の寝返りから立ち上がりまでの基本動作について以下に解説する．

a. 寝返り，起き上がり動作
　　（BMD，1，5，18歳）（図1）

　背臥位（図1-1）では股関節および膝関節に屈曲拘縮があるため，股関節は外転，外旋する．腹筋の筋力が徒手筋力テスト（manual muscle test；MMT）で1程度のため，寝返りは立てた一側の膝を寝返る側に倒すとともに両上肢を同側に伸展す

る（上肢の筋力はMMT 4）ことにより，骨盤と肩を側方に回転させ側臥位（図1-2）となる．次に，胸が床面に向くまで体幹を回旋し，両肘で体幹を支えさせる（図1-3）．三角筋，三頭筋とも筋力はMMT 4であるため，両上肢で床面を押し（図1-4），体幹を起こす（図1-5）．

b. 寝返り
　　（BMD，6，6，23歳）（図2）

　股関節および膝関節周囲筋の筋力はMMTで2以下であるため，背臥位（back lying）では膝を他動的に立てる（図2-1）．頸椎を伸展し頭部で床を押し肩を起こすと同時に，立てた脚で床を押しながら寝返る側に倒すことで骨盤を起こし，半側臥位（half side lying）から側臥位へ寝返る．

c. 背臥位から四つ這い位へ
　　（MyD，1，2a，53歳）（図3）

　本症例の筋力は上，下肢，体幹ともMMT 4以上であるため，ほぼ通常にみられる動作パターンを示す．

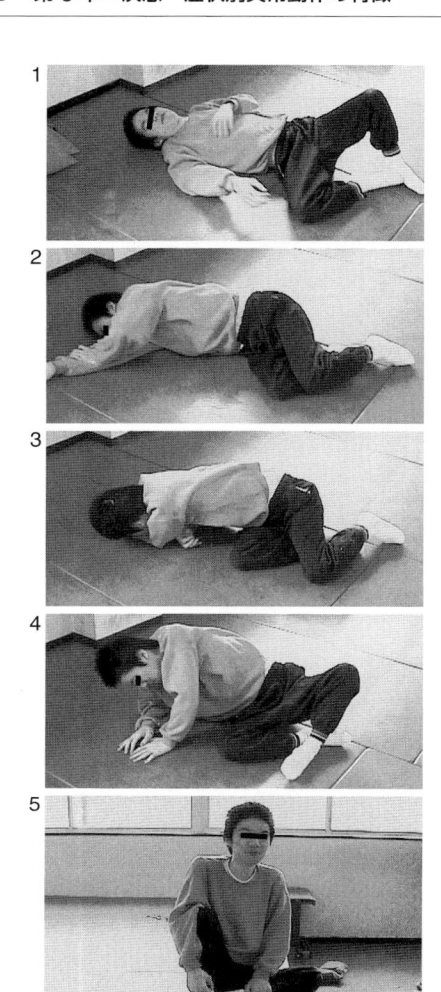

図1 寝返り，起き上がり動作（BMD，1，5，18歳）
1. 背臥位：下肢に屈曲拘縮があるため股，膝関節は伸展しない．左脚で床を押し，右へ寝返る．
2. 側臥位：股，膝関節とも拘縮のため屈曲位をとる．
3. 両肘を床につけ股関節をさらに屈曲させ，体幹を起こす準備をする．
4. 三角筋，上腕三頭筋の筋力はMMT 4であるため，上体を起こすことが可能である．
5. 体幹を起こしたあと，片側の膝を立て胡座位の安定性を増している．

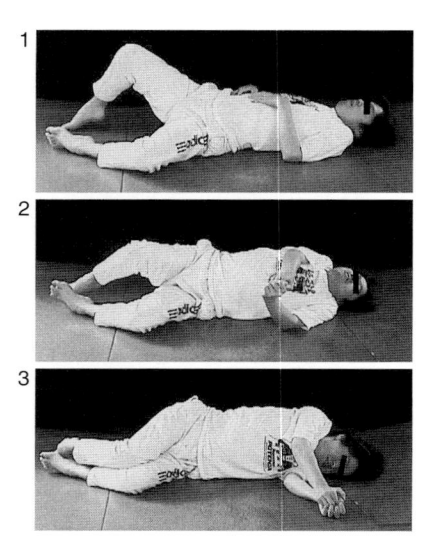

図2 寝返り（BMD，6，6，23歳）
1. 背臥位：股関節は屈曲拘縮のため屈曲，外転，外旋位をとる．右膝は他動的に起こしたものである．
2. 半側臥位：脊椎，特に頸椎を大きく伸展し頭部で床を押す．両上肢は前方に伸ばし肩を起こしていく．立てていた右下肢を重力に任せ前方へ倒す．わずかに残存している股関節周囲筋で床を押すことで骨盤を起こし，半側臥位となる．
3. 側臥位（side lying）：両肩関節を90°屈曲し側臥位となる．

d. 側臥位から四つ這い位へ
（BMD，2，5，17歳）（図4）

四つ這い位への動作は上肢および下肢の筋力がMMTで2ないし3以上ないと困難である．本症例の上肢の筋力はMMTで三角筋および上腕三頭筋が3，上腕二頭筋が4，体幹は腹筋群が2，背筋群が3，下肢については股関節周囲筋，大腿四頭筋が2である．したがって，下肢よりも上肢の筋力を主に発揮させると同時に，両肘関節のロック機構を上手に利用した動作となる．

e. 長座位から四つ這い位へ
（MyD，1，2a，53歳）（図5）

四つ這い位への移行動作は上肢および下肢の筋力がMMTで2ないし3以上ないと困難であるが，本症例における上肢，下肢および体幹の筋力はMMT 4以上あるため，長座位から四つ這い位

への比較的難しい動作も，ほとんど通常にみられる動作パターンにより可能となる．

f. 片膝立ち位から立位へ
（MyD，1，2a，53歳）（図6）

片膝立ち位の保持と立位への移行動作には，骨盤帯および下肢の筋力がMMTで少なくとも4以上必要となる．本症例の体幹および下肢の筋力はMMT 4以上であるが立位へ移行する動作には十分とはいえないため，上肢で膝を押えることにより，体幹および下肢の不十分な筋力を補う動作パターン（図6-2，4）がみられる．

g. 立ち上がり：床から
（DMD，1，2a，8歳）（図7）

立ち上がりは最も難しい動作の1つであることから，筋力低下や関節拘縮などの機能低下に伴い早い時期に障害される．図7は大腿四頭筋の筋力低下（MMT 2）とアキレス腱の短縮が床からの立ち上がりをより困難にし，登はん性起立〔Gowers（ガワーズ）徴候〕を呈した症例である．

h. 立ち上がり：いすの利用
（DMD，1，2a，8歳）（図8）

床からの立ち上がりが困難になると次の段階としていす（台）に手を置いて立ち上がるようになる（図8-1）．本症例は体幹をいす上にあずけたあと，両下肢をいすから遠い所で伸展させ，腰部を挙上する所に特徴がある．これは両側の大腿四頭筋の筋力低下（MMT 2）を補うように，筋力が発揮されやすい位置（肢位）を選ぶ必要があるためである（図8-2，3，4）．

i. 立ち上がり：端座位から①
（BMD，1，2a，16歳）（図9）

床からの立ち上がりが困難になるといすからの立ち上がりへと段階は移行する．ここでは端座位姿勢から両手を座面上について立ち上がる方法を紹介する．

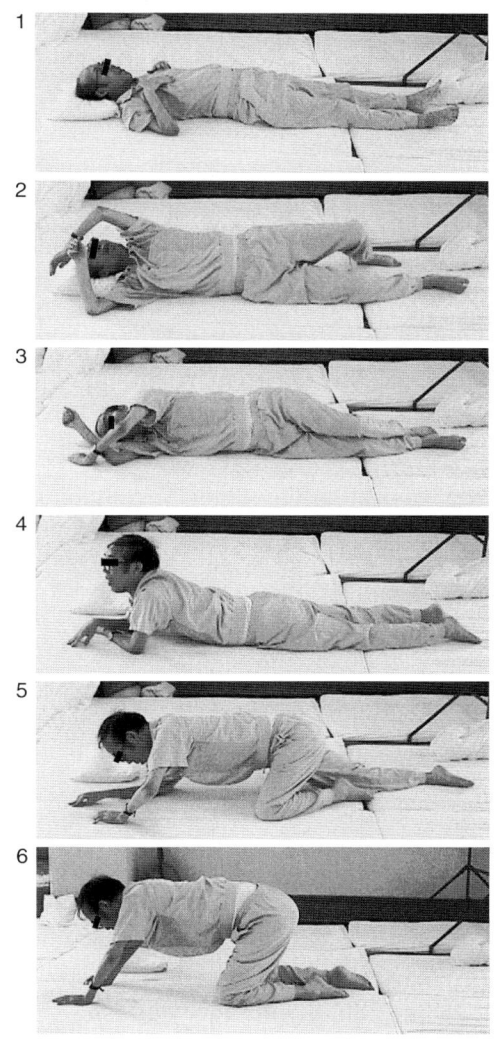

図3　背臥位から四つ這い位へ（MyD，1，2a，53歳）
1. 背臥位：関節可動域制限はほとんどないために正常な姿勢を示す．
2. 半側臥位：一側の膝を立て，床を押すと同時に頸椎を伸展させ頭部でも床を押すことにより，肩と骨盤は寝返る方向に向きを変える．
3. 側臥位：さらに床を押し続け，上肢でも寝返る方向に導くと完全に側臥位となる．
4. 前腕指示腹臥位（puppy position）：腹筋により腹臥位となる．三角筋を含めて上肢，肩甲帯の筋力はMMT 4であるのでこのような姿勢がとれる．
5. 四つ這い位へ：筋力がMMT 5である股関節周囲筋を使い，下肢から体幹を押し上げると，同側の上肢と反対側の下肢は自然に体幹を上げるように働く．
6. 四つ這い位（all fours，prone kneeling）：上肢，肩甲帯の筋力はMMT 4，股関節周囲筋はMMT 5であることから重心は下肢側に寄る傾向をもつ．

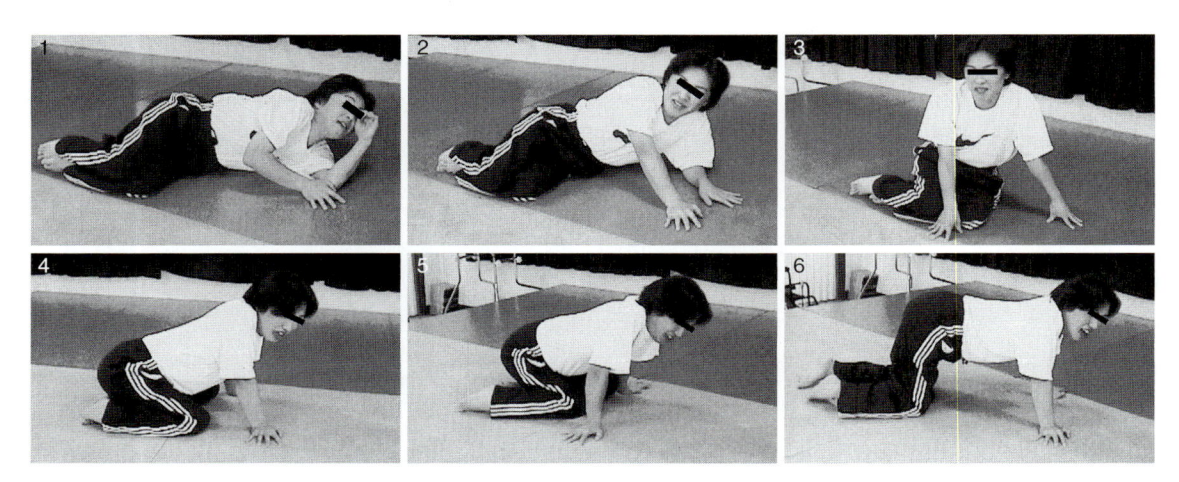

図4　側臥位から四つ這い位へ（BMD，2，5，17歳）
1. 側臥位：屈曲拘縮があるため股関節および膝関節の屈曲角は若干大きくなる．
2. 肘立て側臥位（side lying on elbow）：上腕三頭筋を含め肩関節周囲筋の筋力はMMT 4以上あるため，肘立て側臥位を通して体幹を起こすことができる．
3. 側座位〔横座り（side sitting）〕：体幹の筋力に不均衡（腹筋MMT 2）があるため上肢で体幹を支える．
4. 腹座位（prone sitting）：重心位置は両脚上にあり体重の多くをここで支える．
5. 腹座位から四つ這い位：両上肢の接地点を後方へ移し，そこを支点に重心を前方へ移す．下肢への負荷が軽減したところで腰部を押し上げる．
6. 四つ這い位（prone kneeling）：腹筋群の筋力はMMT 2であるため，脊柱は前弯する．

端座位（図9-1）姿勢から体幹を回旋する．大腿四頭筋の筋力はMMT 3と立ち上がりには不十分であるため，両上肢を一側の座面上につき（図9-2）体重を分散させることで，立ち上がり（図9-3）を可能にしている．このとき，両肘関節をロックすることで体幹支持の安定性を増大させている．一側ずつ上肢の支持をはずし（図9-4）立位へ移行する．立位姿勢（図9-5）は骨盤前傾，脊椎前弯および頸椎の代償性屈曲という姿勢になる．これは腹筋，大殿筋ともMMT 2で，背筋，大腿四頭筋がMMT 3という弱化した筋力を代償する姿勢である．

j. 立ち上がり：端座位から②
（MyD，1，2a，53歳）（図10）

端座位において，両手で両膝を押え体幹を支えると同時に膝の伸展を補助することで立ち上がる方法である．本症例の筋力はMMTで腹筋2，背筋4，股関節周囲筋5，大腿四頭筋5，下腿三頭筋4および前脛骨筋は2である．立ち上がりの始動時（図10-1,2）では両上肢で体幹を支えながら下腿筋群の筋力不均衡に基づくバランス能力の低下を補っている．次に膝をロックしたあと（図10-3），体幹を起こし立位姿勢（図10-4,5）になる．体幹はわずかに前傾しており肩峰からの垂線は大転子，膝関節および外果より前方を通過する．

2　移動動作

PMD患者の移動動作はstageの違いにより多様である．ここでは，ずり這い，肘這いおよび四つ這いについて紹介する．

a. ずり這い：両膝屈曲位
（BMD，7，7，23歳）（図11）

腹筋，背筋および下肢の筋力がMMT 2以下になると体幹，下肢のstageは6となり，移動はほとんどの場合，ずり這いとなる．

この症例の筋力はMMTで背筋が2，腹筋1，三

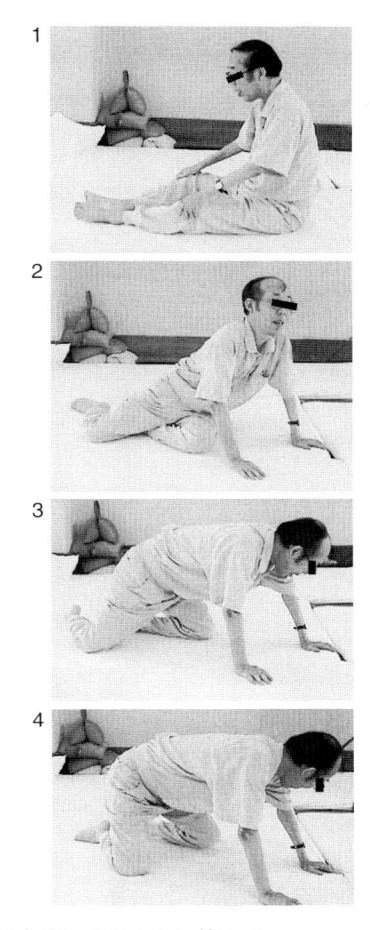

図5　長座位から四つ這い位へ（MyD，1，2a，53歳）
1. 長座位（long sitting）：ハムストリングスの短縮があるため，両下肢とも完全伸展ができない．前腕の筋萎縮がみられる．
2. 腕立て側座位（side sitting on hands）：体幹を回旋して両手を一方の床上に置き体幹を支持する．
3. 四つ這い位へ：両上肢で体幹を支えながら腰部を起こし，四つ這い位へ．
4. 四つ這い位：腹筋群の筋力は MMT 4 以上に保たれているため，脊柱前弯姿勢はみられない．

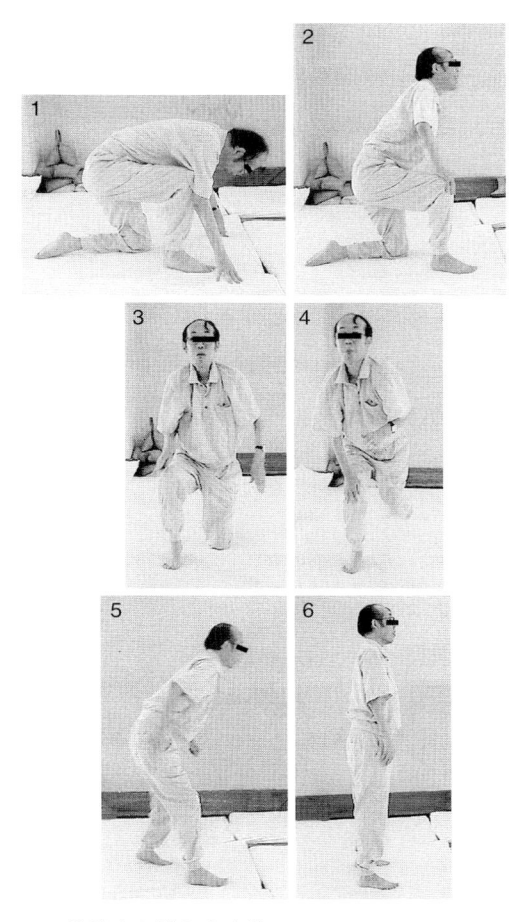

図6　片膝立ち位から立位へ（MyD，1，2a，53歳）
1. 四つ這い位から一方の脚を前方へ出す．
2. 片膝立ち位（half kneeling）：体幹（背筋の筋力は MMT 4）を起こすとき，上肢で背筋力を補うことで姿勢を安定させる．
3. 片膝立ち位（正面）：股関節の筋力（MMT 5）は骨盤を安定させる．
4. 片膝立ち位からの立ち上がり：上肢で膝を押さえ大腿四頭筋および脊柱起立筋群を支持する．
5. 片膝立ち位から立位へ：骨盤が後方へ引け脚は途中で接地する．アキレス腱短縮と下腿の筋力不均衡が重心の前方移動を阻害する．
6. 立位姿勢：肩峰からの垂線は大転子および外果の前方を通り，体幹は前傾する．

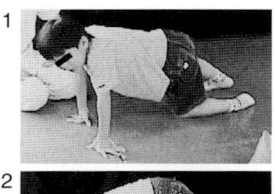

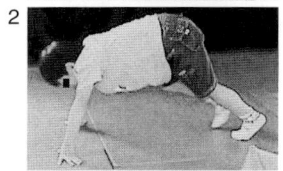

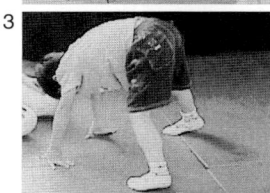

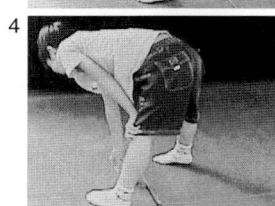

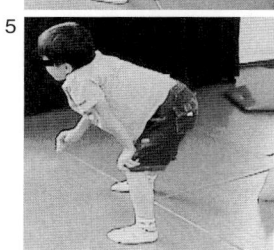

図7 立ち上がり：床から（DMD，1，2a，8歳）

1. 四つ這い位から高這い位：大腿四頭筋の筋力はすでに深い膝の屈曲角では十分な筋出力を出せない．したがって，体幹を押し上げるには一側の下肢を後方に伸展させ，重心を両前腕側に移すことが必要となる．
2. 高這い位へ：両上肢とも伸展させ，前腕を回外し肘関節（上腕三頭筋の筋力は MMT 4）のロック機構を有効にしている．重心はまだ上肢側にあり，下肢を交互に前方に運ぶ．
3. 高這い位（prone falling）：下肢をさらに前方へ運び，徐々に重心の高さを高くするとともに，重心を両脚へ移していく．
4. 登はん性起立（前半）：体重心が両脚に移ったところで，一側の上肢を同側の膝関節上に置き膝をロックさせ，体幹を支えながら徐々に起こしていく．
5. 登はん性起立（後半）：頸椎を主に脊椎全体を伸展し体幹を起こそうとするが，股関節周囲筋（MMT 3）などの筋力が不十分なため一側あるいは両側の上肢を膝上でロックする．膝を軽度屈曲することにより脊柱の床面に対する角度を起こし，最後にロックしてない方の上肢の振り（屈曲方向）および頸部の伸展による反動を利用し体幹を起こす．

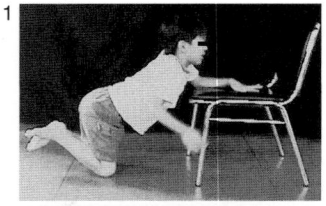

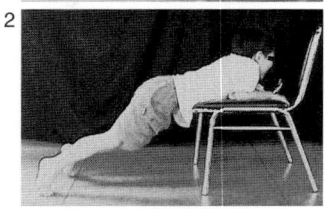

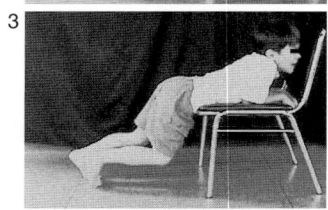

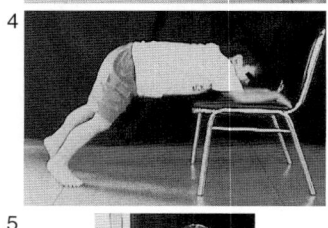

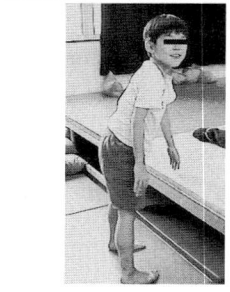

図8 立ち上がり：いすの利用（DMD，1，2a，8歳）

1. 立ち上がり：四つ這い位から両前腕をいす上に乗せる．動作中，両膝が過屈曲となるのは大腿四頭筋（MMT 2）と膝屈筋群（MMT 3）間に筋力の不均衡があるためである．
2. 体幹をいす上へ：両下肢を伸展し体幹を押し上げると同時に，両側の上腕二頭筋（MMT 3）を使い体幹をいす上に引き寄せる．
3. 両下肢を交互に前方へ進め，体幹をさらに押し上げ完全にいすに乗せる．
4. 肘での高這い位：上肢および体幹の筋力と下肢筋力の合力で腰部を押し上げる．両脚を交互に前方へ進め，重心を徐々に両下肢へ移す．
5. 立位姿勢：重心がほとんど両脚に移ったところで両手で体幹を押し上げ（上腕三頭筋筋力は MMT 4），立位へ移行する．

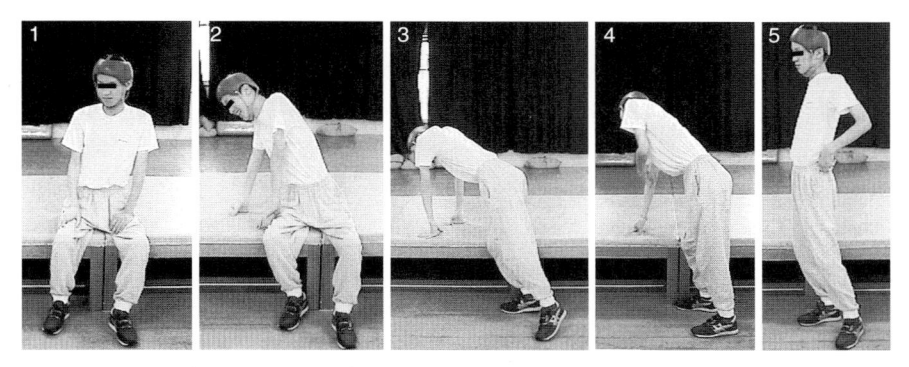

図9 立ち上がり：端座位から①（BMD, 1, 2a, 16歳）
1. 端座位, 2. 体幹の回旋, 3. 両手支持の立ち上がり, 4. 片手支持, 5. 立位姿勢

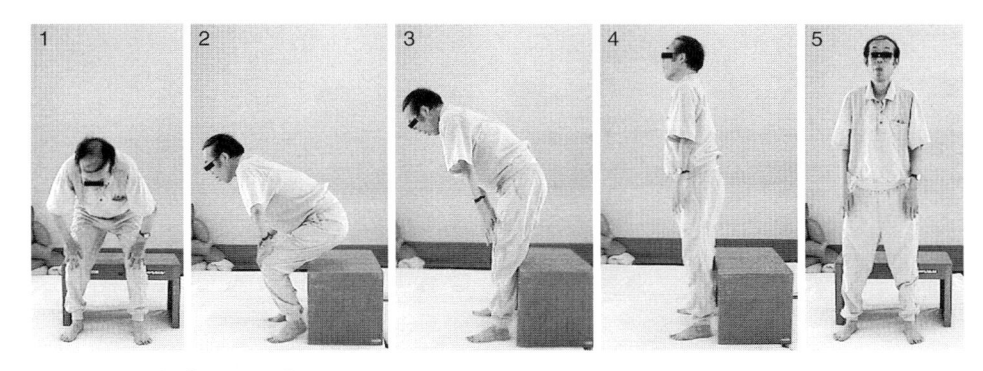

図10 立ち上がり：端座位から②（MyD, 1, 2a, 53歳）
1. 立ち上がり始動時（正面）：両手とも両膝上に置かれる.
2. 立ち上がり始動時（側面）：両手は膝上で体幹の支持とともに大腿四頭筋の筋力を補う. アキレス腱の短縮のため踵が浮いている.
3. 立位へ：両膝をロックしてから体幹を起こす.
4. 立位姿勢（側面）：肩峰からの垂線は大転子および外果のやや前方を通り，体幹は前傾する.
5. 立位姿勢（正面）：開脚のベースは広く，足部は外転傾向が強くなる.

角筋2，上腕三頭筋・二頭筋3および股関節周囲筋は2である．このずり這いは一方に体を傾け（図11-1, 2），反対側の上肢で膝を押すことで体を前方へ押し出す．この動作を左右交互に行い（図11-3, 4）前へ進む．

b. ずり這い：長座位，方向変換
（MyD, 5, 6, 53歳）（図12）

このずり這いはハムストリングスの短縮がないため長座位（long sitting）による移動となるが，図11の方法と基本的には同じである．つまり，一方に体幹を傾け支持する側の坐骨結節を中心に反対側の骨盤を前方に押し出すのである．

c. ずり這い：片膝立ち位
（BMD, 1, 5, 18歳）（図13）

図13に示す方法は殿部をわずかであるが床面から離し前方へ移動させる方法である．この症例の股関節周囲筋筋力はMMT 2レベルであるが，MMT 4以上ある三角筋をはじめとする上肢の筋力を上手に利用して移動している．まず最初に，一側（右）の手を床上について体幹を支持するとともに床面を押す（図13-1）．反対側の手は膝上に置き，下腿の長軸方向に力を加え床面を押す．両側の三角筋，三頭筋筋力はMMT 4であるため，この動作を左右同時に行うことが可能となり，そ

の反作用で体を押し上げ（push up）前方へ押し出す（図 13-2, 3）．ハムストリングス（MMT 4）は体を押し上げたあと，引き寄せるように働く．

d. 肘這い
（non-FCMD, 3, 6, 18歳）（図 14）

　上肢筋力の弱化あるいは肘関節や手関節の拘縮が著しくなると四つ這いは困難となる．この症例の筋力は三角筋，上腕二頭筋・三頭筋が MMT 4 で，大殿筋，中殿筋など股関節周囲筋および腹筋群は MMT 2 である．この程度の筋力があれば本来四つ這いは可能であるが，肘関節の屈曲拘縮（伸展

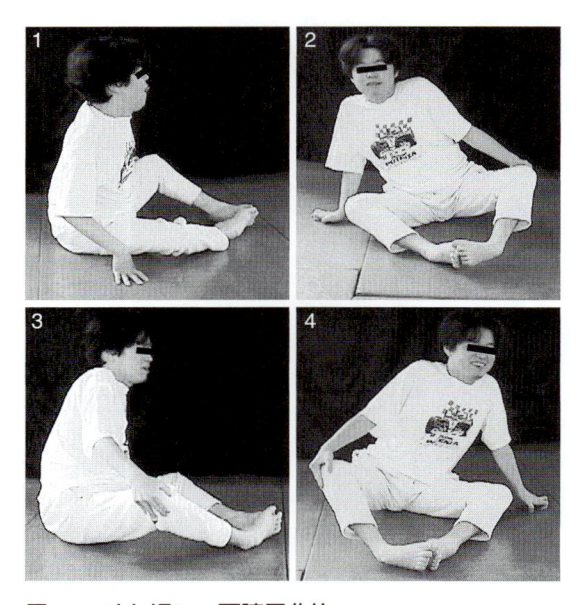

図 11　ずり這い：両膝屈曲位（BMD, 7, 7, 23歳）
1. ずり這い（側面）：一方に体幹を傾け，右上肢で体幹を支持する．
2. ずり這い（正面）：右上肢で体幹を支持し，体幹を回旋させながら左上肢で膝を前方へ押し出す．
3. ずり這い（側面）：反対側に体幹を傾け，同じ動作を交互に繰り返す．
4. ずり這い（正面）：左手で体幹を支えながら，右上肢で膝を前方に押し出す．

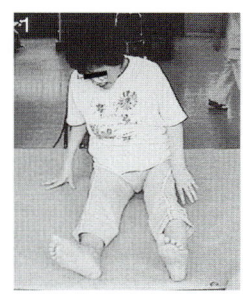

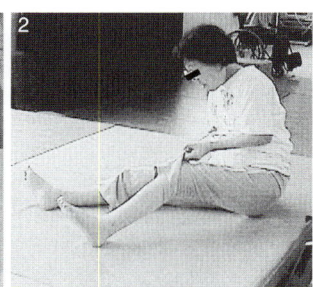

図 12　ずり這い：長座位，方向変換
（MyD, 5, 6, 53歳）
1. 長座位：体幹を一方に傾け，反対側の骨盤を前方へ押し出す．筋力は MMT で腹筋 1，背筋 2 および股関節周囲筋 2 であるため，体幹，下肢を使った積極的な骨盤の押し出しはできない．しかし，体幹にはある程度の剛性があるため，体幹を傾けた側の肩を後退させることにより，その肩と対角にあたる骨盤は前方へ押し出される．
2. 方向変換：筋力は MMT で三角筋 3，上腕二頭筋 4，腸腰筋 2，前腕屈筋群 4，股関節周囲筋 2 である．一方に体幹を傾け反対側の膝を持ち上げながら股関節を内転させる．膝を持ち上げる筋力はほとんど上腕二頭筋に頼るものであり，股関節の外転も同様の方法による．

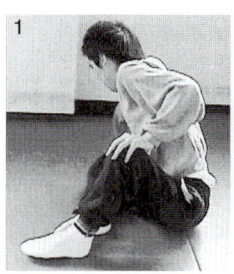

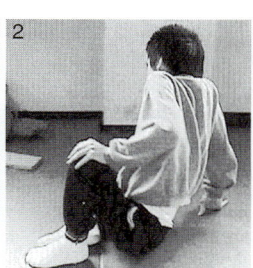

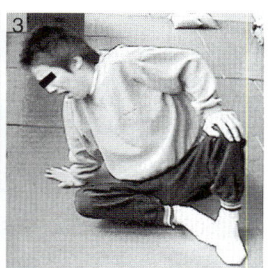

図 13　ずり這い：片膝立ち位による（BMD, 1, 5, 18歳）
1. ずり這い（片膝立ち位）：左上肢で下肢を床に押し付ける．
2. 体を右上肢で前方へ押し左膝の屈曲で体を引く．
3. 右上肢と左下肢で体を前方へ移動させる．

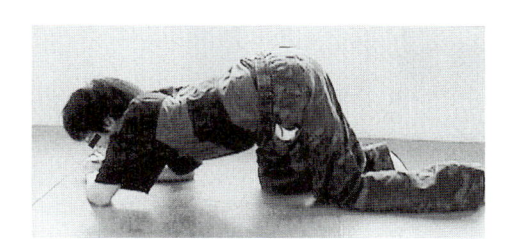

図14 肘這い（non-FCMD，3，6，18歳）
移動様式は四つ這いと同じで両上肢と両下肢の交互動作となる．腹筋群の筋力はMMT2であるため，脊柱は前弯する．

$-50°$）が下肢の障害度を1段階下げた例である．

e. 四つ這い（図15）

歩行不能となった場合，上述したa〜dに比べて，難易度の高い移動方法は四つ這いである．四つ這いに必要な筋力は股関節周囲筋に関してはMMT2以上であるが，三角筋以下の上肢の筋力はMMT3以上あったほうが有利である．関節可動域に関しては肘関節が完全伸展していることが望ましく，肘関節に伸展制限がある場合，上肢の筋力がMMT3以上あっても四つ這いができないことが多い．

3 歩行

歩行可能な体幹・下肢stageは4までである．DMDとBMDの歩容に著しい違いはないが，歩行可能な期間が異なる．DMDの歩行はアキレス（Achilles）腱延長術を施しても14歳程度までといわれているが，歩行が不能になると変形の進行は速くなる．変形が生じやすい部位は脊柱，足関節，股関節および膝関節である．特に，アキレス腱の短縮に伴う足関節の変形は歩行を困難とし，歩行可能期間を縮める．著しい変形があまりみられないBMDは20歳代まで歩行可能といわれている．歩行に影響する変形は足関節の内反尖足であり，腰椎前弯はそれに伴って増強する．車いすを使用するようになると股関節および膝関節の屈曲拘縮が増強してくる．MyDは，変形が少なく，歩行に必要な股関節周囲筋および大腿四頭筋の筋力は通

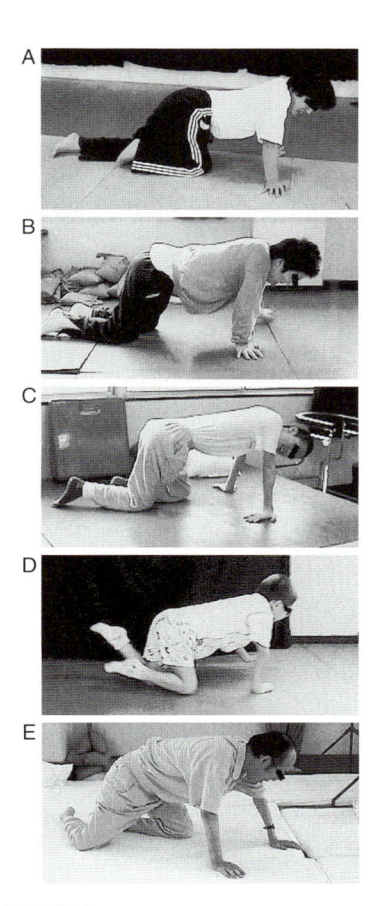

図15 四つ這い
A（BMD，4，5，17歳）：股関節周囲筋の筋力はMMT2，上肢の三角筋，三頭筋はMMT3である．肘をロックし体幹を支持，腹筋はMMT2であるため，脊柱は伸展する．
B（BMD，1，5，18歳）：股関節周囲筋の筋力はMMT2以下，三角筋，三頭筋はMMT4である．肘をロックすることで体幹を支持する安定性を高めている．
C（BMD，1，2a，16歳）：股関節周囲筋の筋力はMMT2，三角筋，上腕三頭筋はMMT4であるが，骨盤以下の弱化した筋力を補うには肘をロックしたほうが有利である．
D（DMD，1，3，6歳）：股関節周囲筋の筋力はMMT3以上，三角筋以下の上肢の筋力はMMT4以上あるため，移動速度は速くなる．膝の屈曲角度が大きくなるのは大腿四頭筋よりハムストリングスの筋力が大きいためである．
E（MyD，1，2a，53歳）：股関節周囲筋の筋力は大腿四頭筋を含めMMT4以上である．三角筋，上腕三頭筋など上肢の筋力はMMT4であり，肘関節をロックしなくても体幹を支持し，移動することができる．

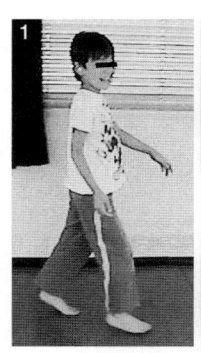

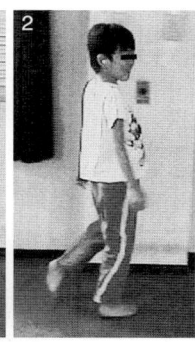

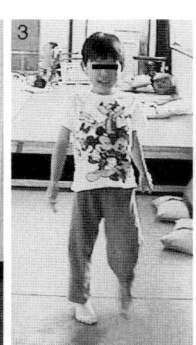

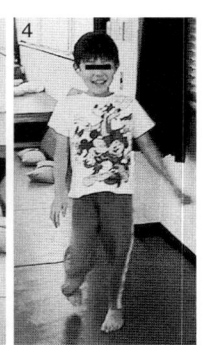

図16　DMD患者の歩行（DMD, 1, 2a, 8歳）
1. 右立脚初期，2. 右立脚中期（側面），3. 右立脚中期（正面），4. 左立脚中期

常最後まで保たれる．歩行に影響を及ぼす筋力の弱化は前脛骨筋，腓腹筋などに比較的早期から出現する．この場合，歩行は遊脚相で膝を高く持ち上げ下垂足を呈する鶏状歩行（steppage gait）となる．

a. DMD患者の歩行
　　（DMD, 1, 2a, 8歳）（図16）

　全歩行周期にわたり腰椎は前弯する．アキレス腱の短縮による尖足のため，踵接地（heel strike）は困難となり，足部が内転した足尖接地（toe strike）となる（図16-1, 3, 4）．筋力は股関節周囲筋MMT 2～3，大腿四頭筋2と弱化している．これらのことから，股関節および膝関節を安定させようと歩隔（stride width）は広がり（図16-3），体重心の左右への移動距離が大きくなる動揺性歩行（waddling gait）を呈する．また，体幹においては歩行の全周期にわたり腰椎前弯および肩甲帯の伸展，挙上がみられる（図16-2～4）．

b. BMD患者の歩行
　　（BMD, 1, 2a, 16歳）（図17）

　左脚の接地（図17-1, 2）では踵接地がほとんどなく足底全体による足底接地（foot flat）となり，足底接地では足部の長軸が進行方向に対する角（foot angle）は内転する．脊椎および肩甲帯は伸展，挙上し頸椎は代償的に屈曲位をとる．肩関節の振りは小さく，肘関節の屈曲がそれを代償している．図17-4～6は右の立脚中期までの歩容であるが，足底接地，foot angle，腰椎前弯および上肢の振りなどは左立脚期と同様である．右の立脚中期において左の骨盤は下がり（図17-6），代償的に左の肩が上がり頭部は右に傾くTrendelenburg（トレンデレンブルグ）徴候がみられることが，左の立脚中期（図17-3）と最も異なる点である．

c. 装具歩行
　　（BMD-DMD中間型，4b, 5, 16歳）（図18）

　図18に長下肢装具による歩行を示す．この長下肢装具は膝関節の屈曲角度を可変にし，さらに踵部を補高したものである．股関節周囲筋の筋力はMMTで2，大腿四頭筋は3，腹筋は2および上肢の筋力は3～4である．筋力的には装具なしで歩行可能なレベルであるが，アキレス腱の短縮が一因となって機能障害度を下げた例である．

　脚の振り出し（図18-1）は一側の下肢に体重を移し，他方の下肢を分廻し（circumduction）する（図18-3, 4）ことで行われる．脊柱伸展および肩甲帯が伸展，挙上する特徴は他と同様にみられる．

d. MyDの歩行：手引き歩行
　　（MyD, 6, 4a, 60歳）（図19）

　本症例は手引きなしで5m以上歩行可能であるが，安全のためこのような歩行をしている．

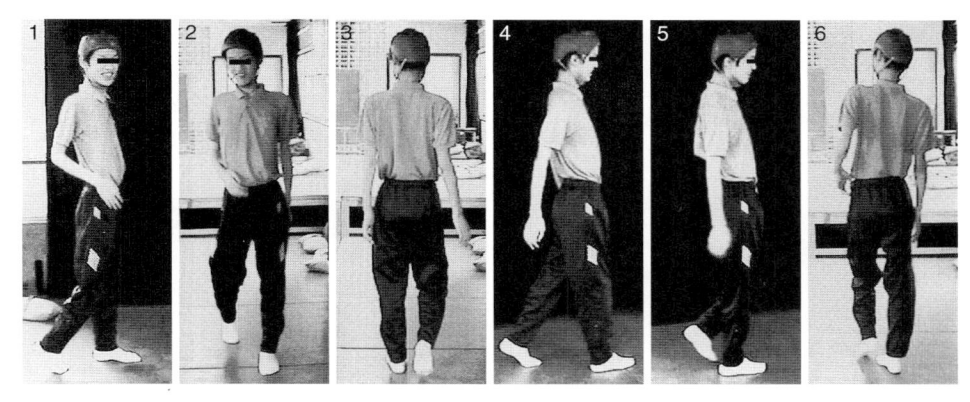

図17　BMD患者の歩行（BMD，1，2a，16歳）
1. 左立脚初期（側面）：足底接地，腰椎前弯，肘関節屈曲角の増大，肩甲帯の伸展，挙上がみられる．
2. 左立脚初期（正面）：足部の内転傾向，肩甲帯の伸展，挙上がみられる．
3. 左立脚中期：肩甲帯，骨盤は水平位を保つ．
4. 右立脚初期：足底接地，腰椎前弯，骨盤前傾がみられる．
5. 右立脚中期：肩甲帯の伸展，頸椎屈曲がみられる．
6. 右立脚中期：Trendelenburg現象が顕著に出現

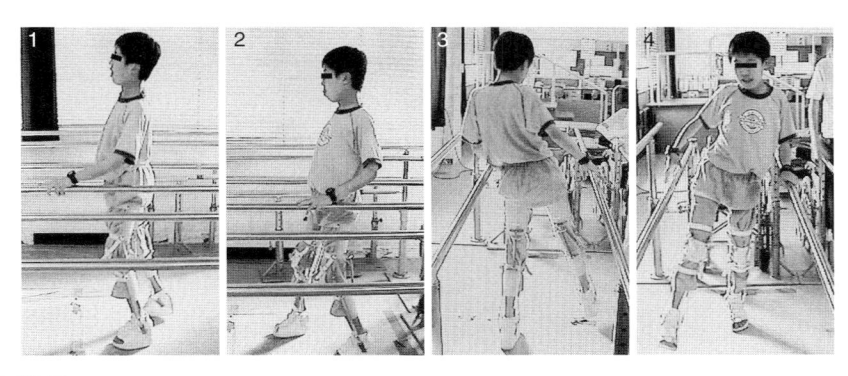

図18　装具歩行（BMD-DMD中間型，4b，5，16歳）
1. 装具歩行：右脚の振り出し，2. 装具歩行：右脚の接地，3. 装具歩行：右脚の接地（背面），4. 装具歩行：右脚の接地（正面）

図19-1は二重支持期（double supporting period）における歩容であるが，体幹は前屈し視線は床に向けられ上肢は下垂したままである．この姿勢は背筋群，股関節周囲筋および下腿の筋群の筋力がMMT 2と弱化していることが原因である．図19-2は右遊脚相（swing phase）の歩容である．片脚支持期になると体幹を起こしているのがさらに困難となり体幹の前屈姿勢はさらに深くなる．腸腰筋の筋力はMMT 4，大腿四頭筋は5であることから支持脚側の反張膝，遊脚肢を高く上げ下垂足を前方へ運ぶ様子がわかる．三角筋はMMT 2以下であることから，全歩行周期にわた

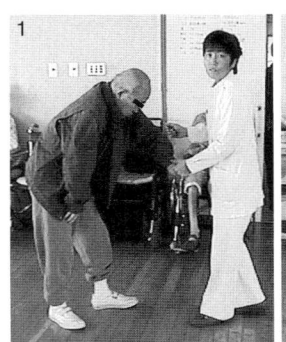

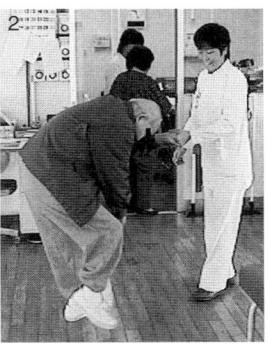

図19　MyDの歩行：手引き歩行（MyD，6，4a，60歳）
1. 二重支持期：体幹前屈，視線は床面に下がる．
2. 遊脚相（swing phase）：体幹前屈，反張膝，下垂足が特徴的．視線は足元へ向けられる．

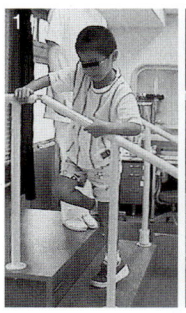

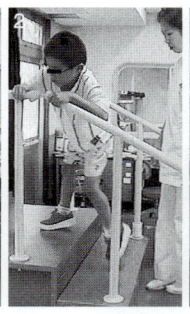

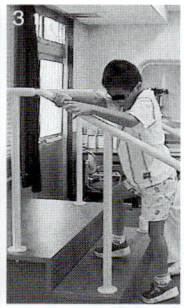

図20 階段昇降：両手手すり（DMD，1，3，6歳）
1. 上り（前半）：両上肢と手すりに近いほうの下肢で体を支持し他方の下肢を一段上に上げる．
2. 上り（後半）：一段上に上げた下肢の膝をロックし，手すりを引き寄せるように体を引き上げる．
3. 階段下り：後ろ向きになり，両上肢で手すりをつかみ，体を支えながら手すり側の下肢から下ろす．前向きに下りるのは，アキレス腱の著しい短縮と大腿四頭筋の筋力弱化により困難である．

り上肢はほとんど下垂したままである．

4 階段昇降

階段昇降の方法は運動機能の障害度によって異なる．ここでは体幹・下肢 stage が3，2b，2a の症例について紹介する．

a. 両手手すり
（DMD，1，3，6歳）（図20）

階段の上り方（図20-1, 2）は両手で手すりを握り，手すりから遠い側の下肢を一段上に乗せる．このとき，股関節は大腿四頭筋の弱化とアキレス腱の短縮のため外転する．次に，手すりに体を預けるようにして両上肢の力で体を引き上げる．

下り方（図20-3）は後ろ向きになり，両手で手すりを引きながら，手すりに近い方の下肢から一足一段で下りる．筋力はMMTで股関節周囲筋は3，大腿四頭筋2，下腿の筋群3および上肢の筋群は4である．このような階段昇降は下肢の筋力の弱化を上肢の筋力で最大限補う方法である．

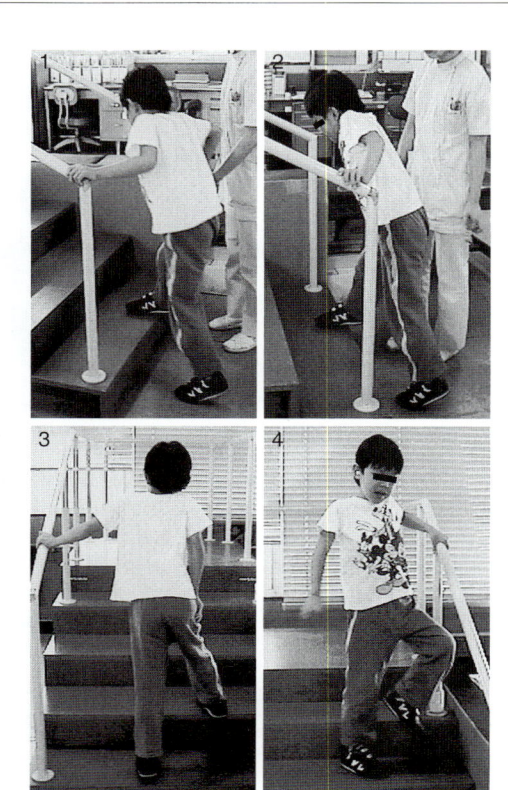

図21 階段昇降：片手手すり，片手膝
（DMD，1，2b，8歳）
1. 階段上り：股関節は外転し一段上に右脚を乗せ，左上肢で体を前方に引き寄せる．
2. 階段上り：右下肢と左上肢で体を押し上げるが，右大腿四頭筋の筋力は弱化しているため，右上肢は大腿部上でその筋力を補っている．
3. 階段上り：右上肢は右大腿部上で大腿四頭筋の筋力を補う．
4. 階段下り：左上肢で体重支持を補いながら一足一段で下りる．先に下ろした足部はアキレス腱の短縮により内転する．

b. 片手手すり，片手膝
（DMD，1，2b，8歳）（図21）

階段の上り（図21-1～3）は片手を手すりに，もう一方の手を大腿部に置き一足一段で行う．手すりを持った手でバランスを保ちながら反対側の下肢を一段上に上げる．このとき，股関節は外転し歩隔を大きくとり足部はアキレス腱の短縮のため内転する．大腿部に置いた手（図21-3）は大腿四頭筋の筋力（MMT 2）を補い膝関節を伸展させる．上肢の筋力はMMT 4であることから，手す

力（MMT 3）の作用を補う（図22-1, 2）．右足部を先に一段上に乗せる理由は，アキレス腱短縮の程度が左よりも右が軽いことから，体を引き上げるときに右膝関節をロックしやすいためである．

階段の下り（図22-3, 4）では，片手で手すりを押さえ弱化した下肢の筋力，特に大腿四頭筋の筋力を補いながら一足一段で下りる．左足が接地するとき，弱化した大殿筋の筋力（MMT 2）を代償するように股関節および脊柱は伸展位を保つ（図22-3）．

5　移乗動作

移乗動作には大きく分けて，前後移りと横移りの2種類がある．ここでは，体幹・下肢stageが7および5の症例による前後移りとstage 5の横移りについて紹介する．

a.　前後移り①
　　（DMD，5, 7, 15歳）（図23）

車いすからプラットフォームへの移乗動作（transfer）を図23に示す．まず，車いすをプラットフォームに直角につける．上腕二頭筋（筋力はMMT 3）は腸腰筋（筋力はMMT 2）の作用を補助し，脚を片方ずつ抱えるようにしてプラットフォーム上に乗せる（図23-1, 2）．次に，車いすをプラットフォームに寄せ，ずり這いで前方へ移動する（図23-3, 4）．

b.　前後移り②
　　（BMD，1, 5, 18歳）（図24）

車いすとプラットフォーム間の移乗動作を図24に示す．プラットフォームに直角に近づき，上肢筋群（筋力はMMT 4）を使い，両脚ともプラットフォーム上に乗せる（図24-1）．体幹を前に倒し（図24-2），前方で支える両上肢と立てている左脚で体幹を持ち上げ（push up），前方へずり這いをする（図24-3）．

車いすへ戻るときは左脚を立て車いすに対して半身（図24-4）となり，車いすの肘掛と座シートに

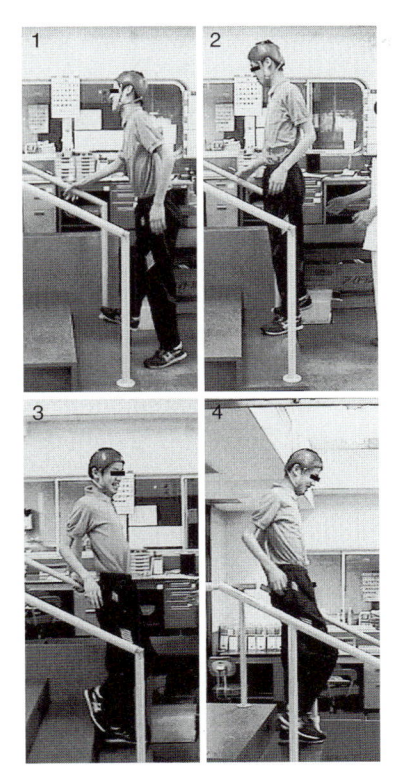

図22　階段昇降：片手手すり（BMD, 1, 2a, 16歳）
1. 階段上り（前半）：手すり側の足部を階段の端部に乗せ，片手で手すりを引く．
2. 階段上り（後半）：手すりを引き大腿四頭筋の筋力を補うように体を引き上げ，一足一段で上る．
3. 階段の下り（前半）：左手で手すりを握り，股関節，脊柱とも伸展位を保ちながら左脚を接地させる．その直後，右脚が下ろされる．
4. 階段の下り（後半）：右脚の接地直前．一足一段で下りる．

りに置いた手（図21-1, 2）は体を引き上げあるいは押し上げるように働く．

階段の下り（図21-4）は，片手で手すりを握り一足一段で下りる．下ろした足部はアキレス腱の短縮のため内転し，同様に膝関節は伸展し腰椎は前弯する．

c.　片手手すり
　　（BMD，1, 2a, 16歳）（図22）

階段の上りでは，手すり側の足部を一段上の端部に乗せ（図22-1），片手で手すりを引くことで（上腕二頭筋筋力はMMT 4）弱化した大腿四頭筋筋

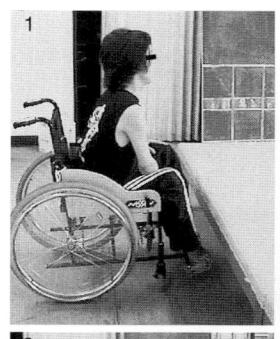

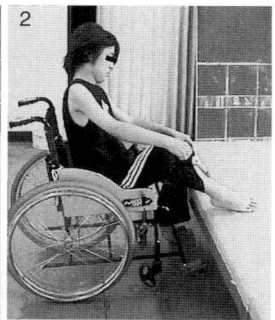

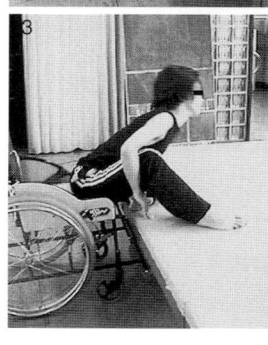

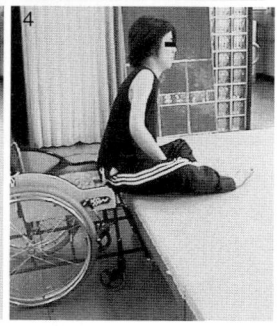

図23 移乗動作：前後移り①（DMD，5，7，15歳）
1. 両手で脚を持ち上げる：腸腰筋の筋力（MMT 2）を上腕二頭筋の筋力（MMT 3）で補う．
2. 両脚をプラットフォーム上に：ハムストリングスの短縮のため膝は伸展できない．
3. 前方へ移動：両脚を乗せたあと，ずり這いで前方へ移動する．
4. 胡座位：プラットフォーム上に移ったあと胡座位となる．

手を置く．次に，座シート上の上肢を中心に上肢と左脚を使い体を押し上げ（ハムストリングスの筋力は MMT 4）車いす上に引き込む（図24-5）．

この程度の運動機能障害度の患者にとって，前後移りは push up 動作が可能なためきわめて容易であり，かつ安全な移乗動作となる．

c．横移り
（BMD，4，5，17歳）（図25）

車いすとプラットフォーム間の横移りを図25に示す．車いすはプラットフォームに斜めにつけ，一側の上肢をプラットフォーム上で伸展保持（図25-1）させる．筋力は MMT で三角筋3，上腕三頭筋3，股関節周囲筋2，大腿四頭筋2 およびハムストリングス4 である．次に，反対側の上肢を膝上で体幹の保持および大腿四頭筋の筋力を補うように伸展保持（図25-2）させ，体幹を前方に傾斜させながら押し上げる．上肢の筋力，特に上腕三頭筋の筋力が MMT 3 あり，肘関節も完全伸展できることがこの動作を容易にしている．体全体を車いすから浮かしたあと，腰部をプラットフォーム側

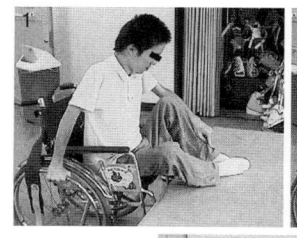

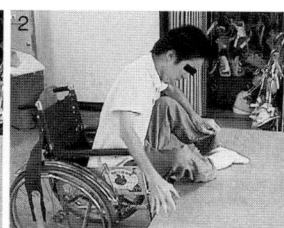

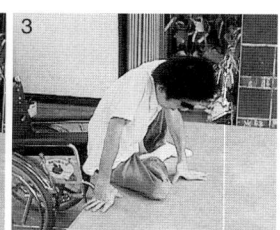

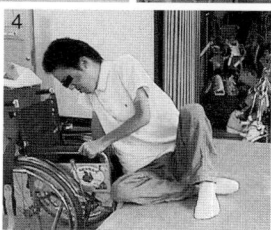

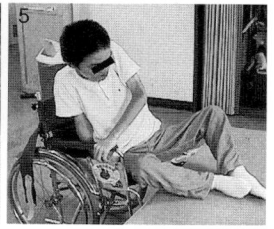

図24 移乗動作：前後移り②（BMD，1，5，18歳）
1. 両脚を乗せる：プラットフォーム上に両脚を乗せ車いすを引き寄せる．ハムストリングスの短縮のため膝は屈曲位
2. 体幹を前倒：体幹を前倒しプラットフォーム上に手を置く．
3. ずり這い：両上肢と片脚で体を持ち上げ前方へずり這いをする．
4. プラットフォームから車いすへ：車いすに対し半身に構え上肢は肘掛と座シート上で上体を支える．
5. 体を引き込む：シート上に置いた上肢を中心に体を回転し，体を車いす上に引き込む．

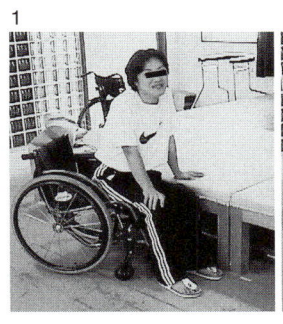

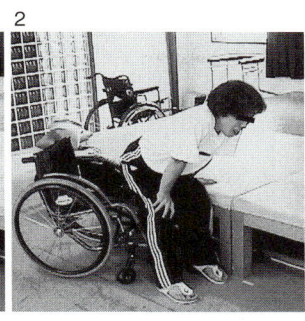

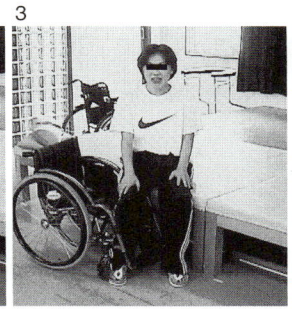

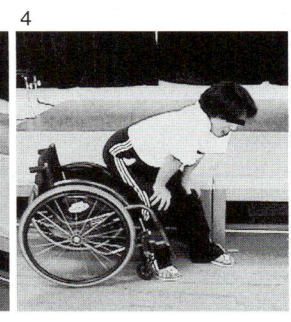

図 25　移乗動作：横移り（BMD，4，5，17歳）
1. 車いすを斜めに寄せる：車いすをプラットフォームに対してやや斜めに横付けし，一側の上肢をプラットフォーム上に，反対側の上肢を膝上に置き伸展保持する．
2. 体の押し上げ：両上肢を伸展保持することで体幹筋，股関節周囲筋，大腿四頭筋などの筋力を補う．体を前倒しし，体重心を前方に移すことで腰部を押し上げる．
3. 端座位：プラットフォームに移乗したあと，両上肢を膝上に置き，戻る準備をする．
4. 車いすに戻る：Gowers 徴候を利用し立ち上がり，車いすに座る．

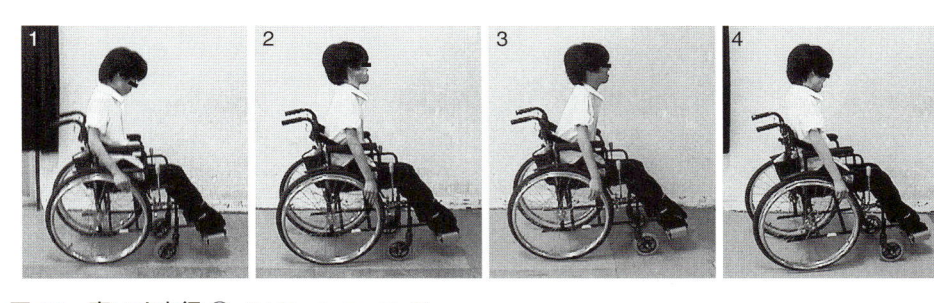

図 26　車いす走行①（DMD，9，7，22歳）
1. 車いす走行（前進）：車いすの前進駆動開始時，体幹はわずかに後傾し頸椎は屈曲する．肩関節の伸展はほとんどなくハンドリムを握ったときの肘関節屈曲は約 40°である．
2. 車いす走行：体幹を前傾し，体幹および上肢の重さをハンドリムに伝えることと，わずかに残存する上腕三頭筋などの筋力により前進する．肩関節の動きはほとんどなく肘関節がわずかに伸展する．体幹はすぐに引き起こされるため，ストロークは非常に小さくなる．
3. 後進：体幹をわずかに前傾し，ハンドリムの前方を握る．頸椎はバランスを保つように伸展する．
4. 後進：ハンドリムを握ったまま体幹を後傾する．このとき頸椎は屈曲する．

に下ろす（図 25-3）．

車いすに戻るときは車いすに対して図 25-3 のように座り，Gowers 徴候を利用して腰を浮かし車いすに移乗する（図 25-4）．

6　車いす走行

車いすの駆動は機能障害度が低い場合，上肢の筋群，特に三角筋および上腕三頭筋の筋力により駆動力を得るほぼ通常の駆動方法となる．ところが，機能障害度が高くなると通常の駆動方法はとれなくなるため，体幹および頭部の動きを車いすに伝えることで駆動力を得るようになる．ここでは，上肢 stage がそれぞれ 9 と 7 における車いす走行を紹介する．

a.　車いす走行①
　　（DMD，9，7，22歳）（図 26）

この患者の上肢筋力は三角筋，上腕三頭筋および上腕二頭筋が MMT 2⁻，体幹についても背筋

がMMT 2，腹筋はMMT 1である．これらの筋力は車いすを駆動させる筋力としては非常に小さいため，その原動力の多くは体幹および頭部の前後運動で得る．

前進駆動開始直前，体幹はわずかに後傾し代償的に頸椎は屈曲する（図26-1）．前進駆動は体幹を前傾させると同時に，ハンドリムを握った手をわずかな上腕三頭筋の筋力（MMT 2）および上肢を介して負荷される重量で前下方に動かす（図26-2）ことにより行われる．肩関節の動きは三角筋の筋力（MMT 1程度）が弱いためほとんどみられない．体幹の前傾をもとに戻す復元力（背筋の筋力MMT 2）はきわめて小さいため体幹はすぐに起こされ，次の駆動準備に入る．したがって，ストロークは非常に小さくなる．

車いすを後進させるときは体幹を前傾させ，ハンドリムを握ったまま体幹を後方に起こす（図26-3）ことにより可能となる．

したがって，この場合の原動力は主に体幹と頭部の前後運動と，わずかに残存している上腕二頭筋の筋力である．

b. 車いす走行②

（BMD，7，7，23歳）（図27）

図27に示す車いすは簡易型電動車いすである．これはハンドリムを回す力を増幅して駆動力とするタイプの車いすである．この患者の筋力はMMTで三角筋が2，上腕三頭筋および二頭筋が3である．このような車いすを使うことによって，車いす駆動に重要な三角筋の筋力がMMT 2程度であっても平地の実用走行およびスロープの走行が可能となる．

車いすの前進走行（図27-1，2）では，背中を背もたれにつけたまま大車輪の頂点から前方へハンドリムを回す．上腕三頭筋の筋力がMMT 3であるので肘関節伸展（図27-2）による駆動が可能となる．

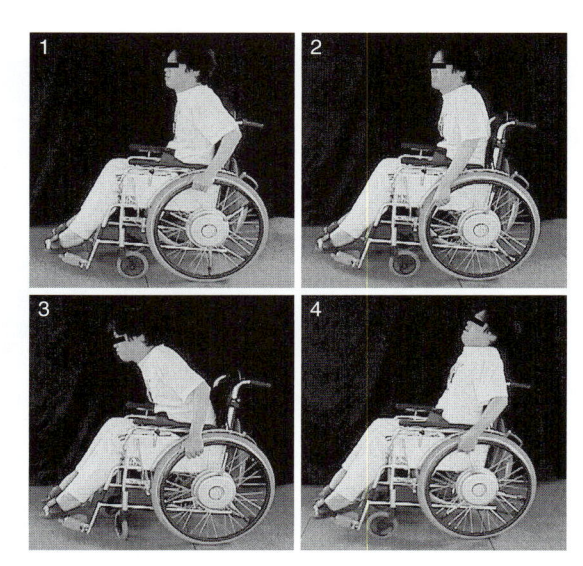

図27 車いす走行②（BMD．7．7．23歳）
1. 車いす走行（前進）：大車輪の頂点でハンドリムを握る．
2. 車いす走行（前進）：背をつけたままハンドリムを前方へ回す．
3. 車いす走行（後進）：体幹を前傾しハンドリムを握る．
4. 車いす走行（後進）：体幹および頸部を起こしハンドリムを後方に回転させる．

後進走行では，広背筋など肩関節の伸筋群の筋力がMMT 2未満であるため，肩関節の運動だけでは後進は困難となる．したがって，車いすの後進では体幹を前傾してハンドリムを握り（図27-3），次に体幹を後傾して（図27-4）ハンドリムを後方に回転させるのである．

●参考文献

1) 浅野 賢ほか：ステージ分類の判定について．松家 豊（編）：筋ジストロフィー症のリハビリテーション—理学療法・作業療法—運動機能評価（改訂），pp.101-108，徳島出版，1994．
2) 宇尾野 公義ほか：進行性筋ジストロフィー症．宇尾野 公義，五味重春（編）：リハビリテーション医学講座第13巻 神経筋疾患，pp.2-34，医歯薬出版，1984．
3) 中村隆一ほか：基礎運動学．第4版，pp.296-321，医歯薬出版，1995．
4) 石原傳幸：Duchenne型筋ジストロフィーの治療と合併症に関する最近の知見．PTジャーナル，29:76-81，1995．
5) 鴻巣 武：PMDとは．青柳昭雄（編）：筋ジストロフィー症のリハビリテーション，pp.3-14，徳島出版，1987．

VIII 脳性麻痺の動作

■学習目標
- 異常姿勢・運動について各タイプ別の特徴を列挙できる．
- 脳性麻痺児の動作を発達障害の視点から説明できる．
- 動作の異常を分析し，治療プログラムの立案に利用できる．

A 動作の特徴

子供は母親の羊水中で無重力に近い状態で10か月あまり生活し，この地上に生まれてくる．地上では重力が働いており，移動運動や姿勢保持には重力に抗した運動をすることが必要である．支持，起き上がりにおける抗重力の発達は頭の位置を段々と高くし，広い支持面より狭い支持面へと変化をする．これに伴いバランス反応も発達し，2足で立ち上がり，約1年で歩行ができるようになる．

脳性麻痺児は姿勢反射の脱コントロールにより，抗重力の発達が遅れたり，停止したりするばかりでなく，異常な姿勢運動パターンを示し異常な発達をしていくことが多い．また，神経学的症状も多種多様であり，障害の程度も寝たきりの児から歩行ができる児までとさまざまである．

動作分析では，脳性麻痺児の運動特性を理解し，正常な運動を阻害している因子を見つけ出し，本来であれば正常発達で経験できている運動感覚を，どのようにして理学療法に応用していくかが大切となる．ここでは，臨床的によくみられる症例を紹介し，背臥位，腹臥位，寝返り，四つ這い，座位，立位・歩行における姿勢や運動の特徴を分析し解説する．これら各姿勢や運動における異常性の特徴は，①筋緊張の異常（姿勢の変化などに対して過緊張や低緊張，動揺性），②ある一定の運動パターンでしか動けない（stereotype），③分離した姿勢や運動が難しい，④重力に抗した3次元的な動きが難しい，⑤非対称姿勢（四肢，体幹の左右差），⑥連合反応の出現（いつも同じ運動パターンで反応），⑦代償運動（より障害の軽度な部分を過剰に使う），である．

B 動作分析の実際

1 背臥位

痙直型両麻痺児は，正常より発達が遅れるが，頸部のコントロールが発達し，上肢は障害がないかのようにみえる．児は正中位で手と手を合わせたり，手を口に持っていくなどの正中位指向が発達してくる．初期には下肢の自発運動も少なく，痙性がないかのようにみえる．しかし，視覚や聴覚による活動性が高まると，取りたい欲求で手のリーチ動作や把握動作が発達してくる．このころ，上肢と下肢の発達の差やアンバランスが生じてくる．下肢の運動では，下肢の痙性や下部体幹の低緊張により骨盤を後傾したり，下肢の抗重力の発達がなされず，足裏を合わせたり，手で足をつかみ口に持っていくなどの協調運動を経験することができない．徐々に動きが活発になり痙性が出現してくると，下肢のキッキングは屈曲相（股関節屈曲・外転・外旋，膝関節屈曲，足関節背屈），伸

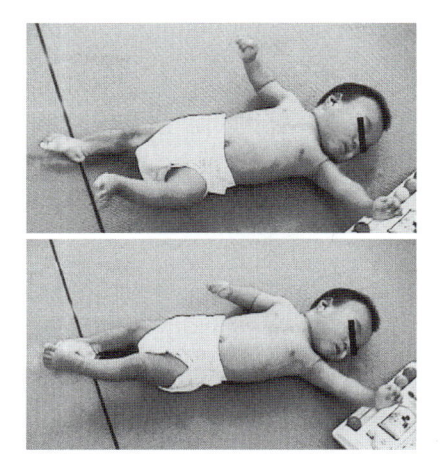

図1 痙直型両麻痺児
左下肢キッキング（屈曲相，伸展相）がみられる．

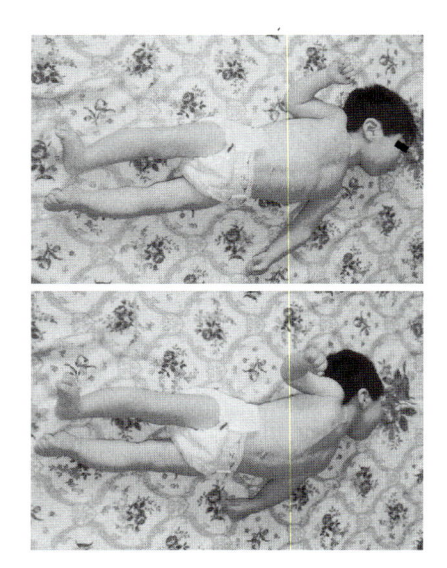

図2 痙直型四肢麻痺児
非対称性緊張性頸反射・緊張性迷路反射で後弓反張が出現している．

展相（股関節伸展・内転・内旋，膝関節伸展，足関節底屈・内反）の運動パターンを示し，抗重力・分離運動が欠如している（図1）．抗重力の発達が進み，立ち上がり，歩行をするときには股関節・内転・内旋，尖足になることが予想される．さらに下肢の伸筋痙性が強くなってくると，両下肢は，交差し股関節の脱臼の危険性が高くなる．

痙直型四肢麻痺児は，背臥位で初期より緊張性姿勢反射（緊張性迷路反射，非対称性緊張性頸反射）の影響を受け，後弓反張が出現している（図2）．この後弓反張は後頭部を支持点として，頸や脊柱の捻れを伴って突っ張り，頸の一側への回旋・側屈，肩甲帯の後退，脊柱の側弯，骨盤の挙上・回旋などの非対称姿勢を強め，下肢の伸筋痙性とともに股関節の脱臼の危険性を大きくしている．脊柱の側弯が進行してくると，脊柱の曲がりが大きくなるだけでなく胸郭が変形してくる．胸腔内には心臓・肺などの生命維持にとって大切な臓器があり，圧迫などで機能低下をきたす危険性が大きくなる．発達的には頸部がしっかりとしていなかったり，手と手を合わせる正中位指向，興味の対象物にリーチをしてくる抗重力の運動などができない児も多い．これらの児は，てんかん発作，視力障害，聴力障害などを合併していることも多い．近年これらの重度重複障害児が増えてきている．

アテトーゼ型四肢麻痺児は，筋緊張が低く，されるがままの姿勢でいることが多い．児は外界からの刺激に対して反応し，活動性が高まってくると全身が突発的に伸展パターンで反応をするようになる．伸展パターンが強まってくると，頸，肩甲帯が後退し，非対称姿勢となってくる（図3）．頸は一側に回旋し，中間位での保持や追視が困難であり，頸のコントロールが欠如する．手は肩甲帯の後退により，目と手の協調性や手−手−口などの正中位指向の発達が阻害される．口は伸展パターンにより開口してしまい，閉じることが下手で食物を飲み込むときの陰圧がつくれず，嚥下障害をきたす．このために食事やよだれなどの問題をもつ児が多い．食べ方の下手な児は，話し言葉を習得するのに必要な口の巧みな運動を獲得しておらず，言語障害となることが多い．

2 腹臥位

痙直型両麻痺児は，四肢麻痺児に比べると頸部のコントロールや上肢の支持性が発達しやすく，腹臥位で遊べることが多い．しかし，腹臥位にて

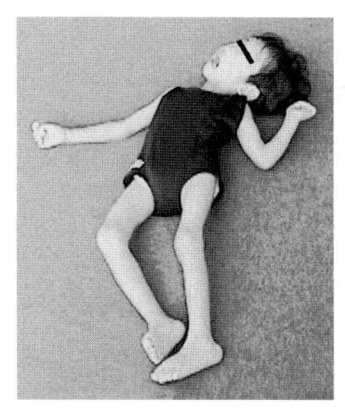

図3　アテトーゼ型四肢麻痺児
非対称姿勢で肩甲帯が後退している.

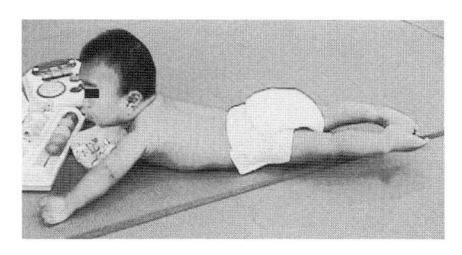

図4　痙直型両麻痺児の全身伸展パターン

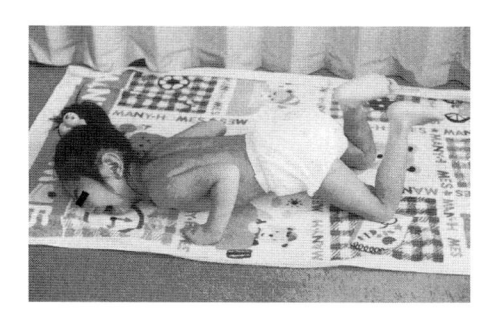

図5　痙直型四肢麻痺児
緊張性迷路反射で屈筋優位の姿勢をとる.

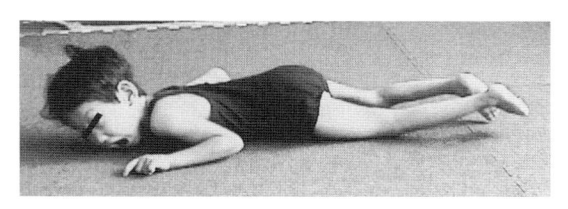

図6　アテトーゼ型四肢麻痺児
非対称姿勢で頭部挙上がみられる.

上肢で支持し，頭や体幹を持ち上げ始めたときに，下肢の伸展パターンが目立ってくる（図4）．頸部を過伸展し，上肢も伸展パターン（肩関節内旋，肘関節伸展，前腕回内，手指屈曲）で支持し，腰椎前弯，下肢伸展パターン（股関節内転・内旋，膝関節伸展，足関節底屈・内反）で全身性の運動となる．この運動は，肘屈曲位で中間関節をコントロールしての肘支持がむずかしく，前腕回外位で手を使って遊ぶことができない．

　痙直型四肢麻痺児の重症児では，頭部を挙上し反対側へ回旋することができないので，気道の確保がむずかしく，腹臥位をいやがることが多い．腹臥位にすると，緊張性迷路反射の影響で屈筋優位となる（図5）．頸部は左回旋・右側屈し，肩挙上・肩甲帯後退する．上肢は屈曲で体の中枢方向に引かれ，脊柱，股関節も伸展することができず屈曲位である．腹臥位での上肢支持と抗重力伸展の発達が阻害され，屈曲優位の異常発達を余儀なくされてしまう．

　アテトーゼ型四肢麻痺児は，筋緊張が動揺するため，正中位で頭を持ち上げることや保持することなどの頸部のコントロールが不十分である（図6）．下肢に比べ上肢の障害が重く，上肢の支持性も弱い．頸部の過伸展にて連合反応が出現し開口したり，肩甲帯を後退させ，上肢の支持や目と手の協調性の発達を阻害する．また，頸部の非対称性により脊柱・骨盤（左前方回旋）の捻れを伴った非対称姿勢を増強し，一方の股関節を内転・内旋し股関節脱臼の危険性を大きくする．

　ずり這いは，上肢の支持性が不十分で四つ這い移動ができない痙直型両麻痺・四肢麻痺児に多い移動である．このずり這い移動は，上肢を代償的に使うが，上肢の使い方としては引き込みを利用し，前方へ移動をする（図7）．このとき，頸・上肢の過剰な努力で連合反応が出現し，股関節屈曲・内転・内旋筋，足関節底屈・内反筋の筋緊張を上げる．この移動は，障害の軽い上肢の屈筋痙性を増し，障害の重い下肢の障害をより重度にしてしまう．このことにより，異常発達が増強され，体幹や骨盤の捻れを伴った非対称姿勢が進行する．これは，側弯症や下肢の交差により股関節脱臼の危

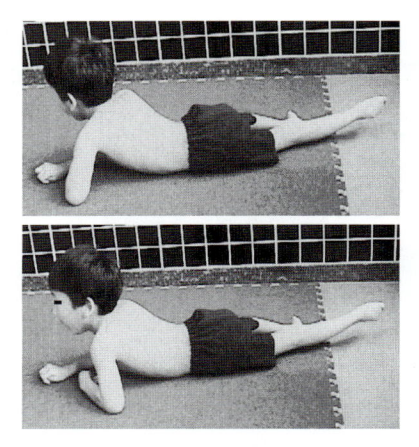

図7　痙直型四肢麻痺児のずり這い

険性を高めるので注意を要する．

3 寝返り

　寝返りは発達過程において，初めての移動運動である．頸がしっかりとし，子供が目・耳を感覚器として使えるころ，手による探索行動が盛んになる．子供は興味の対象物が視野のなかにあるのに，顔面側の手で把握できないとき，後頭側の手で正中線を越して対象物を把握しようとして，寝返りをする．上肢の支持が弱く，腹臥位を好まない子供は寝返りができなかったり，遅れたりする．
　脳性麻痺児は，頸のコントロール・上肢支持が不十分であったり，肩甲帯の後退により上肢を前方に出すことができなかったり，全身性の筋緊張亢進や過剰な努力により連合反応が出現し，異常運動となってしまう．
　痙直型両麻痺児は，障害の重い側に寝返りをするのが通例である．頸を障害の重い側へ回旋し，障害の軽い側の上肢を前方にもっていき，頸の立ち直りにより，肩と骨盤を同時に回旋し，下肢が遅れてついてきて腹臥位になる（図8）．下肢に比べ，上肢の障害程度が軽いために，頸・上肢が寝返りを誘導し，下肢の動きが少ないのが特徴的である．頸・上肢の過剰な努力により連合反応が出現し，下肢の伸展痙性が増強されることも多い．

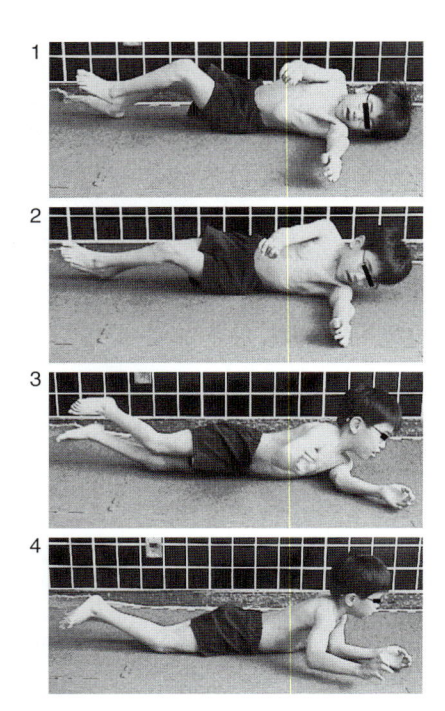

図8　痙直型両麻痺児の寝返り

　痙直型四肢麻痺児は，背臥位でコントロールのできる頸を後方へ反り返らせ，障害の重い側へ回旋し，頸の立ち直りにより，肩と骨盤を同時に回旋し，全身性の屈曲パターンを用いて寝返りをする（図9）．このとき，下側上肢の支持性もなく，全身性の屈曲パターンのため，上肢が体幹の下になり，上肢を体幹から出すことができなかったりする．なんとか腹臥位になれたが，腹臥位になるまでの過剰な努力により屈筋痙性が強まり，この姿勢での活動には制限をきたし，好まないことが多い．この結果，上肢の支持性や抗重力伸展の発達が阻害される．
　アテトーゼ型四肢麻痺児は，下肢より運動を開始し，骨盤と肩が同時に回旋し，遅れて上肢を前方に出すが，頸のコントロールや上肢支持が不十分なため，下側の肩での支持で頭を持ち上げることができず，そのままで腹臥位になる．これらのタイプの児は，上肢に比べ下肢の障害が軽く，下肢・骨盤より運動を開始するのが特徴的である（図10）．腹臥位においても，頸のコントロールや上肢の支

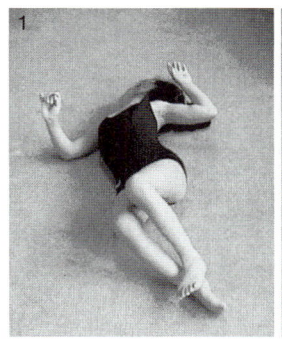

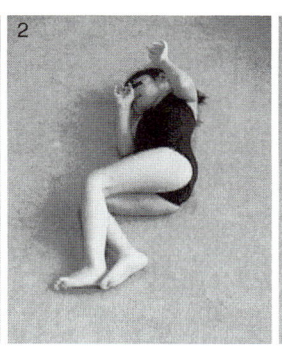

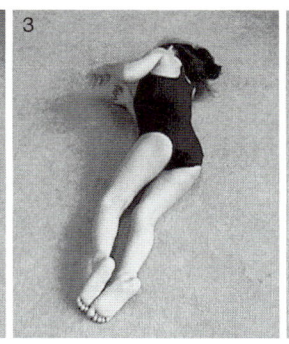

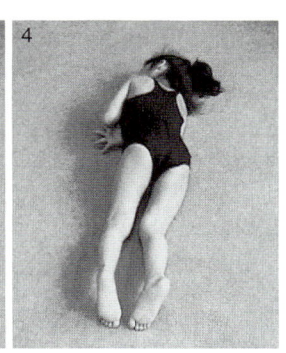

図 9　痙直型四肢麻痺児の寝返り

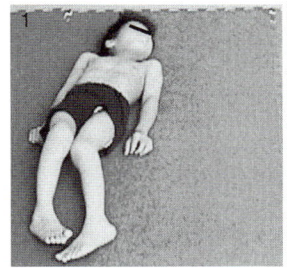

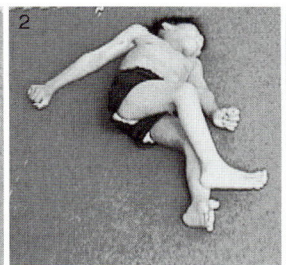

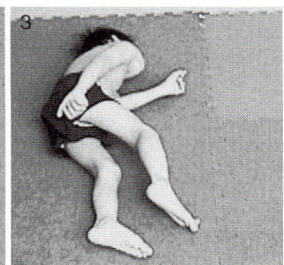

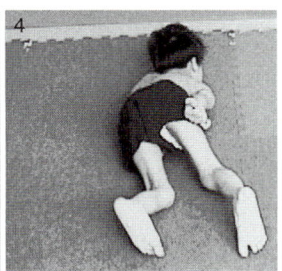

図 10　アテトーゼ型四肢麻痺児の寝返り

持性が不十分で緊張性姿勢反射の影響を受けている児は腹臥位が嫌いであり，寝返りをしようとしないことが多い．

4　四つ這い

　脳性麻痺児の異常な四つ這い移動として多くみられるのが，バニーホッピングである．この移動は，上下肢の交互性がなく，全身性屈曲パターンを使う．上肢屈曲，手指屈曲，脊柱後弯で体幹の回旋が欠如し，前後への体重移動で前進運動をする（図11）．四つ這いから体幹を回旋しての横座りや長座位になることがむずかしく，下肢の屈曲拘縮を強め，全身性屈曲パターンを形成してしまう．

　上下肢の交互性の四つ這い移動を獲得しても，肩甲帯の安定性が不十分であり，上肢の支持も肩関節が内旋し伸展力を補い，手指屈曲で手根支持となっている．脊柱の伸展，体幹の回旋も不十分で，股関節が屈曲し膝を前方に出すときに股関節の動きだけでなく，体幹の側屈で骨盤を引き上げて代償する．このため，股関節屈曲・内転・内旋が強まり，痙性屈曲パターンで足関節が背屈し下腿が浮いている（図12）．脳性麻痺児は筋緊張が高いばかりでなく，下部体幹の筋緊張が低いため，腰椎の前弯が強く骨盤が安定せず，骨盤の側方への動揺の動きとなってしまう（図13）．下肢の運動では，膝で支持し前方へ移動するが，痙性伸展パターン（股関節内転・内旋，膝関節伸展，足関節底屈・内反）となり膝での支持がなくなり，より骨盤が不安定になる．

　上肢の支持が弱いアテトーゼ型四肢麻痺児は，緊張性対称性頸反射を利用し，頸を伸展して，上肢の支持を保っている．上肢は肩関節内旋，前腕回内し伸展力を補い，手指屈曲位で支持しているが，重心を前方にかけないようにし，脊柱後弯，股・膝関節の屈曲が大きくなっている（図14）．移動は，バニーホッピングあるいは上下肢をわずかずつ前に出し，上肢に体重がかかりすぎないようにして

図11 痙直型両麻痺児のバニーホッピング

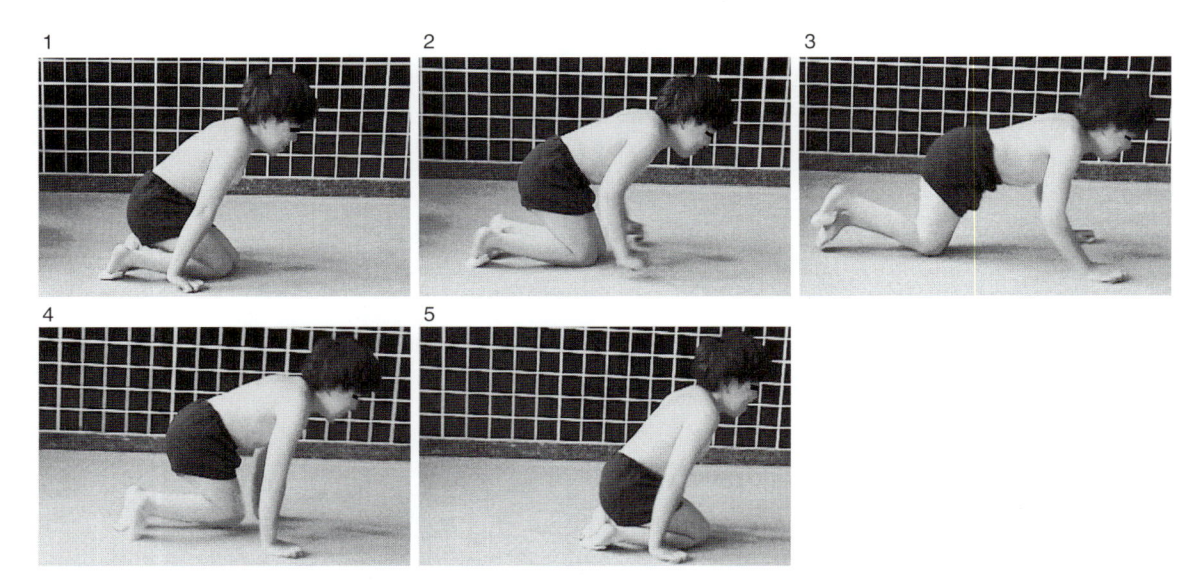

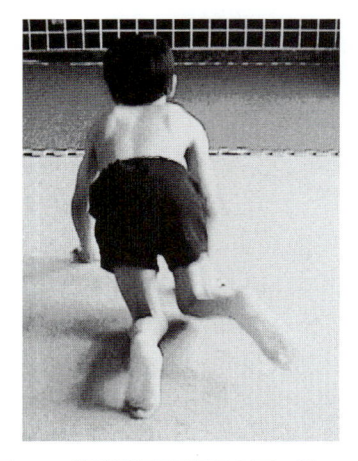

図12 痙直型両麻痺児の四つ這い
股関節内旋，足関節背屈で下腿が浮いている．

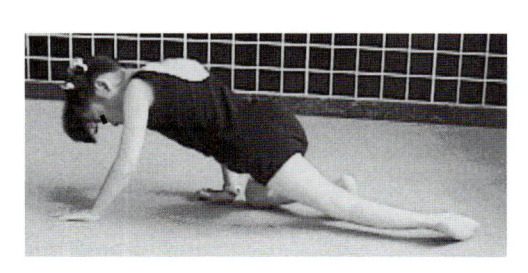

図13 痙直型両麻痺児の四つ這い
下肢の伸展パターンにより膝の支持がはずれる．

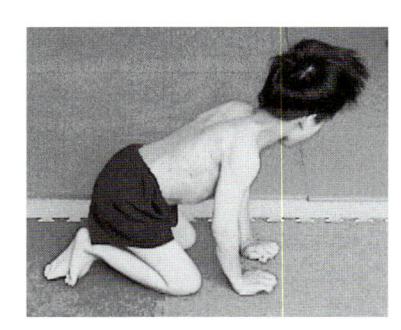

図14 アテトーゼ型四肢麻痺児の四つ這い
対称性緊張性反射を利用し上肢の支持を保っている．

いる．体重がかかりすぎると，上肢で支持できなくなり，頭部や顔面を打ってしまう．

5 座位

脳性麻痺児の多くが獲得できる座位は割り座(split sitting) である (図15)．腹臥位から上肢を支持し，体幹を押し上げ四つ這いになり，重心を後方へ移動して座る．上肢の支持性が弱い児は前腕で支持し，腕の引き込みで膝を腹部の下へ引き寄せ，上肢支持で体幹を起こしてくる．
割り座は基底面積が広く，骨盤の不安定さを股

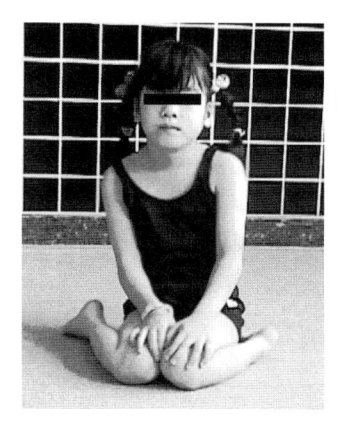

図15 痙直型両麻痺児の割り座

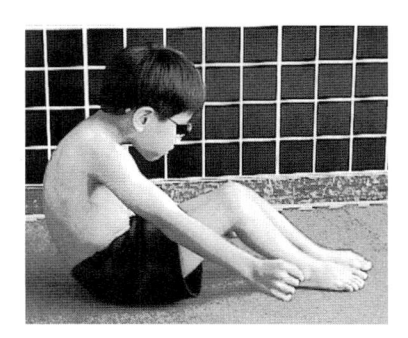

図16 痙直型両麻痺児の長座位

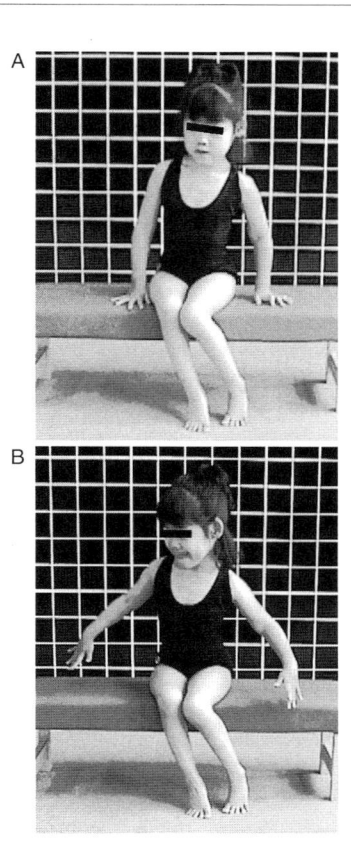

図17 痙直型四肢麻痺児の台座位
B：屈筋スパズムで上肢支持がはずれる．

関節屈筋・内転筋・内旋筋などで代償的に固定し，姿勢を安定させる．このため，両手が使いやすく遊びやすいので，この姿勢を好む．割り座ばかりの活動は股関節屈筋・内転筋・内旋筋，膝関節屈筋などの筋緊張を増し，立位姿勢がとりにくくなったり，変形・拘縮の異常発達を進行させるので注意を要する．

　長座位は姿勢保持に過剰な努力を要し，姿勢が安定せず，手を自由に使うことができないこともあり，日常生活上でもこの姿勢をとらないことが多い．多くの児はハムストリングスが短縮しており，骨盤が後傾し仙骨支持で重心は後方にある．このために，痙直型両麻痺児は頸，肩，上肢，上部体幹の障害の軽い部位を代償的に使い，過剰な努力で重心を後方から前方に持ってきて，後方への転倒を防いでいる（図16）．この結果，脊柱の後弯や下肢の連合反応が強まり，股関節屈筋・内転

筋・内旋筋，膝関節屈筋，足関節底屈筋などの筋緊張が増し，下肢の交差や尖足が増強する．

　台座位は，長座位に比べるとハムストリングスの短縮の影響が少ないので，骨盤は起こしやすい．しかし，重心が右側の殿部にあり，右骨盤が後方回旋し，左股関節内転・内旋を強め，対称的に体重をかけられず，骨盤が不安定となる．この不安定さやバランスの不十分さを手の支持で補っている（図17A）．台座位は，重心の位置が高くなるため，バランス能力が要求され，恐怖心で屈曲姿勢や筋緊張を高めることがある．バランスを崩すと屈筋のスパズムが出現し，手の支持がはずれてしまう（図17B）．

　アテトーゼ型四肢麻痺児は，台やいすに座らせても，上肢で支持できず，座っていることがむずかしい．台座位にすると膝関節を過度に屈曲し，下

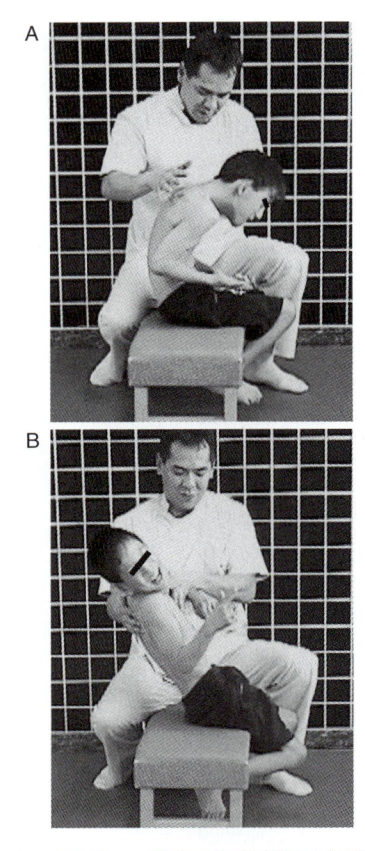

図18 アテトーゼ型四肢麻痺児の台座位
A：全身性屈曲姿勢，B：伸展パターンで後方へ転倒

腿で台を固定して代償的に姿勢を安定させようとする（図18A）．頸部が前屈，脊柱後弯，骨盤後傾し，全身的屈曲姿勢で瞬間的にバランスを保持をしている．しかし，前を見ようとして頸部を伸展すると伸展パターンが出現し，股関節，体幹の伸展により後方へ転倒してしまう．そして殿部は前方へ滑り落ちてしまう（図18B）．児は，筋緊張の動揺性により同時収縮が欠如し，全身性屈曲か伸展の両極端の姿勢になってしまい，中間位での姿勢保持がむずかしい．また，伸展パターンは，頸部や体幹の非対称姿勢を強め，肩甲帯を後退させるため正中位指向や目と手の協調性の発達を阻害する．

6 立位・歩行

痙直型脳性麻痺児の立ち上がり方は，つかまって膝立ちになるが，全身性の屈曲パターンのために膝関節屈曲位で股関節伸展できず，腰椎の前弯を伴う．膝立ち位にて，一側下肢に体重移動をし，もう一方の下肢を前方に持ってくる片膝立ちができない．これは，一側の股関節や膝関節だけを屈曲することができず，両股関節が屈曲してしまい，左右分離ができないためである．そのため，児は障害の重い下肢の支持性を障害の軽い上肢の引き込みで代償し，両足を同時に引き上げて立ち上がる pull standing をする（図19）．上肢の過剰な努力で連合反応が出現し，股屈筋・内転筋・内旋筋，膝屈筋，底屈筋などの筋緊張を高め，クラウチング姿勢となり踵接地が難しい．股関節内転・内旋位となり，重心が内側になるために，足部の内側で体重支持し踵接地をすると外反扁平足となる．

痙直型両麻痺児の歩行においては，下肢のバランス反応が欠如しており，障害の軽い頸部，上肢，上部体幹などを代償として使っていることが特徴的である．児は下肢を内旋，内転位にて突っ張り，立位をとっている．歩行をするためには，ある程度の関節の滑らかな動きや，重心の位置の高さが必要となるため，恐怖心などで股・膝関節を屈曲位にて歩行をし始める．これらのことより，股関節屈曲・内転・内旋，膝関節屈曲でのクラウチング姿勢の歩行となる．

左立脚中期（図20-1）では左股関節屈曲・内転・内旋，膝関節屈曲，尖足で歩行をしているが，体幹は左股関節屈曲位の伸展を上部体幹や肩で代償し，前方への推進力として使っている．股関節屈曲位で上部体幹が伸展するため，代償的に腰椎の前弯が増強する．頸部や体幹が左側屈しているのは，股関節内転・内旋で支持し重心が足部の内側にあり，非常に狭い基底面でバランスをとるための代償である．また，狭い基底面でバランスをとる必要があり，立脚期の時間が短く，もう一方の足を早く接地する．歩行ではこの支持，遊脚の連

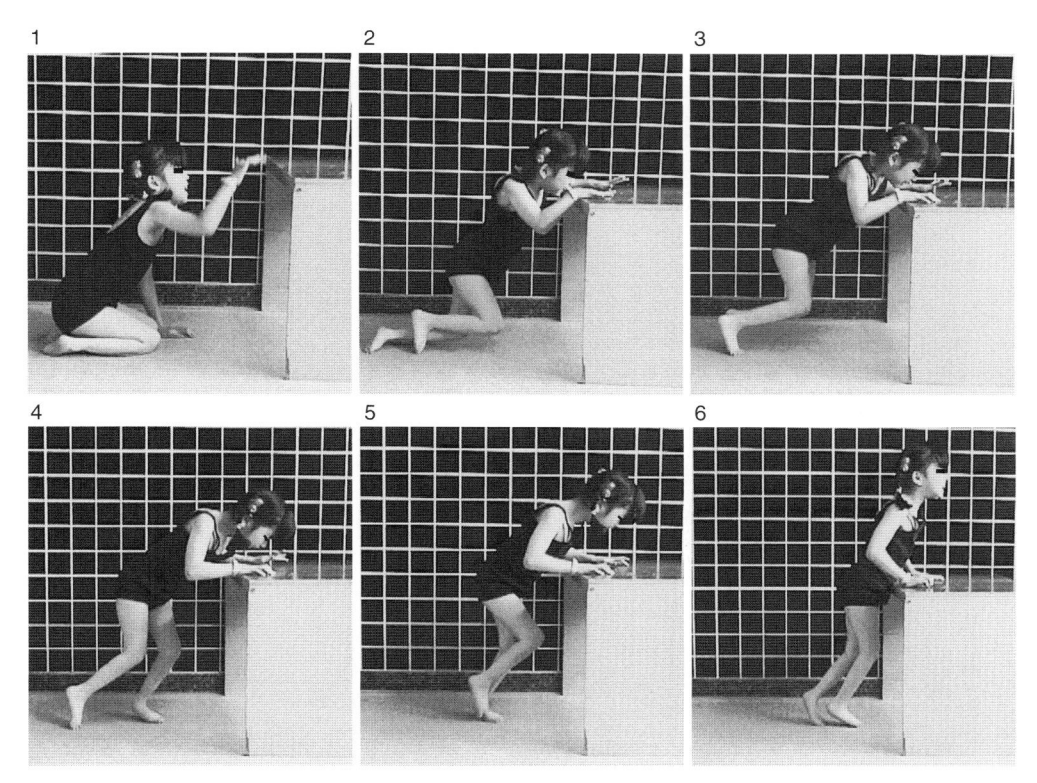

図 19　痙直型両麻痺児のつかまり立ち
上肢の引き込みで代償

続で，重心も前方にあるため急ぎ足となり，途中で立ち止まったり，ゆっくりと歩いたりすることが困難である．

左立脚後期（図 20-2）では股関節屈曲・内転・内旋，膝屈曲，足部内反で蹴り出している．正常歩行の立脚後期では，股関節が伸展で蹴り出しを行い，前進への推進力となっている．脳性麻痺児は股関節の屈曲から屈曲の動きで歩行をしており，伸展の感覚運動を経験していない．右遊脚足は股関節内転・内旋にて振り出し，足部は尖足内反で接地する toe-heel gait（つま先踵歩行）である．緊張性の反射の1つである陽性支持反応の影響で伸筋痙性が強まり，股関節内転・内旋，尖足歩行が増強し，変形や拘縮の原因となる．

右立脚前期（図 20-3）では toe-heel gait で足部は尖足で接地し，踵接地をするために股関節を屈曲して行っている．

右立脚中期（図 20-4）では，股関節屈曲のまま下肢に体重移動をしている．

右立脚後期（図 20-5）では右股関節を伸展することができず，右骨盤は後方回旋・右肩後退している．相対的に左肩・骨盤が前方回旋し遊脚足の股関節内転・内旋を増強している．これは同側性のパターンであり，体幹の回旋や手の振りを阻害している．

アテトーゼ型四肢麻痺児は知能が高く，上肢や体幹に比べて下肢の障害が軽いため，比較的早い時期から立ち上がり，立位を獲得することがある．しかし，上肢の障害が重く，立ち上がるときに上肢を使って体を引き上げることがうまくできず，立位の獲得は遅れる．立位に必要な伸展力を頸部や体幹の反り返りの代償運動を使って立ち上がるため，肩甲帯の後退が増強してしまう．また，立位姿勢では重心が後方にかかり，後方へ転倒しやす

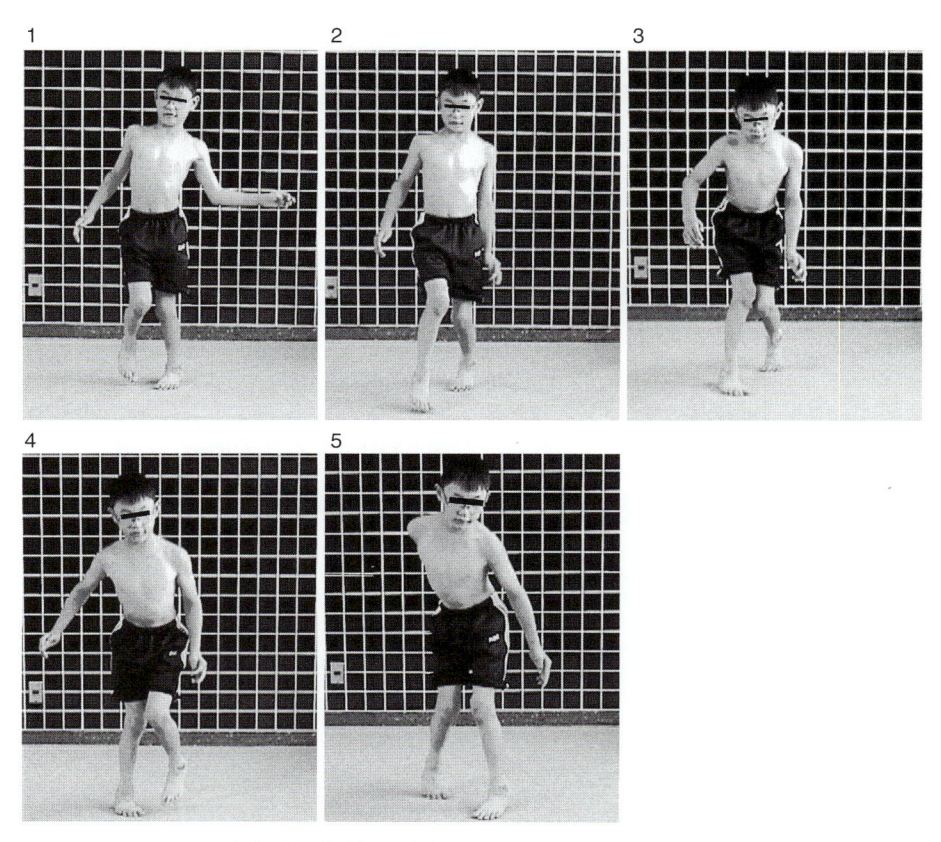

図20 痙直型両麻痺児の歩行
1. 左立脚中期，2. 左立脚後期，3. 右立脚前期，4. 右立脚中期，5. 右立脚後期

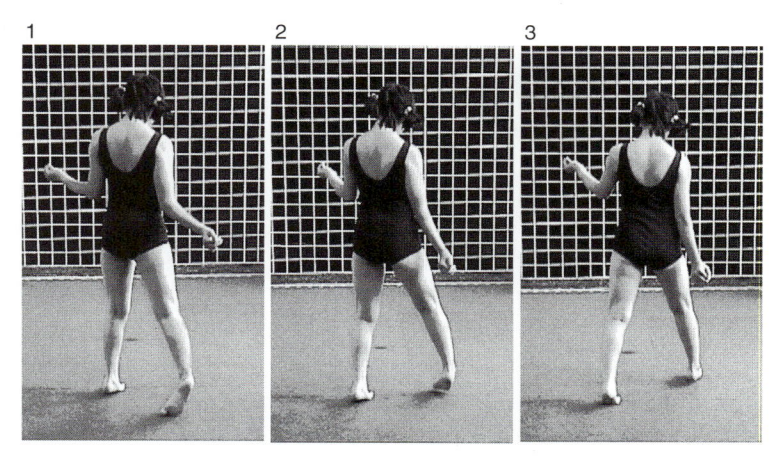

図21 アテトーゼ型四肢麻痺児の歩行
左立脚期，右遊脚期

くなる．転倒を防ぐために，顎を胸部に押しつけるように固定をしたり，肩関節内旋，内転，肘関節伸展位で手を前方で組み体幹を安定させるとともに，重心を前方へ戻しバランスをとる．立位で不安定な要素の1つは，不十分ながらもっているバランス反応が協調的に使えないことである．一側下肢へ体重がかかりすぎると，非体重側下肢が床より浮いて非体重側へ重心を戻そうとバランス反応を使うが，中間位で止まることができず，また体重を移動しすぎ，これを繰り返す動きとなる．

軽度あるいは中等度の児が歩行を獲得するが，遅れる傾向にあり，10歳を過ぎてから歩行ができるようになった児もいる．症例はアテトーゼ児歩行の左立脚期，右遊脚期を示す（**図21**）．軽度の反り返りを使い，伸展力を代償的に補っているため，肩甲帯の後退や腰椎の前弯が強くなっている．上肢は，肩関節外転・外旋，肘関節屈曲位で不自然な姿位をとっている．左立脚期の足接地は，toe-heel gait から足先と踵が同時接地し，股関節内旋で支持している．右遊脚期は，骨盤が大きく前方に回旋し，下肢の振出は膝関節伸展位，足関節内反・尖足のため，股関節を外転しての分回し歩行，引きずり歩行をしている．子供が歩行を獲得し始めたころは，足幅を広くとりバランスを補うためワイドベース歩行をしている．

● 参考文献

1) Bobath, B., Bobath, K.（著），梶浦一郎（監訳）：脳性麻痺の類型別運動発達．医歯薬出版，1978．
2) 鈴木恒彦（著），鈴木良平（編），津山直一（監）：脳性麻痺児の Locomotion. 脳性麻痺研究〔III〕, pp.268-288, 協同医書出版社，1980．
3) 佐久間和子（著），前川喜平（編著）：精密検診における境界児の診かたと扱い方．乳児健診における境界児の診かたと扱い方，pp.23-31, 診断と治療社，1994．
4) 富 雅男（著），寺沢幸一（編）：乳児の正常運動発達．脳性麻痺（第8回脳性麻痺研究会記録），pp.25-45, 協同医書出版社，1982．
5) 五味重春（編）：脳性麻痺．第2版，医歯薬出版，1989．

IX 多関節障害（リウマチ）の動作

■学習目標
- 関節リウマチ患者の起居動作の特徴を説明できる．
- 起居動作におけるリバースアクションと慣性の利用について説明できる．
- 痛みが増悪しないような動作を指導できる．

A 基本概念

関節リウマチ（rheumatoid arthritis; RA）は，原因が不明で，30〜50歳代の女性に多く発病し，増悪と緩解を繰り返す慢性の進行性疾患であり，関節炎による疼痛や腫脹，関節の変形・拘縮・動揺性，筋力低下などの機能・形態障害が出現する[1, 2]．そのため起居動作・歩行をはじめとする日常生活に影響を及ぼす能力障害が生じ，罹患年数が増すと障害が次第に増悪し重度となる症例が多い．RA患者の日常生活のなかで10年間に重症化した動作は，上下肢の複合動作としては起き上がりなど，上肢動作としてはグラスの水を飲む，タオルをしぼるなど，下肢の動作として移乗動作，立位保持などが報告されている[3]．今後起居動作のみならず日常生活動作の動作過程を詳細に分析することは，重症化する原因や運動療法の方法などを検討する資料となる．

本項で提示した症例は，RA歴14年と18年，上下肢の関節に疼痛と変形があり，体幹の徒手筋力テスト（manual muscle test; MMT）は4〜5程度，日常生活はリーチャーなどの補助具を用いてほぼ自立，短距離歩行が可能な2名である．

臨床場面における動作分析では，視覚的な観察（視察）が最も一般的である．視察をもとにして動作開始から完了までの動作過程のなかで動きが変化した時点を相として抽出し（図は各相を示している），各相における身体の動きを表として提示した．さらに，特徴的な臨床像を示す身体の動きなどは本文中に要点をまとめて記載した．

なお，動作を導く動きや特徴的な方法などを誘導動作として表現した．

B 動作分析の実際

RA患者の動作は，RAの進行状況，機能・能力障害の程度および生活環境などに影響される．RA患者の動作で共通した特徴は，関節に疼痛や関節可動域制限があれば，関節を注意深くしかも動かすことができる最大可動域まで動かしたり，または他の関節の動きや動作で代償したりする．筋力低下があれば，動作に必要な筋力が最小となる動作様式などで代償することも多い．たとえば，手関節背屈・指関節伸展位の手掌で体重を支持すると痛みが生じる場合，手関節掌屈・指関節屈曲位として手の甲で体重を支持する．四肢を伸ばすことで生じる四肢の重量を動作に利用することが困難となる関節の可動域制限がある場合，誘導動作を変更して動作を遂行するなど，さまざまな工夫をしている．特に，RAで特徴的な頸部の環椎，軸椎の脱臼の可能性があれば頸部の屈曲，回旋は禁忌となり，すべての動作において頸部の屈曲・回旋を避けた意図的な動作が認められる．

表1 背臥位からの寝返り（誘導動作：頸部・上肢から）

	頸部	上肢・肩甲帯	体幹上部，下部（骨盤帯）	下肢
1相→2相 背臥位→動作開始	左方回旋開始	右肩屈曲・水平屈曲開始 右肩甲帯の前方突出開始 右肩わずかに離床 右肘屈曲開始 左肩外転・肘屈曲開始	上部左方回旋開始 右上部わずかに離床	わずかに右股屈曲・膝屈曲開始 軽度左股外旋・屈曲開始 わずかに左膝屈曲開始
2相→3相 寝返り中期	左方回旋位（①）	右肩屈曲・水平屈曲増加 右肩甲帯の前方突出増加 右肘屈曲位	左方回旋増加 半背臥位出現	わずかに右股・膝屈曲位 左股屈曲・外旋増加，膝屈曲位
3相→4相 寝返り完了	左方回旋減少 中間位出現（②）	右肩屈曲・水平屈曲位（③） 右手の甲の接床開始 （回転速度の制動と安定性） 左肩屈曲出現，肘屈曲位（④）	下部左方回旋増加 安定的な側臥位出現	右股屈曲・膝屈曲増加 右股・膝屈曲位 左股軽度屈曲位 （⑤）

(開始：動きの開始，増加：動きが大きくなる，減少：動きが少なくなる，または反対の動きが出る，位：同じ位置，出現：結果的な肢位，中間：内外旋0°の位置)
①頸部と体幹上部が固定されて，体幹上部と頸部は同時に回旋がおき，体幹に対して頸部は回旋していない．
②頸部の回旋がわずかで，体幹上部が回旋したため，左方回旋角度が減少（右方回旋したように見える），結果的に中間位が出現
③右肩は，体幹上部の右肩・肘が同時に回旋したため，動きに変化がない．
④体幹が左方回旋したため，肩の外転が水平屈曲して肩の屈曲位が出現
⑤左股外旋・右股内旋は，体幹下部が回旋した結果中間位となる．

1 背臥位からの寝返り

寝返り動作の誘導動作は，頸部・上肢から，あるいは下肢からなどがある．

頸部・上肢から（**表1**，**図1**）では，痛みや関節可動域の制限などが影響して，頸部の回旋や肩関節屈曲・水平屈曲，肩甲帯の外転による上肢の体幹前方への突き出しが少ない．重心移動や上肢の重量をわずかしか利用できないため体幹上部への回旋を促す作用が少なく，頸部・上肢のみでの寝返りは難しい（2相）．2，3相で左股関節の屈曲・外旋を増加させることで体幹下部への回旋が促進されて寝返りが可能となっている．

下肢からでは，股・膝関節を屈曲させることで両膝（**図2**）または片膝を立てて，立てた膝を寝返る方向に倒す（下肢を回旋させる）ことにより，下肢の回旋が体幹下部を回旋させる作用として働いて寝返りが行われる．さらに，2，3相のように足部で床を押す動作も認められ，体幹下部への回旋作用を促している．下肢からの寝返り方法は，上肢などに疼痛，可動域制限および筋力低下のあるRA患者とって，上肢・肩甲帯を動かさずに寝返りができる有効な方法である．

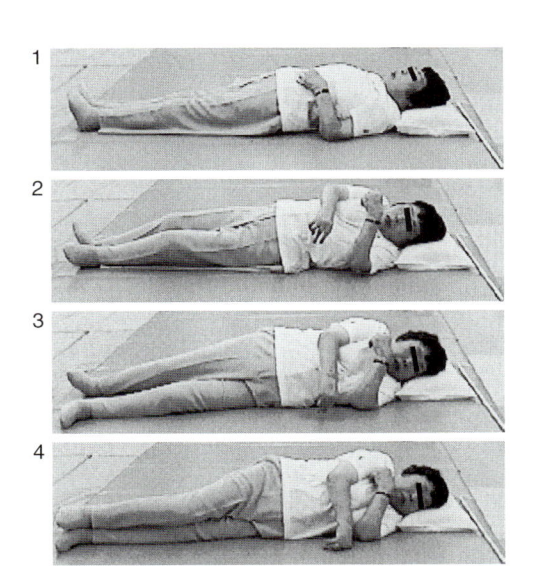

図1 頸部・上肢からの寝返り
（上から1相，2相，3相，4相）
関節可動域制限などのため肩関節の動く範囲が狭い．

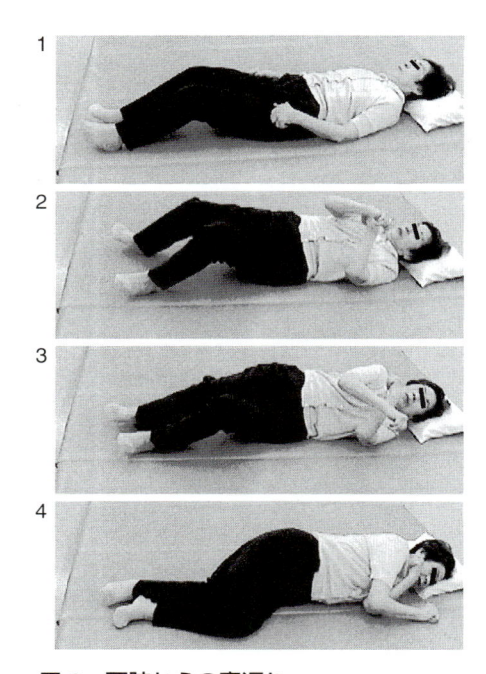

図2 下肢からの寝返り
（上から1相，2相，3相，4相）
両膝を立ててから両膝を回旋させて寝返りを促す．

2 背臥位からの起き上がり

　起き上がり動作の誘導動作は，下肢の振り下げ，ベッド柵の利用，肘と手を床につける，腹筋の最大活用，足を引っかけるなどがある．

　下肢の振り下げ（表2，図3）では，両側または片側下肢を振り上げて股関節を屈曲位で固定して勢いよく下肢を振り下げ，その際に生じる慣性を利用した起き上がり方法であり，起き上がり時間が短縮でき，しかも動きが速く実用的である．下肢の振り下げと同時に体幹筋群と頸部筋群を同時収縮させることで体幹・頸部を固定し，下肢の振り下げと対称的に体幹・頸部が一体となって起き上がってくる，いわゆる殿部を軸とする"やじろべえ方式"である．本症例では，動作中常に手でズボンを押さえることで体幹と股関節の固定を補助している．また下肢が床面に近づく起き上がり完了前（5，6相），腹筋の弛緩，頸椎の伸展および体幹の重量などを活用して下肢の振り下げや起き

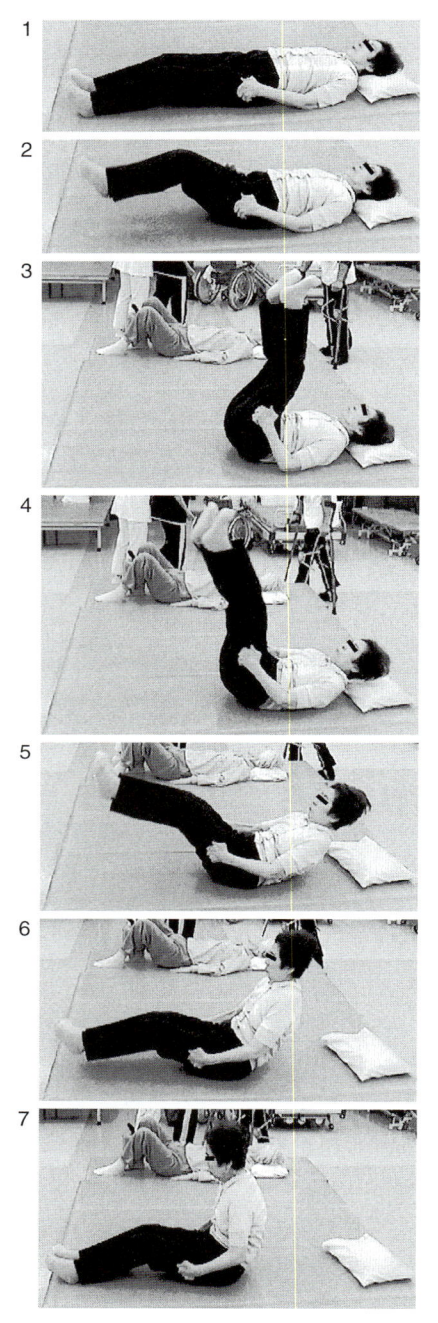

図3　リウマチ患者が多用する下肢を振り下げての起き上がり
（上から1相，2相，3相，4相，5相，6相，7相）
起き上がり時間が短く，動きも速く実用的．頸部に負担がかかりやすいので注意が必要

IX. 多関節障害(リウマチ)の動作

表2 背臥位からの起き上がり（誘導動作：下肢の振り下げ）

	頸部	上肢・肩甲帯	体幹上部，下部（骨盤帯）	下肢
1相→2相 背臥位→下肢挙上開始	固定開始	両肩・肩甲帯固定開始 両肘屈曲開始（①）	固定開始 （腹筋の筋活動開始）	両股・膝関節屈曲（下肢の離床・挙上）開始 （②）
2相→3相 下肢最大挙上	固定位	両肩・肩甲帯固定位 両肘屈曲増加	上部固定位 下部（骨盤帯）の後傾出現	両股屈曲増加（下肢の最大挙上） 両膝わずかに屈曲位
3相→4相 下肢振り下ろし初期	頭部離床・挙上（③）	両肩・肩甲帯離床・挙上開始 両肘屈曲位（伸展開始）	上部離床・挙上開始（③） 下部の屈曲（後傾）位	両下肢の振り下ろし開始 両股屈曲固定位開始 両膝屈曲減少（伸展開始） （④）
4相→5相 下肢振り下ろし中期	挙上固定位	両肩・肩甲帯挙上固定位 両肘屈曲固定位	上部から下部にかけて挙上増加 起き上がり出現（殿部を軸とする"やじろべえ方式"）	両下肢の振り下ろし速度増加（最大速度） 両膝屈曲固定位（下肢が下がると体幹が上がる）
5相→6相 下肢振り下ろし後期	挙上固定位	両肩・肩甲帯挙上固定位（③） 両肘屈曲固定位	起き上がり増加 起き上がりに制動開始	両下肢の振り下ろし制動開始（両下肢の振り下ろしは接床前にほぼ静止） 両股屈曲増加（⑤）
6相→7相 起き上がり完了	固定位が解除される	両肘屈曲開始，屈曲位	ほぼ垂直位で起き上がり完了 静止出現	両下肢はゆっくりと接床位 両股屈曲増加，屈曲位で安定 膝関節わずかに屈曲位

（開始：動きの開始，増加：動きが大きくなる，減少：動きが少なくなる，または反対の動きが出る，位：同じ位置，出現：結果的な肢位，固定：関節運動がない）
①動作開始から起き上がり完了まで，両手でズボンを押さえている．
②両下肢の挙上では腹筋・下肢筋の筋活動増大，膝を屈曲することで腹筋の負担が軽減
③体幹・上肢肩甲帯・頸部は固定され，体幹上部と上肢・上肢肩甲帯・頸部が一体となって離床・挙上する．
④下肢の振り下げは，重力，筋の収縮，弛緩などを利用
⑤両下肢はほぼ制動されて静止状態であるが，体幹が起き上がったために両股屈曲増加

上がりの慣性に制動を働かせる．その結果，下肢が床面に衝突することは避けられ，体幹・頸部もゆっくりと起き上がることができる（6, 7相）．下肢の振り下げで起き上がりに失敗する原因は，下肢の振り上げの高さが低い，振り下げの速度が遅い，体幹・頸部の固定が不十分な場合である．頸椎脱臼の可能性があればこの起き上がり方法は禁忌となり，電動ベッドなどを利用した起き上がりが推奨されている．

ベッド柵の利用では，ベッドの柵を把持してから上肢の屈筋群の筋力で体幹を引き寄せて起きたり，さらに腹筋なども活用して起き上がる方法である（図4）．この方法は，上肢の機能がある程度保たれている症例に有効であり，第3相では体幹・頸部の重量バランスを均衡させるために左下肢がわずかに離床し，体幹・頸部の起き上がりを促している．

肘と手を床につける（表3, 図5）では，側臥位から身体を起こす際に床面に接している左側の肩・上腕・肘・前腕・手掌が順序よく体重を支持し（3〜6相），しかも本動作の特徴である一側の肘と対側の手が床についている（4, 5相）．3〜5相では，体重支持が左肩から肘に移動し，体幹上部を起こす体幹・頸部と下肢の重量バランスを均衡にする

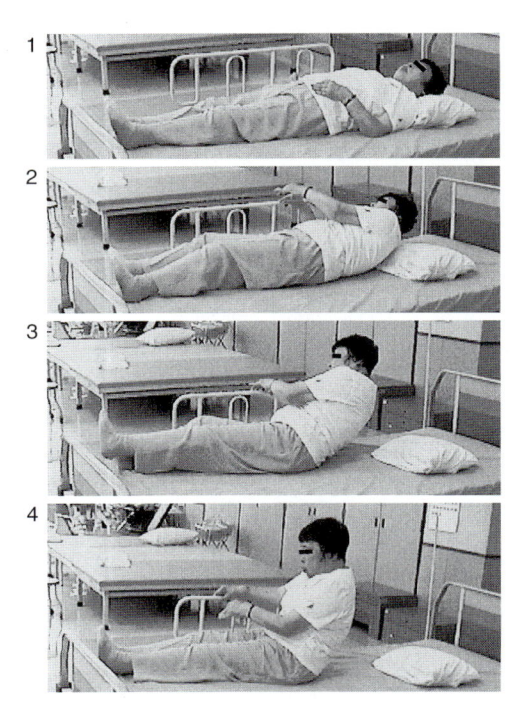

図4　ベッド柵を利用して起き上がる
（上から1相，2相，3相，4相）
上肢で体幹を引きつける能力が要求される．

ために，左殿部を軸として両下肢が離床している．それと同時に左股関節屈曲・外旋が生じ，体幹下部の左方回旋および体幹の右側屈を増加させて体幹の起き上がりが促されている．しかし，側臥位の肢位が半背臥位となったり，両上肢（肘や手掌・手の甲）への体重支持が不十分なままに起き上がると，頸部と下肢の重量バランスに不均衡が生じて，両下肢の挙上を高くしても重心移動ができなかったり，腹筋に過度な負担がかかるなど起き上がりに失敗することも多い．

3　端座位からの立ち上がり

　立ち上がり動作の誘導動作は，上肢の前方振り出し，膝の後面を台に押しつける，手で座面を押す，下肢の振り下げ，手すりの利用などがある．
　上肢の前方振り出し（図6）では，上肢を前方へ勢いよく振り出して体幹を急激に前倒（股関節屈曲）

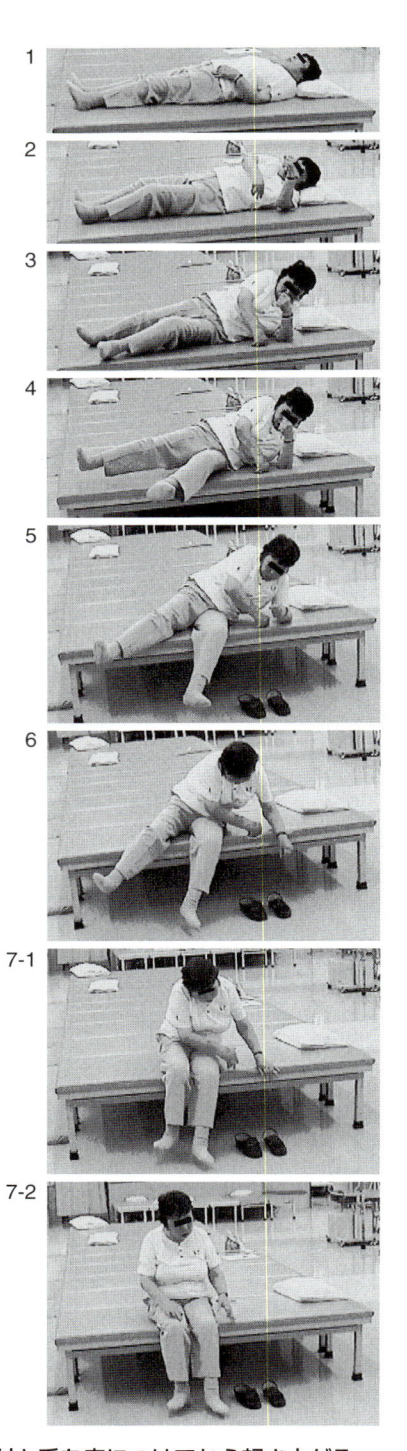

図5　肘と手を床につけてから起き上がる
（上から1相，2相，3相，4相，5相，6相，7-1相，7-2相）
側臥位までの動作が重要である（半腹臥位程度になると起き上がりが楽になる）．側臥位が不十分だと，両下肢を挙上したり，腹筋を過度に使わなければ起き上がることが困難となる．

表3　背臥位からの起き上がり（誘導動作：肘と手を床につける）

	頸部	上肢・肩甲帯	体幹上部，下部（骨盤帯）	下肢
1相→2相 背臥位→動作開始	屈曲・左方回旋開始	右肩屈曲・水平屈曲開始，肘屈曲開始 右肩甲帯前方突出開始 右肩わずかに移動 左肩外転開始	上部左方回旋開始 右上部わずかに離床	右股軽度屈曲，膝屈曲開始 左股外旋・軽度屈曲開始 左膝軽度屈曲開始
2相→3相 側臥位へ	屈曲位 右側屈開始 回旋中間位（①）	右肩屈曲・水平屈曲位 右肩甲帯前方突出位（②） 右手の甲が接床開始 左肩外転位（肩で体重支持），肘屈曲位	上部左方回旋増加 下部わずかに左方回旋開始 上部から下部起き上がり開始 （半背臥位）	右股軽度内旋開始，屈曲位 左股外旋・屈曲増加 左膝屈曲増加
3相→4相 起き上がり初期	屈曲・右側屈位	右手甲の接床位 （補助的に体重支持開始） 左肩・上腕の離床・挙上開始（左上腕から肘へ体重支持が移動） 左肩水平屈曲出現	上部左方回旋わずかに増加 下部左方回旋わずかに増加 起き上がりわずかに増加 （上部中心）	両下肢が離床開始（③） 右股屈曲増加・内旋位 左股屈曲・外旋増加 左膝屈曲位
4相→5相 起き上がり中期	屈曲・右側屈位	左肩挙上増加 肘屈曲減少（肘伸展開始） 左肘から前腕にかけて接床開始 （左肘から前腕へ体重支持が移動）	上部左方回旋増加（前屈増加） 起き上がり増加（④） （上部から下部にかけて左側部離床・挙上増加）	両下肢が床台に接床開始（振り下げ） 右股屈曲増加・内旋位 （床台から右下腿が出る） 左股屈曲増加・外旋位 （体幹が起きたため，外旋が減少） 左膝屈曲開始
5相→6相 起き上がり終期	屈曲増加・右側屈位	右手甲の離床開始 左肩挙上増加，前腕から手掌に接床開始（前腕から手へ体重支持が移動） 左肘伸展開始，左肩外転出現（左肩外転は体幹が起きた結果）	前倒・前屈増加 右側への起き上がり（右側屈）増加 （全体の起き上がり） 左下部の支持増加	右股屈曲増加，内転開始，内旋減少（体幹が起きたため，内旋が減少） 右膝屈曲開始 左股屈曲増加・外旋減少（⑤） 左膝屈曲増加
6相→7-1, 7-2相 起き上がり完了	屈曲・右側屈減少の出現（体幹起き上がりの結果）	右肩屈曲・水平屈曲減少 両肘屈曲位 左肩外転減少	前屈・右側への起き上がり増加 伸展開始 ほぼ垂直位で起き上がり完了	両股屈曲，両膝屈曲位 両股内外転，内外旋の中間位 （端座位保持）

（開始：動きの開始，増加：動きが大きくなる，減少：動きが少なくなる，または反対の動きが出る，位：同じ位置，出現：結果的な肢位，中間：内外旋0°の位置）
①頸部の回旋がわずかで，体幹上部が回旋したため，左方回旋角度が減少し（右方回旋したように見える），結果的に中間位が出現
②体幹上部・上肢・肩甲帯が固定されて一体となって回旋したために，上肢・肩甲帯の動きとしては認められない．
③体幹・頸部の重量バランスを均衡させるために両下肢が離床している．
④左肩の離床が増加することで，右側への起き上がり（右側屈）も増加
⑤体幹が起きた（右側屈）結果，左下肢の内旋が出現（内旋したように見える）したため外旋の減少が出現

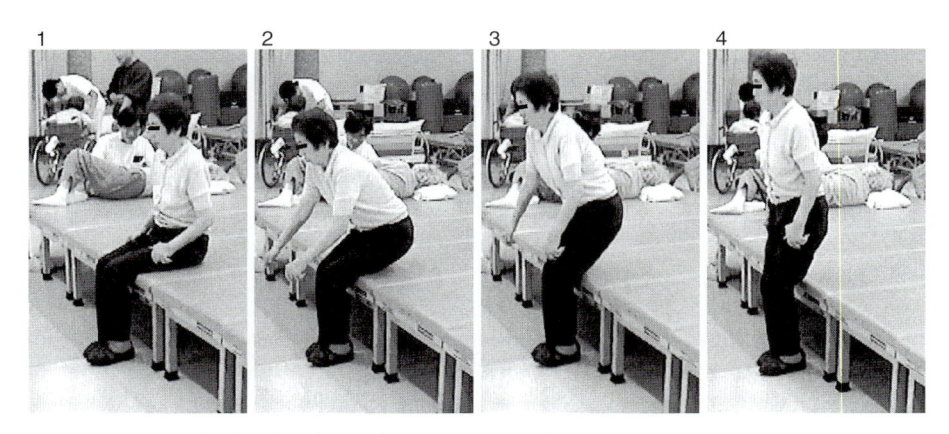

図6　上肢を振り上げて前上方への慣性を利用して立ち上がる（左から1相，2相，3相，4相）
膝関節を固定する下肢機能（筋力）がある程度保たれている必要がある．

表4　端座位からの立ち上がり（誘導動作：膝の後面を台に押しつけて，てこの原理を利用）

	頸部	上肢・肩甲帯	体幹上部，下部（骨盤帯）	下肢
1相→2相 端座位→動作開始 （①）	屈曲開始	両肩屈曲，肩甲帯前方突出開始 両肘屈曲減少（伸展開始） （両上肢前方へ突き出す）	ゆっくりと前倒位・前屈開始 殿部わずかに離床・挙上開始	両股屈曲開始 両膝屈曲減少 （両膝後面が台に押しつけ開始）
2相→3相 立ち上がり中間 （①）	屈曲減少（伸展開始）	両肩屈曲減少，肩甲帯前方突出位減少 両肘屈曲減少（伸展開始） （両上肢下垂位方向）	前倒・前屈位 殿部の挙上増加（上方に移動）	両膝屈曲減少 （両膝伸展増加） 両膝後面を台に押し付ける
3相→4相 立ち上がり終期 （①）	伸展増加	両肩屈曲減少 （両上肢下垂位）	前倒・前屈減少（垂直方向へ戻る） 殿部の挙上増加（上方に移動）	両股屈曲，膝屈曲減少 （両股伸展開始，膝伸展増加） 両膝後面を台に押し付ける
4相→5相 立ち上がり完了 （②）	垂直位 （体幹が伸展した結果）	両上肢下垂位 両肘屈曲位	垂直位	両股屈曲，膝屈曲減少 （ほぼ両股伸展，膝伸展位） 両膝後面が台から離れる

（開始：動きの開始，増加：動きが大きくなる，減少：動きが少なくなる，または反対の動きが出る，位：同じ位置，出現：結果的な肢位）
①台に押しつけた膝後面が回転軸の中心となり，てこの原理を利用してわずかな膝伸展力で殿部を持ち上げる．
②膝後面を台に押し付けながら立位へ．立位後は膝後面が台から離れる．

させることで，通常の立ち上がり方法よりも重心の前方移動を迅速に行うことができる（2相）．前倒位と同時に股・膝関節を屈曲位で固定して，この方法で重心を前方へ移動させると，足底を軸とした"やじろべえ式"に殿部が持ち上がる．さらに上肢を振り出すことで生じた上方への慣性は体幹の前倒を減少させる（体幹を垂直方向へ戻す）こ

とを促して立ち上がりを容易にしている．

　膝の後面を台に押しつける姿勢の立ち上がりでは（表4，図7），動作の初期に体幹を前倒（股関節屈曲）位で固定し，膝の後面を台に押しつける．台に押しつけた膝の後面は，殿部を浮かせるように身体を回転させるてこの原理の軸として，さらに膝周囲筋のリバースアクションを利用して膝関節

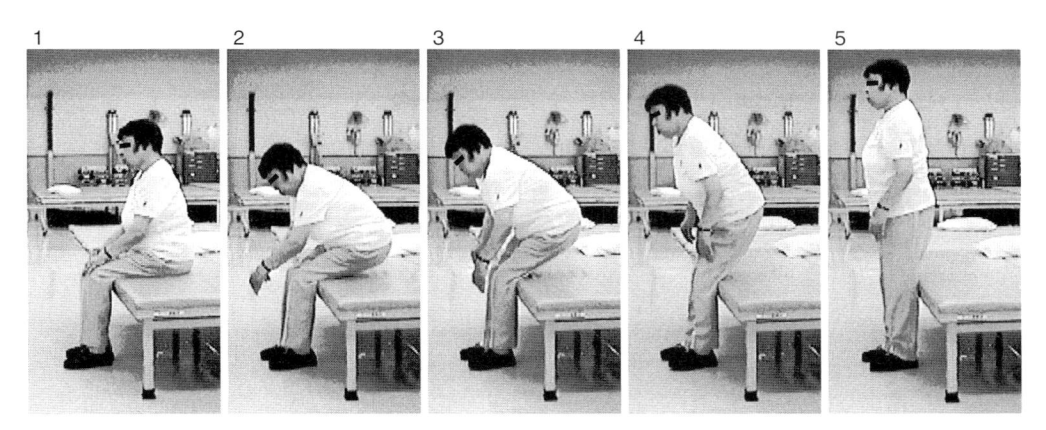

図7 台に押しつけた膝の後面を軸に，てこの原理を利用して立ち上がる（左から1相，2相，3相，4相，5相）
下肢筋力低下が存在しても立ち上がりが可能である（RAの症例で時々見受けられる）.

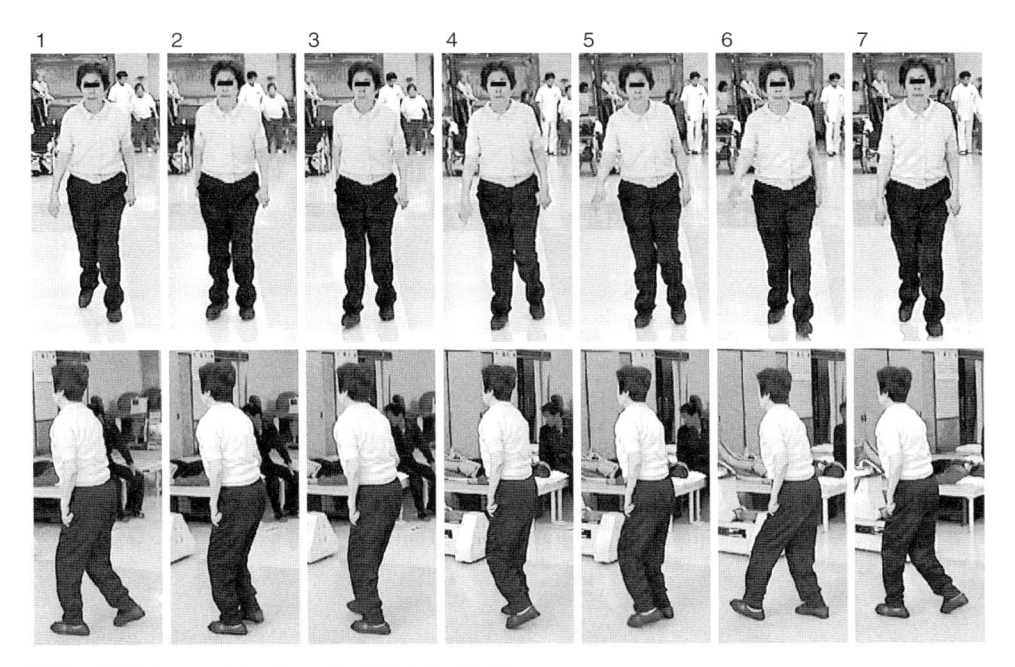

図8 歩行（上図は前方から，下図は側方からの視察）
左側から（右下肢）1. つま先離れ，2. 遊脚中期，3. 踵接地，4. 足底接地，5. 立脚中期，6. 立脚後期，7. つま先離れ
右下肢立脚中期に体幹の右側屈，両足ともに踏み切りが不十分，二重膝作用が認められず常に膝が屈曲位，左側上肢の振りが不十分などを認める.

の伸展が促されることなどで殿部を浮かせて立ち上がる（2, 3相）．この方法は，下肢筋力，特に膝伸展筋力が低下した症例でも立ち上がりが可能となるが，体幹の前倒が少ない（膝関節屈曲角度の減少），重心が後方に残ったまま前方に移動しない，などの健常者と異なる動作過程の特徴がある．この方法では，台が強い力で後方へ押されるため動かないような固定と，患者の足底が滑らないような工夫が必要となる．

4 立位・歩行

　立位姿勢では，疼痛や関節可動域制限などに影響され，頸部は軽度屈曲位が多く，軽度体幹前屈（胸椎が前弯）・前倒位，肩・股関節をはじめとする四肢の関節も全体的に屈曲位，肩甲帯はやや外転することが多い（図6–4）．

　RA歩行の特徴では，歩行周期を通して立脚・遊脚期の非対称性，体幹が前屈・前倒位，股・膝・肘関節が常に屈曲位，二重膝作用の欠如などがある．本症例（図8）では，RA歩行の特徴を含めたほかに，右上肢の振りが大きく左上肢が少ない（右上肢の振りの反動で左下肢の振り出しを助ける），右立脚期中期に体幹が疼痛のため右側屈，内反膝（X脚）の出現，足関節では，不十分な踏み切り・踵接地ができず歩幅の減少なども認められる．歩行において下肢に体重支持が十分できない場合は，杖，手すりなどが必要となり，前腕で体重を支持するプラットフォーム型杖，腋下支持杖，T字杖など使いやすい杖が使用される．

● 引用文献

1) 原まさ子：最新の薬物療法．特集/慢性関節リウマチとリハビリテーション，臨床リハ，1:303–308, 1992.
2) 佐浦隆一，伊藤智永子ほか：ADLと変形．特集/慢性関節リウマチ．関節変形へのアプローチ，臨床リハ，5:917–922, 1996.
3) 椎野泰明：慢性関節リウマチのADL．特集/慢性関節リウマチとリハビリテーション，臨床リハ，1:318–322, 1992.

● 参考文献

1) 原口さおり，竹中みずほ ほか：慢性関節リウマチの関節保護について―起き上がり動作の頸部を中心に．作業療法，14:129, 1995.
2) 佐々木智也，石田肇：リウマチ・痛み．リハビリテーション医学全書17, p.123, 医歯薬出版，1986.

X 高齢者の運動・動作

■学習目標
- 高齢者の運動を特徴づける要因について，加齢によるものとそうでないものについて説明できる．
- 量的加齢変化と質的加齢変化の違いを述べる．

　高齢者の動作・運動を分析するにあたっては，"障害・疾病の前にまず老化（natural aging または aging）が存在する"ということを考えなければならない．そうかといって，老化という普遍的な現象ばかりに目を奪われて，本来なすべき"動作分析"をおろそかにしてもいけない．背景にある老化というものを理解し，それがどのように患者（対象者）の運動に影響を及ぼしているかを考える必要がある．老化に対する理解が深まれば，不用意に"老化のせい"にしていた現象も，単に運動学・運動力学的問題として解決できるものも少なからず存在していることに気づき，その結果，高齢者の運動・動作が本来の姿として見えてくるだろう．本項では，高齢者の動作・運動（motor act）の特徴について，高齢者の基盤となる運動研究を織りまぜながら概説する．

A 運動（機能）の量的加齢変化

　細胞・組織・器官は，それぞれが"老化"をきたし，その機能は"劣化"の方向に（一時的な変化は例外として）非可逆的に進行する（量的変化）．骨，筋の運動器はもとより神経系，感覚系など，非常にたくさんの組織・器官の老化の総和として運動能力の加齢変化（筋力の低下，バランスの不安定化など）が現れる．これらの個々の機能の量的加齢変化の様相を把握することが高齢者の運動を理解するための手始めとなるが，量的な加齢変化は廃用（disuse）の存在により過大評価される場合がある．

　また，個々の機能の量的変化を独立にとらえるだけでは高齢者の運動・動作ははっきりとは見えてこない．たとえば，60年以上にわたって形づくられた骨・関節の変形，姿勢異常は，並行して筋の働きに影響を及ぼし（静止長の変化など），さらに厳密にいうと"力学"も変えている．このように，1つの老化現象が他の機能にも間接的に影響を及ぼしていることを考慮しなければならない．これは一般的な"動作分析"の考え方と異なるものではなく，その考慮すべき要因の数，そして影響の程度において成人との違いがあるということと理解する．

B 動作の遅れ

　高齢者の動作・運動の特徴としてその第1にあげられるのは，速度の低下（slowness）である．単純反応時間のような200 msec前後から数秒にわたる運動・動作まで，運動速度は加齢による影響を受ける．これらの時間は，中枢処理時間と遠心性の神経伝導時間（刺激認知から主動筋の活動開始），電気-力学的遅延（筋発火から力の出現まで），そして運動時間（実際の運動の動き始めから終わりまで）を含んでいる（加齢により影響を受ける程度はそれぞれ異なるので，参考文献1を参照されたい）．機能的には，判断の遅れや運動・動作速

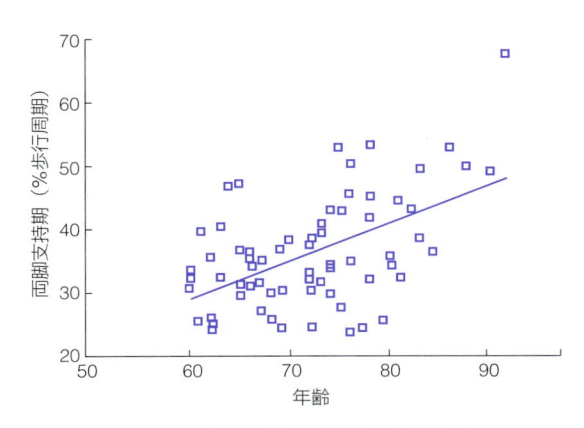

図1 歩行の両脚支持期の加齢変化
決定係数 $R^2 = 0.28$
〔文献1より一部改変〕

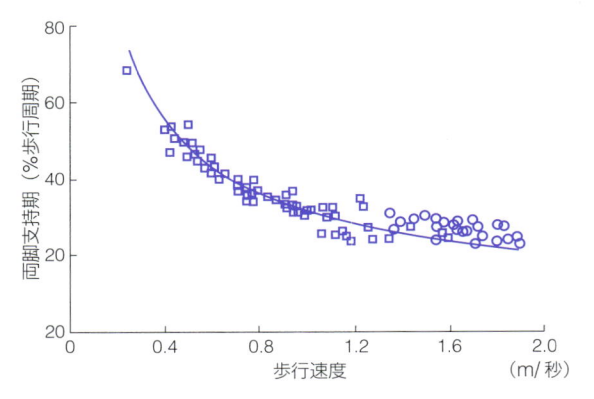

図2 歩行の両脚支持期と歩行速度の関係
若年者・高齢者の通常歩行における速度と両脚支持期をプロットしている．図中の曲線（指数曲線）によるデータの適合度は有意である．□：高齢者，○：若年者
〔文献1より一部改変〕

度の低下として観察され，特に刺激が複雑になるほど中枢処理にかかわる時間が延長するようになる．運動速度の低下は，たとえば外界の急速な変化に対する応答や，侵害的な刺激からの回避動作，そして日常生活のさまざまな行動に影響し，高齢者に不利益をもたらす．

高齢者の運動速度の低下は，運動の速度依存性（speed dependency）のために運動自体の解釈を難しくする場合がある．高齢者が呈する運動が一次的な加齢の影響なのか，単に速度の変化によるものなのかを考える必要がある．図1は高齢者の両脚支持期（double support phase）を年齢に対して，図2は若年者から高齢者までのそれを歩行速度に対してプロットしたものである[1]．両図から，両脚支持期は加齢により変化すると説明するよりも，単に速度の変化に引き続いて生じる現象であると理解したほうがよい．このように，速度範囲を統制したときに若年者－高齢者間の差が認められない場合も多く，動作・運動分析する場合には運動の速度依存性を十分に意識して進めたい．

また，高齢者は速度を減ずることによって動作の正確性を増加させようという戦略（speed-accuracy trade-off）を選択し，必要以上に慎重に運動遂行する可能性もあるので，要求された運動を高齢者が理解しているか，教示は十分であったか，などの確認が必要な場合もある．

C 変動性（個人間・個人内）

老年学の分野で発表された185編の論文のうち，その65％に個人間変動（inter-subject variability）・個人内変動（intra-subject variability）が認められたとNelsonが報告しているように，変動性の存在も高齢者の運動・動作において大きな特徴の1つである．

運動・動作に関する個人間変動，すなわち個人差は，加齢に従って拡大することが，横断的・縦断的手法の両手法を用いて明らかにされている．一言に高齢者といってもその身体的状態（身体的虚弱～身体的エリートまで）や老化の程度には個人差があることに留意する．臨床的には，対象者の受障前の機能や生活歴などの情報を入手し，眼前の運動・動作そのものをしっかりと分析・評価する必要がある．

一方，運動の個人内変動の存在は[2]，一貫した運動が再現できないこと，つまりばらつくことを意味する．したがって，少数回の試行・観察で高齢者の運動を即断することは避けたい．

D 運動（機能）の質的加齢変化

従来の"量的な加齢変化"だけでは説明しきれない，神経系そしてそれを含んだ運動システムの加齢に伴うメカニズムの変化が報告され，"質的加齢変化"として注目されている．このことについて，代表的な最近の知見を紹介しながら運動の質的変化とはどういうものかを考えてみたい．

歩行は人間の動作のなかで最も大切な動作の1つであり，高齢者歩行についてはMurrey以来報告が多い．歩行の運動学的変数はそれぞれ量的な加齢変化（歩幅の減少など）をおこすなかで，歩行パターンを表す歩行比（歩幅/歩行率）は極端な速度範囲を除けばほぼ一定の値をとることが知られている．これはとりもなおさず，広い年齢層にわたり，歩行である限り同じパターンで歩行動作を実現していることを示している（不変的性質）．ところが，図3のように後期高齢者ではこの不変的な関係から逸脱し，このパターンが崩壊することが示唆されている．Parkinson（パーキンソン）病の患者も同様の現象を呈することから，このパターンは中枢神経系（大脳基底核）の機能変化によるものであると類推されている．

若年者–高齢者のメカニズムの違いは，立位保持時に床を急速に動かしたときの（加速度外乱など）運動学的・運動力学的応答においても明らかにされている．Horakは急速加速度外乱（前後方向）に対して姿勢を保持する戦略には，アンクルストラテジーとヒップストラテジー（図4）があり，高齢者では後者によって姿勢を立て直す戦略をとることが多いと報告し，その制御中枢に関する仮説的なモデルも提案している（注：外乱がかなり大きいときはステッピングストラテジーをとる）．

以上のように，質的変化の由来に関しては，上述したような中枢そのものの変化のほかに，長年にわたるシステムの自律的な適応的変化，システムの一部分の先行する機能低下に対する補償などの諸説があるが，いまだ決定的な証拠は提示されていない．とはいえ，運動の質的な加齢変化は，高齢者の運動・動作分析に対して量的加齢変化とは異なる視座を加えるのは間違いなく，神経科学や認知運動領域の動向に関心を払う必要があろう．

図3 高齢者の通常歩行における歩行パターン
□は男性，○は女性を表している．男女ともに，右上方から左下方に向かって65–69，70–74，75–79，80歳以上群の順に並んでいる．80歳以上群（●，■）では歩行比＝0.005からの逸脱が認められる．
〔文献3より一部改変〕

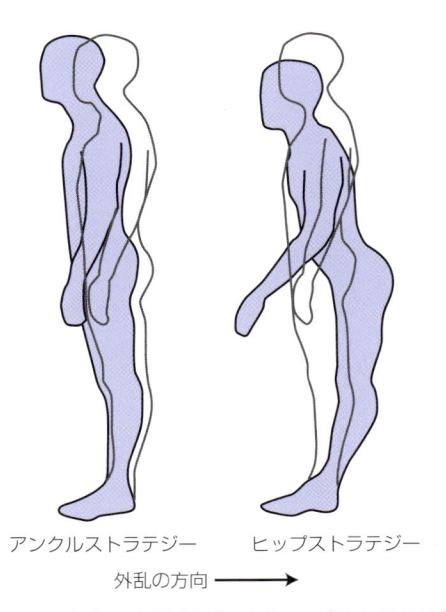

図4 アンクルストラテジーとヒップストラテジー
図は後方への外乱のみを示してあるが，前方についても同様にストラテジーがある．

E 心理的な影響

　最後に，心理的側面と運動の関係について若干ふれておく．高齢者においては，時に心理的な問題によって，運動行動（motor behavior）は影響を受けることがある．過去の失敗経験（転倒など）による運動すること自体への恐れ，あるいは自己効力感（self-efficacy）の喪失が，高齢者の運動を修飾している可能性が高い．事実，恐れや自己効力感などの変数を考慮せずには，高齢者の転倒問題には接近できないといっても過言ではないだろう．高齢者にとって，運動を実施する環境によっては表出される運動が心理的側面によって隠されかねないので，できるだけ対象者の（真の）運動特性を引き出すのに適した環境づくりに配慮したい．

F 今後の展望

　高齢者の運動・動作分析は，その方法論は基本的に成人に対して実施するものと変わりはない．ただし，運動器系自体の老化とそれ以外の老化により，考慮すべき運動の関連要因は必然的に増えるという点において成人のそれとは異なる．

　本項では，高齢者の運動・動作の特徴の理解を促す鍵となる現象・用語を最小限であるが紹介したつもりである．紙面の都合上，それぞれが説明不足の感があるが，専門書にあたって補っていただくことを切望する．

●引用文献

1) Ferrnandez, A.M., et al.: Slowness in elderly gait. *Exp. Age. Res.*, 16:79–89, 1990.
2) Cooke, J.D., et al.: Kinematics of arm movements in the elderly. *Neurobiol. aging*, 10:159–165, 1989.
3) Nagasaki, H., et al.: Walking patterns and finger rhythm of older adults. *Percept. mot. skills*, 82:435–447, 1996.

●参考文献

1) Spirduso, W.W.: Physical Dimension of Aging. Human Kinetics, pp.155–221, Champaign, 1995.
2) Ferrnandez, A.M.: Changes in Sensory Motor Behavior in Aging. North-Holland, pp.53–85, Amsterdam, 1996.
3) Nelson, E.A., et al: Aged heterogeneity: Fact of fiction? The fate of diversity in gerontological research. *Gerontologist*, 326:17–23, 1992.
4) Horak, F., et al.: Components of postural dyscontrol in the elderly: A review. *Neurobiol. Aging*, 10:727–745, 1989.

索引

*用語は，片仮名，平仮名，漢字（第1文字目の読み）の順の電話帳方式で配列した．
*数字で始まる用語は「数字・欧文索引」に掲載した．
*太字は主要説明箇所を示す．

和文

あ

アキレス腱延長術　185
アテトーゼ型四肢麻痺児　194
アテトーゼタイプ　86
アプガースコア　91
アンクルストラテジー　215
安楽姿勢　102

い

位置エネルギー　19
医療ソーシャルワーカー(MSW)　77
異常呼吸パターン　100, 101
移乗動作　81

う

運動エネルギー　19
運動行動　216
運動パターン　113
運動量　17

え

エコロジカルアプローチ　141
エネルギー保存　18
腋下支持杖　212
円背姿勢　157
演繹的問題解決法　112

お

起き上がり　30, 76
重さと安定性　10

か

カウンターアクティビティー　135
カウンターウエイト　125, 135
カウンタームーブメント　135, 139

ガワーズ徴候　179, 191
下肢荷重関節の障害　156
下肢伸展パターン　92, 195
下肢動作　71
下垂足　155
加速度　13, 15, 17
可動式膝継手　106
科学的根拠に基づく医療(EBM)　46
回転の力　20
回転の釣り合い　9
外反扁平足　200
外反母指　168
外力　22
角運動量　21, 22
角加速度　15, 19
角速度　15
角変位　15
片麻痺　66
慣性モーメント　19, 20
関節運動　27
関節可動域(ROM)　3, 100
関節可動域制限　204
関節リウマチ(RA)　204

き

起立台　109
機能障害　112
機能障害度　176
機能的制約　112
義足歩行　105
共同運動　47
棘果間距離(SMD)　162
筋活動　27
筋緊張亢進　98
筋緊張性筋ジストロフィー(MyD)　176
筋ジストロフィー症　176
筋張力　27

く

クラウチング姿勢　200
靴べら式装具(SHB)　74, 111

け

脛骨内捻　164
痙性　98
痙性伸展パターン　197
痙直型四肢麻痺　194
痙直型両麻痺　91, 193
頸椎症性脊髄症　96
鶏状歩行　186
検査バッテリー　112, 114

こ

呼吸困難　103
呼吸理学療法　68
固定式膝継手　106
固有受容性神経筋促通法(PNF)　72
股関節伸展モーメント　167
股関節の可動域制限　159
個人間変動　214
個人内変動　214
交差性歩行　154
合成重心　123
剛体　4

さ

作用　5
作用線　9
作用点　4

し

支持基底面　10, **11**, 23, 24
支持面　123
姿勢調節　12
姿勢分析　75

重心移動　26
重心線　10, 12, 23–25, **27**
重力　3, 5
準備動作　70
障害過程モデル　58
上肢機能障害度（9段階法）　177
上肢挙上動作　71
身体重心　17, 157
身体的機能　114

す
スキーマ　55
ステッピングストラテジー　215
ステッピング反応　42
ずり這い　195
随意運動の階層性　48

せ
正常動作　2, 27
正常動作パターン　2
生態学的概念　141
静力学　4, 25
全身的屈曲パターン　92
前十字靱帯（ACL）　166
　── 損傷　166

そ
足圧中心　157
足位 toe-in　164
足位 toe-out　166
速度　13, 17
速度依存性　214
側臥位　34

た
ダイナミックスタビライゼーション　139
ダイナミックタッチ　128, 132, **141**
立ち上がり　28, 76
多関節障害（リウマチ）　204
体幹前屈位　154
体幹の回旋　32
体重移動　91
大腿脛骨角（FTA）　163
代償的活動　137

ち
治療的介入　93
力　4, 15
　── の合成　6
　── の釣り合い　8
　── の分解　7
　── のモーメント　**7**, 8, 19, 20
着力点　4
張力　5

つ
つま先踵歩行　201
対麻痺　132

て
テンタクル活動　121
デュシェンヌ型筋ジストロフィー（DMD）　176, 177

と
トランスファー動作　76
トレンデレンブルグ徴候　160, 186
徒手筋力テスト（MMT）　96, 100, 107, 148, 158, 161, 177, 204
登はん性起立　179
動作異常　2
動作障害　2
動作の構造　47
動作の分解　48
動作パターン　4
動作分析
　── の展開　54, 81
　── の流れ　**50**, 82, 87
　── の目的　50
　── の要素　49
動揺性歩行　155, 186
動力学　13, 25

な
内反尖足　93

に
二重膝作用　154
日常生活動作（ADL）　158
認知科学　112

ね
寝返り　34, 76

の
脳血管障害片麻痺　120
脳性麻痺　193
脳卒中片麻痺　109, 116

は
バニーホッピング　197
バランス維持能力　84
バランス反応　40
バルサルバ効果　133
パターン認識　55
パフォーマンス測定　114
パフォーマンステスト　115
はさみ足歩行　154
長谷川式簡易知能評価スケール　109
背臥位　34
廃用　213
橋渡し筋　132
発語動作　70
反作用　5
反張膝　155

ひ
ヒップストラテジー　215
ヒュー・ジョーンズの分類　100
非効率的呼吸パターン　100
非福山型筋ジストロフィー（non-FCMD）　176
腓骨神経麻痺　168
左股関節内転内旋　92
人の重心　9
肥満指数（BMI）　100
評価関数　2
評価尺度（評定尺度）　114
評価判定基準　117

ふ
フーバー徴候　101, 103, 104
ブラウン・セカール型　99
ブルンストロームステージ　75, 76, 81, 110, 114
プラスチック製短下肢装具　148, 154
プラットフォーム型杖　212
不全四肢麻痺　148
分節構造　24

へ
ベクトル量　4
ベッカー型筋ジストロフィー（BMD）　176, 177
変位　13, 17
変形性膝関節症（外側型）　166
変形性膝関節症（内側型）　163
変動性　214

索引

ほ
歩行運動　22
歩行効率（PCI）　96, 114
歩行時間変動係数（TCV）　96, 98
歩行動作　71, 76
歩行分析　70
歩行練習　111
歩数変動係数（SCV）　96, 98
保存　17

ま
摩擦力　5, 22

む
無意識的動作　2

も
モトスコピー　113
モトメトリー　113
モビライゼーション　104

や
やじろべえ方式　206

ゆ
床反力　17, 22

よ
予測　3, 105, 110

り
リーチャー　204

リバースアクション　**136**, 149, 154, 210
力学　4
力源　3
両脚支持期　214

ろ
ロフストランド杖　86, 94, 154
老化　213

わ
ワイドベース　154
割り座　198
腕神経叢引き抜き損傷　69

数字・欧文

6分間歩行距離　114
9段階法　177
10 m 歩行時間　96
10 m 歩数　96

A
Achilles 腱延長術　185
ACL（anterior cruciate ligament）　166
── 損傷　166
ADL（activities of daily living）　100, 158, 162
── 自立　110
── 動作　80, 132
aging　213
anterior cruciate ligament（ACL）　166
Apgar スコア　91

B
BADL（basic ADL）　59
Barthel Index　114
Becker 型筋ジストロフィー（BMD）　176, 177
BMI（body mass index）　100
Brown-Séquard 型　99
Brunnstrom Stage　75, 76, 81, 110, 114

C
closed kinetic chain　137

D
disability　58, 59
disease　58
disuse　213
double support phase　214
Duchenne 型筋ジストロフィー（DMD）　176, 177
Duchenne 肢位　158, 160, 161
Duchenne 跛行　164

E
EBM（evidence-based medicine）　46

F
FIM　114
FTA（femorotibial angle）　163
functional limitation　58, 59, 112

G
Gowers 徴候　179, 191

H
handicap　59
Hoover 徴候　101, 103, 104
Hugh-Jones の分類　100

I
IADL（instrumental ADL）　59
impairment　58

L
Lofstrand 杖　86, 94, 154

M
MAS（Motor Assessment Scale）　116
medical social worker（MSW）　77
MMT（manual muscle test）　96, 100, 107, 148, 158, 161, 177, 204
Motor Assessment Scale（MAS）　116, 117
MSW（medical social worker）　77
MyD（myotonic dystrophy）　177

N
natural aging　213
non-FCMD　177

P
P-AFO（plastic-ankle foot orthosis）　148, 154
Parkinson 症状　171
Parkinson 病　104
pathology　58

PCI (Physiological Cost Index) 96, 114
PCW (postual control walker) 93
physical function 114
plastic-ankle foot orthosis (P-AFO) 148, 154
PNF (proprioceptive neuromuscular facilitation) 72, 79
postual control walker (PCW) 93
pull standing 200
Pusher 85

R

RA 204
ROM (range of motion) 100

―― 制限 102, 103

S

SCV ⇒ 歩数変動係数
SHB (shoe horn brace) 74, 111
SMD (spina malleolar distance) 162
speed dependency 214
split sitting 198
start hesitation 172
steppage gait 186
synergy 47

T

T 字杖 74, 154, 212
TCV ⇒ 歩行時間変動係数

thrust 現象 163
tilt table 109
toe-heel gait 201
top-down processing 113
Trendelenburg 徴候 160, 186
trunk control test 115

V

Valsalva 効果 133

W

waddling gait 186

Z

zone of apposition 101

理学療法士を目指す学生のための
標準教科書シリーズ
標準理学療法学 専門分野

シリーズ監修 奈良 勲

理学療法評価学
第4版
編集 内山 靖　岩井信彦
編集協力 横田一彦　森 明子　鈴木里砂
● B5　予定頁384　2022年

神経理学療法学
第3版
編集 森岡 周　阿部浩明
● B5　予定頁450　2022年

地域理学療法学
第5版
監修 牧田光代
編集 金谷さとみ　原田和宏
● B5　予定頁304　2022年

理学療法学概説
編集 内山 靖
● B5　頁368　2014年

理学療法研究法
第3版
編集 内山 靖　島田裕之
● B5　頁320　2013年

運動療法学 総論
第4版
編集 吉尾雅春　横田一彦
● B5　頁312　2017年

運動療法学 各論
第4版
編集 吉尾雅春　横田一彦
● B5　頁500　2017年

骨関節理学療法学
第2版
監修 吉尾雅春　編集 福井 勉　小柳磨毅
● B5　頁328　2021年

内部障害理学療法学
第2版
編集 高橋哲也　神津 玲　野村卓生
● B5　頁450　2020年

物理療法学
第5版
編集 網本 和　菅原憲一　編集協力 松田雅弘
● B5　頁376　2020年

日常生活活動学・生活環境学
第6版
編集 鶴見隆正　隆島研吾　編集協力 大森圭貢
● B5　頁392　2021年

理学療法臨床実習とケーススタディ
第3版
編集 鶴見隆正　辻下守弘
● B5　頁304　2020年

病態運動学
編集 星 文彦　新小田幸一　臼田 滋
● B5　頁456　2014年

臨床動作分析
編集 高橋正明
● B5　頁232　2001年

2022年9月時点の情報です。
最新情報につきましては、医学書院ホームページをご覧ください。 https://www.igaku-shoin.co.jp/

理学療法士・作業療法士を目指す学生のための
標準教科書シリーズ

STANDARD TEXTBOOK PT|OT　標準理学療法学・作業療法学

専門基礎分野

シリーズ監修
奈良　勲
鎌倉矩子

病理学
第5版
監修　横井豊治　編集　村雲芳樹　佐藤康晴
● B5　頁328　2022年

整形外科学
第5版
執筆　染谷富士子　菊地尚久
● B5　予定頁232　2022年

小児科学
第6版
編集　前垣義弘　小倉加恵子
● B5　予定頁288　2022年

解剖学
第5版
編集　野村　嶬
● B5　頁552　2020年

生理学
第5版
執筆　岡田隆夫　鈴木敦子　長岡正範
● B5　頁272　2018年

人間発達学
第2版
執筆　岩﨑清隆
● B5　頁374　2017年

運動学
編集　伊東　元　高橋正明
● B5　頁328　2012年

内科学
第4版
編集　前田眞治
● B5　頁416　2020年

神経内科学
第5版
編集　川平和美
● B5　頁432　2019年

老年学
第5版
編集　大内尉義
● B5　頁464　2020年

精神医学
第4版増補版
編集　上野武治
● B5　頁348　2021年

臨床心理学
執筆　町沢静夫
● B5　頁144　2001年

2022年9月時点の情報です。
最新情報につきましては、医学書院ホームページをご覧ください。https://www.igaku-shoin.co.jp/